U0612396

胶囊剂生产与检测技术

杜秀园　主　编

中央广播电视大学出版社·北京

图书在版编目（CIP）数据

胶囊剂生产与检测技术 / 杜秀园主编. —北京：
中央广播电视大学出版社，2015.12
ISBN 978-7-304-07210-0

Ⅰ. ①胶…　Ⅱ. ①杜…　Ⅲ. ①胶囊剂—生产工艺—职
业教育—教材 ②胶囊剂—药品检定—职业教育—教材
Ⅳ. ①R944. 5

中国版本图书馆 CIP 数据核字（2015）第 199687 号

胶囊剂生产与检测技术
JIAONANGJI SHENGCHAN YU JIANCE JISHU
杜秀园　主　编

出版·发行：中央广播电视大学出版社
电话：营销中心 010-66490011　　　　总编室 010-68182524
网址：http://www.crtvup.com.cn
地址：北京市海淀区西四环中路 45 号　　邮编：100039
经销：新华书店北京发行所

策划编辑：韦　鹏　　　　　　　责任校对：宋亦芳
责任编辑：韦　鹏　　　　　　　责任印制：赵连生

印刷：北京市彩虹印刷有限责任公司
版本：2015 年 12 月第 1 版　　　2015 年 12 月第 1 次印刷
开本：787mm×1092mm　1/16
印张：17　字数：396 千字

书号：ISBN 978-7-304-07210-0
定价：49.00 元

编写人员

主　编　杜秀园（铜仁职业技术学院）

副主编　沈国刚（贵州拜特药业有限公司）

　　　　　刘彦彦（铜仁职业技术学院）

　　　　　张新卓（铜仁职业技术学院）

　　　　　张　璐（长春东方职业学院）

编　者　杨　芳（铜仁市食品药品检验所）

　　　　　张晓丹（大庆医药高等专科学校）

　　　　　张玲燕（铜仁职业技术学院）

　　　　　梅　傲（铜仁职业技术学院）

　　　　　任慧婧（铜仁职业技术学院）

　　　　　陈　敏（铜仁职业技术学院）

　　　　　杨　颖（铜仁职业技术学院）

前　言

　　为适应新形势下全国高等学校高职高专类专业教育改革和发展的需要，坚持以培养高素质技能型专门人才为核心，按照药物制剂技术专业的培养目标，我们确立了"胶囊剂生产与检测技术"课程的教学内容，编写课程标准和本教材。本教材的编写，坚持以服务为宗旨、以就业为导向的原则，以培养药品生产管理及经营管理岗位高素质技能型人才为指导思想，重视知识与实践的有机结合，使教材更多地介绍实际工作环境和主要工作岗位所需知识，并注重加强学生综合知识运用能力的培养。

　　与传统高职教材相比，本教材在编写体例与内容方面都做了较大改动，目的是突出高职高专教育强调职业能力培养的特色，充分体现"以就业为导向、以能力为本位、以学生为主体"的教育理念。全书共分为五个模块，模块一主要对胶囊剂进行介绍，使学生熟知胶囊剂的含义、特点、分类等基本内容，并了解胶囊剂的发展历程与未来的发展趋势；模块二、三、四分别按照硬胶囊生产、软胶囊生产与胶囊剂包装的基本工作程序来叙述，注重内容与岗位要求的衔接；模块五是胶囊剂质量检查技术，以实例形式介绍典型胶囊剂的药典分析方法，培养学生对药典常见分析方法的应用能力。

　　本书在编写过程中参考了很多教材及专著，在此向作者一并致谢！

　　为了适应高职高专教育发展的需要，使教材更加贴近工作实际，我们在编写体例与内容方面做了一些尝试。由于编者水平有限，编写时间仓促，书中难免有不妥之处，敬请读者批评指正。

编者

目　录

模块一　认知胶囊剂

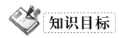

知识目标

熟悉胶囊剂的含义、特点、分类；
熟悉胶囊剂的质量要求。

技能目标

能根据处方特点和药理作用将产品设计为适宜的胶囊剂类型。

一、胶囊剂发展历程

胶囊剂是将药物（或加有辅料）填充于空心硬质胶囊，或密封于软质囊材中制成的固体制剂。构成空心硬质胶囊壳或软质囊材的材料统称为囊材。囊材通常由明胶、增塑剂和水组成。近年来也有用甲基纤维素、羟丙基甲基纤维素、海藻酸钠、聚乙烯醇、变性明胶为材料制备空囊的。

1. 西方胶囊剂发展历史

公元前 1500 年，第一粒胶囊剂在埃及诞生。

1730 年，维也纳的药剂师开始用淀粉制造胶囊剂。

1834 年，胶囊剂制造技术在巴黎获得专利（F. Mothes）。

1846 年，两节式硬胶囊剂制造技术在法国获得专利（J. Lehuby）。

1872 年，在法国诞生了第一台胶囊剂制造填充机（Limousin）。

1874 年，在底特律开始了硬胶囊剂的工业化制造（Hubel），同时推出了各种型号。

1888 年，Parke-Davis 公司在底特律获得制造硬胶囊剂的专利（J. B. Russell）。

1931 年，Parke-Davis 公司的胶囊剂制造速度达到了每小时 10 000 粒（A. Colton）。

2. 我国胶囊剂发展历史

早在明代，为了掩盖药物的苦味、臭味，人们就使用桂圆、糯米纸或面制小盒等包裹药物，然后一并吞服。

正是胶囊剂的诸多特点，使其一出现就受到了重视，并得到了迅速发展。随着机械工业的发展和自动胶囊填充机的问世，胶囊剂从理论上和技术上都得到了较大的发展。目前，胶囊剂是临床口服给药最常用的剂型之一，品种数仅次于注射剂、片剂而居第三位。许多国家的药典都载有胶囊剂。胶囊剂已成为口服固体制剂的主要剂型。

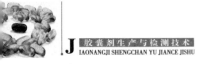

二、胶囊剂的含义、特点与分类

1. 含义

胶囊剂系指将药物（或加有辅料）填充于空心硬质胶囊或密封于软质囊材中制成的固体制剂。被包合的药物及辅料统称为囊心物，外壁称为囊壳，制备囊壳的材料称为囊材。胶囊剂一般供口服，也有用于其他部位的，如直肠、阴道等。

2. 特点

胶囊剂的主要特点有：

（1）药物封于胶囊内，可掩盖药物的不良嗅味，减少刺激性，外形整洁、美观，便于识别、携带，使用方便。

（2）胶囊剂制备时不含黏合剂、不受压，药物分散、溶出快，一般口服后数分钟即可释放药物，血药达峰时间比片剂短，有较高的生物利用度。

（3）对光线、湿气和空气不稳定的药物如维生素、抗生素等，装入胶囊后可提高其稳定性。

（4）药物可以粉末、颗粒、小丸、油溶液等不同形态装入胶囊，以适应不同性质药物的吸收和使用。

（5）药物颗粒或小丸可按不同比例，用不同性质的高分子材料包衣，使之具有不同的释放性能；按一定比例混合后装入胶囊，可起到缓释、控释作用；制成肠溶胶囊、直肠用胶囊和阴道用胶囊可起到定位释放作用，对于在结肠段吸收较好的蛋白质、多肽类药物，可制成结肠靶向胶囊剂。

有些药物不能制成胶囊剂，这些药物有：①药物的水溶液或乙醇溶液。这是因为水和乙醇能使明胶囊壳溶解。②易溶性药物，如溴化物、碘化物以及小剂量的刺激性药物。这是因为胶囊在胃中溶解后局部药物浓度高会刺激胃黏膜。③易风化的药物。其风化时释放出的水分可使囊壳变软。④吸湿性药物。其可使囊壳失去水分而变脆。

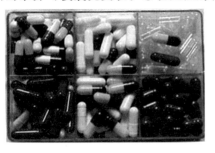

图 1-1-1　硬胶囊剂

3. 分类

胶囊剂有多种分类方法。依胶囊的大小，分为普通胶囊、微囊与分子囊；依释药速度快慢，分为速释胶囊与缓控释胶囊；依药物释放部位，分为胃溶胶囊与肠溶胶囊；依囊材性质，分为硬胶囊和软胶囊等。

（1）硬胶囊剂（Hard Capsules）系以下述制剂技术将药物填充于空心胶囊中（图 1-1-1）。

①将一定量的药物加适宜的辅料如稀释剂、助流剂、崩解剂等制成均匀的粉末或颗粒。

②取一种或多种速释小丸或缓释、控释小丸，单独填充或混合后填充，必要时加入适量空白小丸作填充剂。

③将药物粉末直接填充。

【知识链接】

明胶胶囊：明胶胶囊是世界上最受欢迎的两节式胶囊。胶囊由两节精密加工的囊皮组成。胶囊的尺寸多种多样，包括000#、00#等型号。胶囊上还可着色印字，呈现出独特的定制外观。囊体部分有一个锥形边缘，在高速填充机上可顺利地封装胶囊。双重锁合环系统可使胶囊在填充前预锁合，填充药物后则完全套合在一起。胶囊的设计还包括透气孔，以避免在高速填充过程中胶囊内部产生不必要的空气压力而导致反弹。

植物胶囊：植物胶囊是以植物纤维素或水溶性多糖为原料制成的空心胶囊，以满足全天然定位和胶囊制剂解决方案的需求。它保留了所有标准的空心胶囊的优点，如方便服用、有效掩盖味道和气味、内容物透明可见等，同时有着传统明胶胶囊所没有的其他优点。

（2）软胶囊剂（Soft Capsules）也称胶丸，系指将一定量的液体药物直接包封，或将固体药物溶解或分散在适宜的赋形剂中制备成溶液、混悬液、乳状液或半固体状物，密封于球形或椭圆形的软质囊皮中制成的固体制剂（图1-1-2）。

按制备方法不同软胶囊剂又可分为两种：用压制法制成的，中间多有压缝，称为有缝胶丸；用滴制法制成的，呈圆球形而无缝，称为无缝胶丸。

（3）肠溶胶囊剂系指经适宜方法或药用高分子材料处理加工而成的硬胶囊剂或软胶囊剂，亦可用适宜的肠溶材料制备而得，其囊壳不溶于胃液，但能在肠液中崩解而释放活性成分。

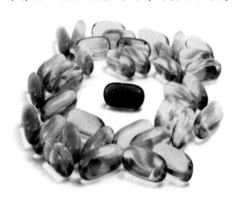

图1-1-2 软胶囊剂

三、胶囊剂的质量要求

胶囊剂在生产与贮藏期间均应符合下列有关规定：

（1）胶囊剂内容物不论其活性成分还是辅料，均不应造成囊壳变质。

（2）小剂量贵重药物，应先用适宜的稀释剂稀释，并混合均匀。

（3）胶囊剂应整洁，不得有黏结、变形或破裂现象，并应无异臭。

（4）除另有规定外，胶囊剂应密封储存，其存放环境的温度不应过高，防止发霉、变质，并应符合微生物限度检查要求。

【课后思考】

1. 胶囊剂的分类有哪几种？

2. 易吸湿和易风化的药物能否制成胶囊剂？为什么？

【技能训练】

实验室自制空白胶囊。

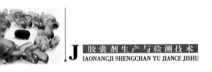
知识目标检测

一、单选题

1. 最宜制成胶囊剂的药物为（　　　）。
   A. 风化性药物　　　　　　　　　　B. 具苦味及臭味的药物
   C. 药物的水溶液　　　　　　　　　D. 吸湿性药物

2. 下列药物不宜制成胶囊剂的是（　　　）。
   A. 酸性液体　　　　　　　　　　　B. 难溶性药物
   C. 贵重药物　　　　　　　　　　　D. 小剂量药物

3. 下列对胶囊剂的叙述错误的是（　　　）。
   A. 可掩盖药物的不良嗅味　　　　　B. 可改善制剂外观
   C. 生物利用度比散剂高　　　　　　D. 可控制药物的释放速度

4. 虎驹乙肝胶囊属于（　　　）。
   A. 硬胶囊　　　　　　　　　　　　B. 软胶囊
   C. 肠溶胶囊　　　　　　　　　　　D. 缓释胶囊

5. 下列关于胶囊剂的概念叙述正确的是（　　　）。
   A. 指药物填充于弹性软质囊皮中而制成的固体制剂
   B. 指药物填充于空心硬质胶囊壳或密封于弹性软质囊皮中而制成的固体或半固体制剂
   C. 指药物（或加有辅料）填充于空心硬质胶囊壳或密封于弹性软质囊皮中的固体制剂
   D. 指药物密封于弹性软质囊皮中而制成的固体或半固体制剂

6. 下列关于胶囊剂囊材的叙述正确的是（　　　）。
   A. 硬、软囊壳的材料都是由明胶、甘油、水以及其他的药用材料组成的，其比例、制备方法相同
   B. 硬、软囊壳的材料都是由明胶、甘油、水以及其他的药用材料组成的，其比例、制备方法不同
   C. 硬、软囊壳的材料都是由明胶、甘油、水以及其他的药用材料组成的，其比例相同，制备方法不同
   D. 硬、软囊壳的材料都是由明胶、甘油、水以及其他的药用材料组成的，其比例不同，制备方法相同

二、多选题

1. 胶囊剂可分为（　　　）。
   A. 硬胶囊　　　　B. 软胶囊　　　　　　C. 肠溶胶囊
   D. 直肠胶囊　　　E. 胃溶胶囊

2. 下列药物不宜制成胶囊剂的是（　　　）。

　　A. 药物的水溶液或稀乙醇溶液　　　　B. 刺激性强的药物

　　C. 易风化或易潮解的药物　　　　　　D. 酸性或碱性液体

　　E. O/W 型乳剂

3. 下列关于胶囊剂的叙述正确的是（　　　　）。

　　A. 可以掩盖药物的苦味及臭味　　　　B. 生物利用度较丸、片剂高

　　C. 可以提高药物的稳定性　　　　　　D. 可以弥补其他固体剂型的不足

　　E. 药物不能定时、定位释放

4. 易风化药物可使囊壳（　　　　）。

　　A. 变脆破裂　　　B. 变硬　　　　　　C. 变软

　　D. 相互粘连　　　E. 变色

三、判断题

1. 胶囊剂可使液态药物的剂型固体化。（　　　　）

2. 胶囊剂中填充的药物既可以是固体，也可以是水溶液或稀乙醇溶液。（　　　　）

3. 胶囊剂中若填充易风干的药物，可使囊壳软化；若填充易潮解的药物，可使囊壳脆裂。（　　　　）

4. 胶囊剂能掩盖药物的不良嗅味，提高药物稳定性。（　　　　）

5. 含油量高的药物或液态药物不宜制成胶囊剂。（　　　　）

6. 胶囊剂不能延缓药物的释放，也不具备定位释药作用。（　　　　）

7. 易溶性的刺激性药物制成胶囊剂有利于掩盖其臭味，并减少刺激性。（　　　　）

8. 易风干、易潮解的药物制成胶囊剂，有利于提高药物稳定性。（　　　　）

模块二　硬胶囊生产技术

项目一　硬胶囊认知

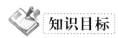

知识目标

熟悉硬胶囊的分类及各类硬胶囊的特征；
熟悉硬胶囊生产常用辅料及其特性。

技能目标

能进行硬胶囊处方设计；
能合理应用硬胶囊常用辅料。

一、分析各类硬胶囊

(1) 胃溶胶囊在胃中崩解，属普通型。

(2) 速溶胶囊囊身、囊帽各有 10 个小孔，内装浸膏性粉末，在热水中能迅速溶解。

(3) 冷冻干燥胶囊系将液体药物，如乳酸菌、酶类、抗生素类与明胶或聚乙烯吡咯烷酮、羧甲基纤维素钠、甲基纤维素溶液灌装于胶囊中经冷冻干燥而成。

(4) 磁性胶囊系含 0.05 g 伊文思蓝与磁性粉（如铁盐、钐、钴、铁粒）的混合物。

(5) 双室胶囊系胶囊内有分隔层，用以控制药物释放和分装化学上或疗效上有配伍禁忌的药物。

(6) 肠溶胶囊以邻苯二甲酸醋酸纤维素（CAP）包制，比以甲醛处理或乙基纤维素包衣的成品质量优越得多。用聚乙烯吡咯烷酮作底衣层，然后用 CAP、蜂蜡等进行外层包衣，可以改善单用 CAP 包衣所产生的"脱壳"缺点。用甲基丙烯酸-甲基丙烯酸甲酯共聚物与苯二甲酸二乙酯-乙醇溶液包衣的胶囊，在酸性人工胃液中振摇 3 小时无变化。

在临床上临时制备肠溶胶囊，一般采用以下几种方法：

①甲醛与胶囊直接作用。将胶囊剂置于密封器内，使甲醛蒸气与明胶起作用而生成甲醛明胶。

甲醛明胶中已无游离氨基，失去与酸结合的能力，故不能溶于胃的酸性介质中。但其仍含有羧基，故能在肠液的碱性介质中溶解，释出药物而产生药效。此种肠溶胶囊的肠溶性很不稳定，依甲醛的浓度、甲醛与胶囊接触的时间、成品储存时间等而改变，储存较久的制品往往在肠内不崩解。有人做过甲醛磺胺胶囊的试验，结果表明在甲醛气体中硬化12小时或在甲醛溶液中硬化72小时，两者吸收甲醛的量相似，均约60 mg/g，贮于真空干燥器中，经20天、35天及50天后，各硬化胶囊中的甲醛含量均保持不变。实验表明储存期对硬化胶囊释放药物有很大影响。以甲醛溶液硬化的胶囊$t_{1/2}$为5~8小时，储存后5~8小时释放1.5%~20%的药物；但以甲醛蒸气硬化，其$t_{1/2}$起初亦为5~7小时，储存后却无变化。

②甲醛、其他物质与胶囊作用。将填装的胶囊剂依次投入6.2%甲醛的乙醇溶液中在室温下浸10分钟，5%硬脂酸的乙醇溶液中于45℃下浸5分钟，16%萨罗的乙醇溶液中于40℃下浸3分钟，20%石蜡的乙醇溶液中于20℃~25℃浸3分钟，每次浸毕取出，待干燥后再放入石灰干燥器中干燥24小时，密闭储存备用。也可用甲醛：丙酮（1∶60）溶液喷洒于胶囊剂上而制成肠溶胶囊，效果更好。

③采用两种聚乙烯树脂（gelvaC-3V-10和vinacASB-10）作为包衣剂，并用蓖麻油作增塑剂，其最适宜的浓度为树脂12%、蓖麻油10%及丙酮48%。包衣时将胶囊放置于烧杯中，加入包衣剂，并使胶囊在烧杯内转动。

据文献报道，用硬脂酸正丁酯45%、巴西棕榈蜡30%及硬脂酸25%的熔融混合物保持75℃进行小量包衣，效果尚佳。

（7）缓控释胶囊。

①缓控释胶囊系将不同性质的药物制成不同释放速度的颗粒或小丸，必要时加入适量的填充颗粒以控制主药的释放（如30%为速释部分，30%为4小时后释放，30%为8小时后释放，10%为填充颗粒）。市售的spansule类型缓释胶囊，系将主药分为4等份，其中1份作为开始剂量的速效部分，其他3份分别用阻滞剂包衣处理成3小时、6小时、9小时缓释的小丸，然后将这4份半成品混合装于硬胶囊中。给药后半小时可达到血药浓度高峰，药效可维持11小时。苯乙双胍（降糖灵，phenformin）缓释胶囊，系用硬脂酸作阻滞剂制粒，一半包肠溶衣，混匀填装于胶囊中而成。阿司匹林缓释胶囊系由阿司匹林颗粒与阿司匹林聚甘油硬脂酸酯两种缓释颗粒按一定比例（1∶2及1∶3）组成。另外还有普鲁本辛、苯海拉明、氯化钾等缓释胶囊系用油脂类作阻滞剂制成的。速效伤风胶囊是一种与spansule类似的胶囊。

②胃内漂浮胶囊。此种胶囊由囊心物和囊壳组成。在胃液中囊壳溶解后，囊心物表面形成一层凝胶屏障，并保持原状漂浮于胃液面之上，直至药物全部释放。

③胃内膨胀系统。此系统包含一个膨胀室以延长胃内滞留时间，室中含一种液体如乙醚，可在体温下产生气体使该室在胃中膨胀。囊中贮库为饱和药物的聚合物基质。口服后胶囊溶解，释出药库和膨胀室，后者自动膨胀，使贮库保留在胃中，药液连续从贮库扩散至胃液中。膨胀室还包含一个生物蚀解的聚合物（如聚乙二醇和聚乙烯的共聚物）丝，它在胃液中渐渐溶解，经一定时间后使膨胀室压缩，系统从胃中自动排出。

7

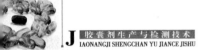

④胃内渗透压控释系统。将渗透压控释系统放入胃内膨胀系统内，可在胃中控释药物。此系统外面的生物蚀解胶囊，到达给药部位（如胃）迅速崩解。膨胀漂浮支撑物为一可变形的空聚合物袋，含有一种液体，在体温下汽化使袋胀大。渗透控释系统包括药物库和渗透活性室两个部分。贮库为一可压缩的袋，蒸气和液体不能穿透，有一个释药孔。渗透活性室含有一种渗透活性盐，包含在一半透性房中，在胃中胃液不断透过半透膜进入渗透活性室，溶解渗透活性盐，对压缩袋形成渗透压，压缩贮库，使药液从释放孔中释放。膨胀支撑物有一生物蚀解栓，经预定时间后蚀解，使支撑物缩小而从胃中排出。

（8）植入胶囊系以硅橡胶作药物载体，将药物密封于聚四氟乙烯制成的硅橡胶管中，填装于胶囊中而成。使用时置水中加热灭菌，待胶壳溶解，即可将胶管植入人体组织中，如黄体酮制品，药效可达 1 年以上。

（9）气雾胶囊系将适用于气管吸入的药物粉剂填充于胶囊中，使用时将胶囊放置于推进器内，穿孔后，转动推进器向口内喷射药物微粒。此种胶囊的药效比口服的快，剂量可减少至 1/10。

（10）泡腾胶囊（如地塞米松泡腾胶囊）系将主药与碳酸氢钠、富马酸、枸橼酸、聚乙烯吡咯烷酮、聚乙二醇、微粉硅胶、tritonX - 100 等混合，填装于胶囊中而成，可供阴道或直肠给药。用前将胶囊打一小孔，加入适量的蒸馏水，置于应用部位，使其发泡，将药物释放黏附于黏膜表面。

二、硬胶囊常用辅料

选择辅料的原则：

（1）加入的辅料应提高药物及空胶囊的物理及化学稳定性，如不使药物由于受热、见光、吸湿而引起变化，并保持稳定的 pH 范围。

（2）辅料与药物混合后所得混合物应有适当的流动性，能顺利装入胶囊，同时具有一定的分散性，遇水不会黏结成团而影响药物的溶出。

（3）加入辅料有利于制备在胃中不溶的肠溶胶囊及其他特殊胶囊如长效口服胶囊，以控制释药时间及速率，促使药物分散度最大，使疏水性、难溶性药物加快溶出。

（4）选用辅料时，固然要考虑辅料应符合制备工艺和剂型的要求，对制剂疗效、稳定性均产生良好的影响，但也不可忽视辅料对制剂安全性的作用。辅料的加入不仅要求不增添制剂的毒副反应，更希望达到改善制剂质量的目的，因此选用时要谨慎。

（一）稀释剂与吸收剂

用于增加药物重量与体积，利于成形和分剂量的赋形剂称为稀释剂（diluents）。用于吸收原料中多量液体成分的赋形剂称为吸收剂（absorbents）。稀释剂和吸收剂统称为填充剂或填料（fillers）。填充剂广泛用于胶囊剂、片剂、浸膏剂、冲剂、散剂、丸剂等药物固体制剂。胶囊剂系机械化生产的剂型，填充体积一般不小于 0.15 ml，而不少药物单剂量体积都小于 0.15 ml，因此，对这类小剂量药物胶囊剂必须加填充剂方能成形。

1. 稀释剂与吸收剂的选用原则

（1）应首先考虑填充剂吸湿性对制剂的影响。若填充剂易于吸湿，则既影响剂型的成形，又影响其分剂量，储存期质量也难以得到保证。通常用临界相对湿度（CRH）来衡量水溶性物质的吸湿性强弱，CRH越大越不易吸湿。几种水溶性物质混合后其CRH不是像水不溶性混合物那样具有加和性，而是遵从Elder假说："混合物的临界相对湿度大约等于各物质的临界相对湿度的乘积，而与各组分的比例无关。"显然，混合物的CRH一定比其中任何一个组分的CRH低，如半乳糖（CRH＝95.5%）与蔗糖（CRH＝84.5%）混合，其$CRH_混＝95.5\%×84.5\%＝80.7\%$。可见，选用水溶性填充剂时，对易吸湿的水溶性药物，应在查阅或测定其CRH后，选用CRH值尽可能大的填充剂；选用水不溶性填充剂时，吸湿量越低越好，以保证在通常湿度条件下不易吸湿。

（2）胶囊剂在选择稀释剂的时候还应注意其相对密度是否与被稀释的主药相近，否则会因密度差异大而导致分层，填充时会影响主药的含量。处方中若含有较大量液体成分不能被其他组分吸收完时，方可考虑加入吸收剂。

2. 常用的稀释剂与吸收剂

（1）淀粉。根据制备原料分为玉米淀粉、小麦淀粉、马铃薯淀粉，其中玉米淀粉最为常用。淀粉具有黏附性，粉体流动性较差，但性质稳定，能与大多数药物配伍，价格便宜。

（2）乳糖。市售乳糖为牛乳清制得，由蔗糖和半乳糖组成，为白色或类白色结晶性粉末，无嗅，微甜。常用的乳糖无吸湿性，流动性较好，性质稳定，能与大多数药物配伍。

（3）微晶纤维素（MCC）。MCC由植物纤维素部分水解而得。本品为白色、无嗅、无味、由多孔微粒组成的晶体粉末。根据粒径和含水量不同分为若干规格，如商品名为Acicel的规格有HP101、HP102、HP201、HP202、HP301、HP302等。

（4）无机盐类。无机盐类包括氧化镁及一些无机钙盐，如硫酸钙、磷酸氢钙和碳酸钙等。使用时应注意硫酸钙对某些主药（四环素类）的含量测定有干扰。

（二）润湿剂与黏合剂

有些情况下，主药较轻、比容积较小，需要将胶囊剂的内容物制成颗粒，以便于填充，此时需要用到润湿剂或黏合剂。

润湿剂是指本身没有黏性，但能诱发待制粒物料的黏性以利于制粒的液体。在制粒过程中常用的润湿剂是纯化水和乙醇。

（1）纯化水。纯化水无嗅、无味、无毒、价廉易得，适用于对水稳定的药物。但干燥温度较高，干燥时间长，对于水和热敏感的物料非常不利。在处方中水溶性成分较多时可能出现发黏、结块、润湿不均匀、干燥后颗粒发硬等现象，此时最好选择适当浓度的乙醇，以克服上述不足。

（2）乙醇。乙醇可用于遇水易分解的药物或遇水黏性太大的物料。中药浸膏的制粒常用乙醇水溶液作润湿剂。随着乙醇浓度的增大，润湿后所产生的黏性降低。常用的浓度为30%～70%。

黏合剂是指对无黏性或黏性不足的物料给予黏性，从而使物料聚结成粒的辅料。常用黏合剂如下：

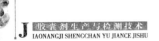

（1）淀粉浆。淀粉浆由淀粉在水中受热后糊化而得。淀粉浆的制法有煮浆法和冲浆法两种。①煮浆法：将淀粉混悬于大量水中，在夹层容器中加热并不断搅拌糊化而成。②冲浆法：将淀粉混悬于少量（1～1.5 倍）水中，然后根据浓度要求加入一定量的沸水，不断搅拌糊化而成。由于淀粉浆价廉易得，且黏合性良好，因此是制粒中首选的黏合剂。

（2）纤维素衍生物。它系指天然的纤维素经处理后制得的各种纤维素衍生物。常用的有甲基纤维素（MC）、羟丙基纤维素（HPC）、羟丙甲纤维素（HPMC）、羧甲基纤维素钠（CMC－Na）、乙基纤维素（EC）等。

（3）聚维酮（PVP）。根据分子量分为多种规格，如 K_{30}、K_{60}、K_{90} 等。其中常用的规格是 K_{30}。本品为无嗅、无味的白色粉末，既溶于水又溶于乙醇，因此可用作水溶性或水不溶性物料以及对水敏感药物的黏合剂。本品最大的缺点是吸湿性强。

（三）崩解剂

一般胶囊剂口服后，囊壳在胃中 10～20 分钟即破裂，填充的药粉可迅速分散，故一般不需要崩解剂。但是许多胶囊剂是将药物制成颗粒、小丸或片剂装入囊壳中的，故制备时需加入崩解剂。

（1）干淀粉。干淀粉是一种经典的崩解剂，其吸水性强，吸水膨胀率为 186％ 左右，适用于水不溶性或微溶性的药物，而对易溶性药物的崩解作用较差。

（2）羧甲基淀粉钠。羧甲基淀粉钠的吸水膨胀作用非常显著，其吸水后膨胀为原体积的 300 倍，是一种优良的崩解剂。

（3）低取代羟丙基纤维素。低取代羟丙基纤维素是近年来国内应用较多的一种崩解剂，具有很大的比表面积和孔隙率，有很好的吸水速度和吸水量，吸水膨胀率为 500％～700％。

（4）交联羧甲基纤维素钠（CCNa）。由于交联键的存在，CCNa 不溶于水，但能吸收数倍于本身重量的水而膨胀，体积膨胀为原来的 4～8 倍。当与羧甲基淀粉钠合用时，效果更好；与干淀粉合用时，崩解作用会降低。

（四）润滑剂

在制备胶囊剂的过程中，粉末的流动性对填充效果影响很大，如针状结晶或引湿性药物流动性差，填充较为困难，容易造成装量差异过大。在制备过程中，常加入润滑剂以减少颗粒间的黏着性，增加粉粒的流动性，使药物顺利装入胶囊。

（1）硬脂酸镁。硬脂酸镁为优良的润滑剂。粉末呈白色，触摸有细腻感，松密度小。其具有疏水性，妨碍药物的溶出和生物利用度，与个别药物（如阿司匹林）产生配伍禁忌，故用量宜小，必要时用其他润滑剂代替。

（2）微粉硅胶。微粉硅胶为优良的助流剂。粉末呈白色，无嗅、无味，比表面积大，常用量为 0.1％～0.3％。

（3）滑石粉。滑石粉是经过纯化的含水硅酸镁，为优良的助流剂。粉末为白色或灰白色，触感柔软。它可将颗粒表面的凹陷处填满补平，降低颗粒表面的粗糙度，从而降低颗粒间的摩擦力、改善颗粒流动性。常用量为 $0.1\%\sim3\%$，最多不超过 5%。

（五）着色剂

为使药剂有悦目的外观，患者乐于接受，或为让医生、护士和患者在使用时易于鉴别，或为使某些药剂成品的色泽一致，常常在制备药剂时加入着色的物质，这类物质多为色素，在药剂中称为着色剂（colouring agents）。着色剂在液体药剂、包衣丸剂、胶囊剂、片剂中应用广泛。作为药剂的着色剂，一般要求可食用，对人体无害，而且要求其物理、化学稳定性高，即能耐受广泛的温度、pH 范围（pH2～9），耐光，有抗氧化还原作用，能与其他着色剂配合使用，溶解范围广，色泽强度（colour strength）能标化，无致癌作用等。

目前还没有一种着色剂可完全符合上述要求，在选用时应从以下几点考虑：

（1）根据药剂特点，所着颜色应与药剂使用部位、治疗作用、患者对颜色的心理状况及药剂的嗅味相协调，与天然品或习惯相协调。例如，外用制剂中若加着色剂，最好能与肤色一致；咳嗽药用咖啡色；安眠药用暗色等。又如，若矫味剂为薄荷、留兰香味用绿色，橙皮味用橙黄色，柠檬、香蕉味用黄色，樱桃味用红色；黄连素片用黄色包衣着色，氯霉素片用绿色包衣着色，漱口剂用粉红色等。一经确定，不宜随意改变药剂的颜色和色调。

（2）为便于鉴别而着色者，其色强要能为多数人所公认，不因操作者辨色差异引起事故。一般药剂处方中，着色剂用量常以"QS"（适量）标明，这可能会导致操作者以自身辨色能力决定药剂的色强而出现色强偏弱。为避免因着色不明显发生差错，应该在公认的色强决定后，固定着色剂在处方中的用量和加入方法，以防患于未然，但也不必太浓。

着色剂根据来源分为天然着色剂与合成着色剂两类。

（1）天然着色剂。天然着色剂主要来自两方面：一是从植物中提取、加工的天然色素；二是有色的矿物质。我国传统采用的符合上述着色剂要求的天然植物色素有叶绿素（绿色）与焦糖（黄至棕色），矿物质有赭石（红氧化铁，以 Fe_2O_3 为主要成分，棕红色）、朱砂（HgS，朱红色，用于中药丸剂包衣）、雄黄（As_2S_3，黄色）、百草霜（黑色）等。这类着色剂不仅能着色，且有一定的医疗作用。天然着色剂由于具有独特的优点，其开发研究越来越受到重视。

（2）合成着色剂。目前我国批准的可供内服的合成着色剂多属偶氮染料，如苋菜红、柠檬黄、胭脂红及靛蓝，外用的有伊红与美蓝。这些色素除柠檬黄较稳定外，其余稳定性较差。国外广泛应用的赤鲜红、橘黄、亮蓝和坚牢绿四种稳定性较好的色素均经世界卫生组织批准。可溶性色素用于固体制剂着色时，在制备和储存中常出现可溶性色素迁移而引起色斑现象，该现象会影响产品质量，克服较难；若使用水不溶性色素，便可消除此种现象，目前上市的色淀（lake）即为此类色素。色淀通常是用氧化铝、不含石棉的滑石粉或硫酸钡粉等作吸附剂，将水溶性染料沉淀并永远附着在吸附剂上，成为具有覆盖力的不溶性染料。

11

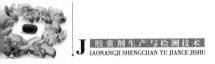

◀ 小知识 ▶

　　色淀又称沉淀色料，是由水溶性有机染料制成的有色沉淀。例如，酸性红粉末溶于水呈红色，在浓硫酸中呈紫色，稀释后成品红，并有沉淀，此沉淀亦称色淀；酸喹啉黄溶于水呈黄色，在硫酸中呈金黄色，且有沉淀，此沉淀为黄色色淀。色淀要求色光鲜艳，不溶于普通溶剂，有高的分散度、着色力和耐晒性。一般制成钡盐沉淀、钙盐沉淀或磷钼钨酸沉淀，并直接形成于载体（填充剂）上。例如，酸性染料经用氯化钡或氯化钙溶液处理，碱性染料经用磷钼钨酸溶液处理，都可生成色淀。色淀的色泽比一般颜料鲜艳，适用于制造油墨和文教用品等，也用于橡胶、塑料制品的着色。

【课后思考】

1. 硬胶囊辅料的选用原则有哪些？

2. 硬胶囊常用辅料有哪几种？

3. 常用的崩解剂有哪些？

【技能训练】

1. 对自制尼莫地平胶囊进行处方设计。

2. 对自制一清胶囊进行处方设计。

项目二　硬胶囊一般生产工艺流程

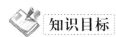 知识目标

　　熟悉硬胶囊的生产工艺流程及工艺要求；

　　熟悉硬胶囊内容物的要求；

　　熟悉硬胶囊的储存条件。

技能目标

　　能根据处方特点选择合适的空胶囊；

　　能进行硬胶囊生产车间工艺布局设计；

　　了解硬胶囊生产的工艺流程。

　　硬胶囊制备的一般工艺流程如图 2-2-1 所示。

空胶囊选择 → 内容物制备 → 胶囊填充 → 质量检查 → 包装

图 2-2-1　硬胶囊制备的一般工艺流程

硬胶囊生产工艺流程如图 2-2-2 所示，硬胶囊车间工艺布局如图 2-2-3 所示。

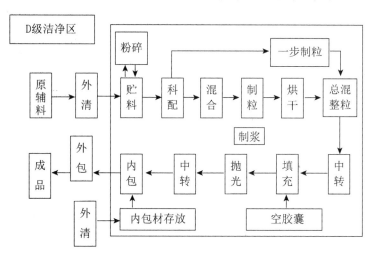

图 2-2-2　硬胶囊生产工艺流程

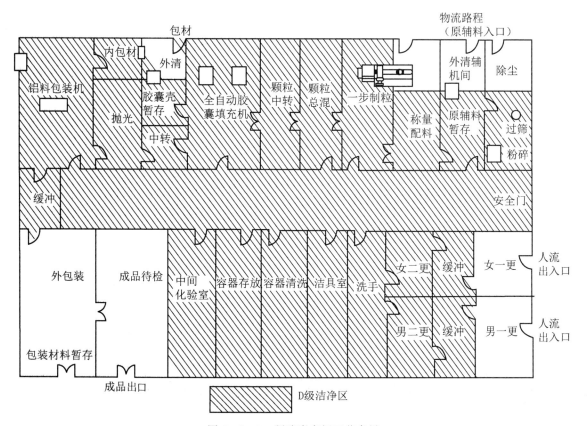

图 2-2-3　硬胶囊车间工艺布局

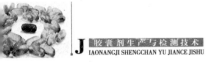

一、空胶囊选择

有些药物对光敏感，可选择含有遮光剂的囊壳；另外可根据主治功能选择囊壳颜色，一般主治急症或有毒副作用的可选红色、黄色囊壳，主治普通慢性疾病的可选蓝色、白色囊壳。药物的填充多用空胶囊容积控制，故应按药物规定剂量所占容积选择最小的空胶囊。由于药物的密度、晶态、颗粒大小不同，所占的容积亦不同，因此，一般宜先测定待填充物料的堆密度，然后根据应装剂量计算该物料的容积，以决定选用空胶囊的号数。也可用图解法找到所需空胶囊的号数。图 2-2-4 为空胶囊号码与装量关系。

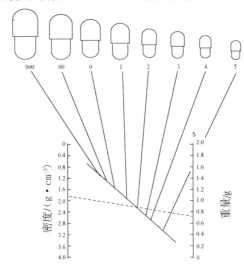

图 2-2-4 空胶囊号码与装量关系

二、内容物制备

可根据药物性质和临床需要制备不同形式的内容物，如粉末、颗粒、小丸或者半固态、液态形式，也可利用制剂新技术制备成固体分散体等。

（1）粉末经粉碎、过筛、混合等得到均匀粉末，是最常见的胶囊内容物。剂量过小和处方中含有液体组分的胶囊剂需使用填充剂。与同样使用填充剂的片剂、丸剂等固体制剂相比，胶囊剂中的药物没有黏合剂及黏合过程的影响，故崩解快，生物利用度相对较高。

（2）颗粒粒度一般要比颗粒剂细，多为小于 40 目的颗粒。由于药物颗粒的流动性通常比粉末好，故填充生产时可减少装量差异。还可将颗粒着色，增加不同品种的差异性，便于识别，防止混药或混用。

（3）其他制成微丸、药片、包合物、固体分散体、微囊、微球等新型的胶囊剂。

三、胶囊填充

胶囊应在温度为 25℃左右，相对湿度为 35%～45% 的环境中进行填充，以保证胶囊壳在硬度、韧性、脆性等方面没有太大变化。

　　小量试制可用胶囊填充板填充药物，操作时先将囊体摆在胶囊填充板上，调节填充板使囊体上口与板面齐平，将内容物均匀推入囊体，待装满后扣上囊帽，再从胶囊填充板上取下胶囊，用食指和拇指分别轻压囊体和囊帽至听到轻微响声，为完全封合。

　　大量生产时已普遍采用全自动胶囊填充机填充药物。空胶囊和内容物分别从各自的加料口进入相应的轨道，填充枪从料槽中取料后填入囊体，再自动扣合，由出料口出料。

　　现在的空胶囊囊体和囊帽的套合方式多为锁扣式，不必封口。若填充液态的内容物，则需用阿拉伯胶浆封口。

　　填充好的胶囊可用洁净的纱布包起，轻轻搓滚，以拭去胶囊剂外面黏附的药粉。如在纱布上喷少量液态石蜡，搓滚后可使胶囊剂光亮。生产上可使用胶囊抛光机连接吸尘器进行抛光。胶囊抛光机上的毛刷能刷掉黏附在胶囊外壁上的细粉，细粉由吸尘器吸走，使胶囊光洁。

　　填充完毕，取样进行性状、鉴别、崩解、含量等一般项目的检查，合格后包装。

四、胶囊剂包装与贮藏

　　包装与贮藏条件由胶囊剂的囊材性质决定，包装材料与贮藏环境因素如湿度、温度和时间对胶囊剂的质量都有明显的影响。实验表明，氯霉素胶囊在相对湿度为49%的环境中放置32周，溶出度变化不明显，而在相对湿度为80%的环境中放置4周，溶出度则变得很差。一般来说，高温、高湿（相对湿度＞60%）对胶囊剂可产生不良影响，不仅会使胶囊剂吸湿、软化、变黏、膨胀、内容物结团，而且会造成微生物滋生。

　　因此，必须选择适当的包装容器与贮藏条件，一般应选用密闭性能良好的玻璃容器、透湿系数小的塑料容器和泡罩式包装，在小于25℃、相对湿度不超过45%的阴凉干燥处密闭贮藏。

五、硬胶囊举例

　　制成硬胶囊剂"速效感冒胶囊"1 000粒。

　　处方：

对乙酰氨基酚	300 g
维生素C	100 g
猪胆汁粉	100 g
咖啡因	3 g
扑尔敏	3 g
10%淀粉浆	适量
食用色素	适量

　　制法：①取上述各药物，分别粉碎，过80目筛；②将10%淀粉浆分为A、B、C三份，A中加入少量食用胭脂红制成红糊，B中加入少量食用橘黄（最大用量为万分之一）制成黄糊，C中不加色素为白糊；③将对乙酰氨基酚分为三份，一份与扑尔敏混匀后加入红糊，一份与猪胆汁粉、维生素C混匀后加入黄糊，一份与咖啡因混匀后加入白糊，分别

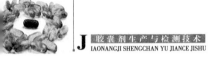

制成软材后，过 14 目尼龙筛制粒，于 70℃ 干燥至水分为 3% 以下；④将上述三种颜色的颗粒混合均匀，填入空胶囊中，即得。

　　注：本品为一种复方制剂，所含成分的性质、数量各不相同，为防止混合不均匀和填充不均匀，应采用适宜的制粒方法使制得的颗粒流动性良好，经混合均匀后再进行填充。这是一种常用方法。另外，加入食用色素可使颗粒呈现不同颜色。一方面可直接观察混合的均匀程度；另一方面若选用透明胶囊壳，将使制剂看上去比较美观。本品用于感冒引起的鼻塞、头痛、咽喉痛、发热等。

【课后思考】

1. 硬胶囊的一般生产工艺流程是怎样的？
2. 硬胶囊内容物的一般形式是怎样的？
3. 硬胶囊的贮藏条件有哪些要求？

【技能训练】

1. 试进行尼莫地平胶囊实验室制备。
2. 试进行一清胶囊实验室制备。

项目三　内容物制备

　　目前，市售胶囊剂的内容物以粉末和颗粒这两种形式居多。本节主要介绍颗粒形式的胶囊剂内容物的制备。主要生产工序包括称量配料，粉碎，筛分与混合，制粒，干燥，整粒。

任务一　称量配料

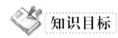 **知识目标**

熟悉称量的基本含义、操作方法及注意事项；

熟悉称量用台秤的结构原理及使用保养规程；

熟悉称量配料岗位质控要点；

熟悉称量配料岗位安全生产、环境保护及劳动保护有关知识。

技能目标

能按照工艺要求及标准操作规程熟练完成称量配料工作，并能进行生产过程中的质量控制；

能正确地使用和保养称量配料岗位相关生产设备；

能及时正确地填写相关生产记录；

能处理生产过程中的突发情况。

一、知识准备

药物粉碎前应首先按处方要求进行称量和配料，然后将原料、辅料充分干燥至适宜程度，以满足粉碎的要求。称量操作是制剂工作的基本操作之一，称量操作的准确性对于保证制剂质量及发挥其临床疗效具有重大意义。多数情况下，药物作用与用量不仅成量效关系，且符合由量变到质变的规律。因此，为了保障用药的安全有效，在制剂加工中，不仅要严格掌握药物的剂量，还要确保用量的准确性。

称量包括称重和量取。称重是将被称重的重量与已知重量的另一物体（砝码）的重量置衡器（天平）上加以比较的操作，主要用于称取固体或半固体药物；量取主要用于液体药物，在药物制剂工作中，通常情况下，液体药物的量取在相对密度稳定的情况下，按相对密度在重量和容量之间折算。按容量取用，其准确性不及按重量称取，受许多因素影响，但操作简便、迅速，在一般情况下若量器选用得当，操作正确，其准确度亦能符合要求。

配料指在药剂生产时按处方要求，逐一称取药物和辅料进行调配的操作。

（一）配料过程

配料一般经下列几个步骤完成：

原辅料前处理→填写配料单→按处方称量→复合→混合→移交下道工序。

（二）配料的方法

（1）混合配料。混合配料是指将处方中药物称取后混合，用于混合粉碎或混合浸提的配料方法。

（2）分别配料。分别配料是指按处方或加工的特殊要求分组进行配料的方法。

（3）单独配料。单独配料是指按处方顺序单独称取药物分别存放备用的配料方法，适用于处方中某些需单独提取或单独粉碎的药料。在操作时要考虑粉碎时的消耗率或浸出物的收得率，可适当提高配药量。

（三）注意事项

（1）配料时应将规定另配的药物另行放置，以备特殊加工之用，如加液研磨等；其他药物按混合配料的步骤进行。

（2）处方中的贵重物、剧毒药、浸膏、药汁或辅料等需要在成形时加入使用的，不能在配料时与其他物料混合，因此在配料完毕移交下道工序时，必须在生产卡上附配料单，并注明缺药情况，以便成形生产时按品名、规格、数量加入使用，防止发生漏配药的事故。

（3）配料完成后要及时填写配料生产原始记录。

二、生产要素

（1）生产环境：一般生产区。

（2）物料根据：货位记录。按"先进先出、近效期先出"的原则提取物料，经复核无误后，将各原料容器运至中心称量室的外包装清洁区，清除容器外的灰尘后送至中心称量室。

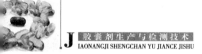

（3）人员：供应仓储部称量、配料的操作人员。

三、称量配料岗位常用生产设备

（一）电子台秤

电子台秤由称重台和显示器组成（图2-3-1），适用于较大较重物体的称重。其特点是有显示器自动迅速地显示称重结果，精度高，并设有置零、零点自动跟踪、去皮、累计等功能，还可根据需要连接打印输出，可使用电池或交流电源。称量时，被测物重量通过称重传感器转换为电信号，在由运算放大器放大并经单片微处理机处理后，以数码形式显示出称量值。电子台秤可放置在坚硬地面上或安装在基坑内使用，其自重轻、移动方便、功能多、显示器和秤体用电缆连接、使用时可按需要放置。除称重、去皮、累计等功能外，还可与执行机构联机、设定上下限以控制加料快慢，可作小包装配料秤或定量秤使用。

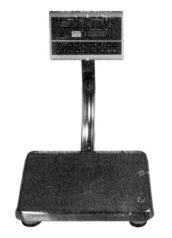

图2-3-1 电子台秤

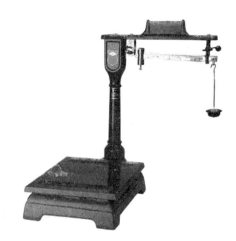

图2-3-2 机械台秤

（二）机械台秤

机械台秤利用不等臂杠杆原理工作，由承重装置、读数装置、基层杠杆和秤体等部分组成（图2-3-2）。读数装置包括增砣、砣挂、计量杠杆等。基层杠杆由长杠杆和短杠杆并列连接。称量时力的传递系统是：在承重板上放置被称物时的4个分力作用在长、短杠杆的重点刀上，由长杠杆的力点刀和连接钩将力传到计量杠杆重点刀上。通过手动加、减增砣和移动游砣，使计量杠杆达到平衡，即可得出被称物质重量示值。机械台秤结构简单，计量较准确，只要有一个平整坚实的秤架或地面就能放置使用。中国台秤产品的型号由T、G、T 3个字母和1组阿拉伯数字组成，其中字母T、G、T分别表示台秤、杠杆结构、增砣式，阿拉伯数字表示最大称量（kg）。

（三）称量注意事项

（1）按药物的轻重和称量的允许误差正确选用秤。

①最大称量：一个电子台秤不计皮重所能称量的最大载荷。

②最小称量：一个电子台秤在低于该值时会出现一个相对误差。

③额定载荷：正常称量范围。

④皮重：包装物、秤台、秤斗的重量。

⑤净重：被测物料的重量。

⑥毛重：包装及物料的总重量。

⑦去皮：将秤台、秤斗的重量作为零，即衡器不加载荷时的重量称为去皮。

⑧感量：一个电子台秤所能显示的最小刻度，通常用"d"来表示。

⑨预热时间：台秤达到各项指标所用的时间。

（2）称量完毕应注意天平的还原。平时还应保持天平的清洁和干燥。

【知识链接】

电子台秤使用维护保养规程

目的：建立电子台秤安全使用维护保养规程，确保设备正常使用，延长设备的使用寿命。

范围：适用于电子台秤的安全使用、维护保养。

职责：维护保养人、操作人对本标准的实施负责。

内容：

1. 使用程序

1.1 操作者应了解机器结构、性能和工作原理。

1.2 检查设备是否完好。

1.3 接通电源后，显示器进行"9999999-0000000"的顺序自检，完成后进入称量状态或按任意键停止自检进入称量状态。

1.4 按"置零"键，可以使显示器回零。

1.5 显示值偏离零点但在置零范围以内时，"置零"键起作用，否则"置零"键不起作用。

1.6 只有稳定指示灯亮时，可以置零。

1.7 在称量显示状态下，显示重量为正且稳定时，按"去皮"键可以将显示重量作为皮重扣除，此时显示器显示净重为零，去皮提示灯亮。

1.8 在称量显示状态下，按"预置皮重"键，显示器显示"P＊＊＊＊"。此时用数字键输入已知皮重值后，按"输入"键即完成预置皮重操作。此时显示器显示净重，去皮提示灯亮。

1.9 用"清除"键可以清除内存中储存的数字。

1.10 称量完毕，及时做好清洁卫生。

2. 维护保养规程

2.1 按要求对设备进行操作。

2.2 插上电源后，秤内通电，下班时须将电源插头拔下。

2.3 避免安装在阳光直射和振动严重的地方，在加载时，应避免撞击。

2.4 电子台秤在超载时，显示器会发出报警信号，减载后恢复正常。

2.5 要在额定的电压下使用，否则可能会造成故障。

2.6 严禁用强溶剂清洗机壳和秤体，防止台秤内部及显示器受潮；电缆线不能猛拉，以免产生故障。

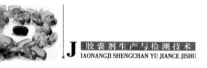
3. 注意事项及要求

3.1 移动秤体时要轻拿轻放，避免跌落和碰撞。

3.2 秤板上不能施加大于最大称量的重物或外力，否则会使其准确度降低。

3.3 台秤属国家强检产品，岗位操作人员不得擅自拆卸，秤内的拆装与调试只能由国家计量部门核准单位或生产厂家负责。

3.4 调零时，秤板上不准放任何东西。

3.5 称量完毕，及时做好清洁卫生。

四、称量配料岗位工作职责

按批生产指令，全面负责制剂的前期（配料称量）管理工作。上岗前按规定搞好个人卫生，着装整洁，上岗后及时检查本岗位场所内及设备卫生，做好操作前的一切准备工作（包括领取原辅料，校正秤器等）。严格按处方要求、工艺规程及岗位操作程序进行认真细致的操作，必须做到配方、称量准确，标志醒目，不准出现任何差错。工作期间，严禁串岗，不得做与本岗位无关事务，不得擅自离岗，加强工作责任心。认真如实填好生产记录，做到字迹清晰、内容真实、数据完整，不得任意涂改和撕毁。班前班后、投料前后均须核对物料品名、规格、编号（或批号），复核称量，不得有误。工作结束时应及时做好用具、仪器、设备的清洁卫生和按有关 SOP 进行清场工作，并认真记录。做到岗位、设备状态标识和清洁状态标识清晰明了。遵守各项规章制度，服从分配，加强业务知识学习，提高自身素质，搞好本岗位工作。

五、称量配料岗位质量控制要点

（1）品名应仔细核对，待称量物料品名与生产指令一致。

（2）规格应仔细核对，待称量物料规格与生产指令一致。

（3）批号应仔细核对，待称量物料批号与生产指令一致。

（4）数量应仔细核对，待称量物料数量与生产指令一致。

六、称量配料岗位标准操作规程

目的：制定本标准的目的是建立称量配料的标准操作规程、注意事项，使称量配料得以进行。

依据：《药品生产质量管理规范》。

范围：本标准适用于供应仓储部人员在中心称量室对原辅料进行称量配料的操作。

职责：供应仓储部称量配料操作人员对本标准的实施负责。

内容：

（1）仓库管理员收到生产指令单后，应安排称量计划，以便及时完成称量工作，将物料按约定时间送往生产车间。

（2）仓库管理员根据货位记录，按"先进先出、近效期先出"的原则提取物料，经复核无误后，将各原料容器运至中心称量室的外包装清洁区，清除容器外的灰尘后送至中心称量室。

（3）称量前的检查及准备工作。

①配料间：应有质监员（QA）核发的清场合格证。

②配料容器、器具：应清洁、干燥，容器外无其他批次的任何标记。

③文件记录：检查生产指令以及其他操作指令，指令应完整、清晰。

④计量器具：计量器具计量范围应与操作要求相符，每台计量器具均有检定合格证且在规定检定有效期内，计量器具清洁干燥；将计量器具归零校正。

（4）称量注意事项。

①称量器具应保持洁净。每个称量器具只能用于称量一种物料。

②称量时，应根据重量选择适当的天平或电子秤；使用电子秤前应先进行校正。

③一种原料称量完毕，应将原物料容器及称量后的物料密封，对配料间进行清洁后，才能将下一种物料运至配料间。

④有色及易飞扬的轻质原料应尽可能安排在最后称量。

⑤在称量或复核过程中，若发现物料外观或数量异常，应立即报告仓库管理员及 QA，进行调查处理。

⑥称量时，若一批原料不够，应取用下批原料，并将两批的编号、用量填写在批配料记录上。

（5）检查、准备工作完毕，由操作工按生产指令中的配方对物料逐个进行核对、称量。

①称量人员确保物料品名、代号、批号与配方一致；有 QC 检验合格证；物料外观正常；在规定的有效期内。经复核人员核对后进行称量。

②称量人员将洁净容器或塑料袋置于电子秤上，去皮归零后，开始称量。

③称量操作的每一步必须由称量人员完成，由复核人员进行复核。

④称量结束后，应将容器密封，填写物料标示卡，标明物料的编码、名称、规格、批号、数量（毛重、皮重、净重或容积）以及用途，由称量人和复核人签名，注明日期，贴于容器外。

⑤称量人员详细填写批配料记录并签名。复核人员复核，确认准确无误后签名。

（6）确认生产指令上所有物料均称量完毕后，将整批所需物料统一放于洁净的垫仓板上，经 QA 检查后，在批配料记录上签字。

（7）称量人员将称量的物料运至缓冲区，通知车间领料。

（8）车间操作工按生产指令逐项清点物料，核对品名、数量、合格报告单等。

（9）核对完毕，双方在生产指令单上签字。

（10）称量人员将剩余的物料密封，放回原来的货位，并在货位卡及台账上登记。登记时若发现账、卡、物不符，必须立即向仓库管理员报告。

（11）称量人员应按配料间清洁规程对配料间进行清洁。清洁结束后通知 QA 检查，检查合格后，发放清场合格证并贴挂于指定位置。

【课后思考】

1. 称量配料岗位质量控制要点有哪些？

2. 物料发放应遵循什么原则？

3. 配料的方法有哪些？

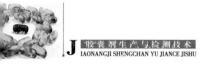
【技能训练】

1. 按照设计处方完成自制尼莫地平胶囊称量配料工作（批量 10 000 粒），并按照 SOP 标准完成清场工作及生产记录的填写。

2. 按照设计处方完成自制一清胶囊称量配料工作（批量 10 000 粒），并按照 SOP 标准完成清场工作及称量配料记录的填写（表 2 - 3 - 1）。

表 2 - 3 - 1　称量配料记录

生产日期：　　　年　　月　　日

品名			规格			批号		
指令单号				批量			万片	
设备名称				设备编号				
操作开始		时　分		操作结束			时　分	
操作指令				操作参数				
1. 生产指令；清场合格证；设备完好状态标识；包装容器、物料合格证齐全方可操作				齐全　□　　　不齐全　□				
2. 核对待加工物料的品名、批号、重量等与物料标示卡是否一致				是　□　　　不是　□				
3. 根据工艺要求称定各种物料，配料称量实行两人复核制度				物料名称	批号及生产指令单		数量	
4. 执行清场 SOP				合格　□　　　不合格　□				
5. 质监员对整个操作过程进行监控				合格　□　　　不合格　□				
备注：								
操作人			复核人			质监员		

任务二　粉碎、筛分与混合

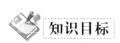 **知识目标**

熟悉影响粉碎的因素、常用粉碎技术及其适用范围；

熟悉药筛的种类与规格、粉末的分等及影响筛分的因素；

熟悉混合的一般原则及混合方法；

熟悉粉碎、筛分与混合常用生产设备的结构、原理及使用维护规程；

熟悉粉碎、筛分与混合的质量控制要点；

熟悉粉碎、筛分与混合的质检项目与方法；

熟悉粉碎、筛分与混合岗位安全生产、环境保护及劳动保护有关知识。

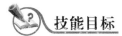 **技能目标**

能按照工艺要求及标准操作规程熟练完成粉碎、筛分与混合工作，并能进行生产过程中的质量控制；

能正确地使用和保养粉碎、筛分与混合岗位相关生产设备；

能及时正确地填写相关生产记录；

能处理生产过程中的突发情况。

一、知识准备

(一) 粉碎

粉碎是借助机械力的作用，将大块物料制成粗细适宜的粉末的过程。粉碎的主要目的是减小粒径，增加物料的表面积，便于各成分的均匀混合，并有助于药材中有效成分的浸出等。

物料被粉碎的程度可用粉碎度表示，常用粉碎前的粒度 D_1 与粉碎后的粒度 D_2 的比值 n 来表示。

$$n = D_1 / D_2$$

由此可知：粉碎度越大，物料粉碎得越细。粉碎度的大小，应根据药物性质、剂型和使用要求等来确定。粉碎过程中常用的外力有冲击力、压缩力、剪切力、弯曲力、研磨力以及锉削力等。被处理物料的性质、粉碎程度不同，所需施加的外力也有所不同。实际上，多数粉碎过程是上述几种作用力综合作用的结果。

1. 影响药物粉碎的因素

(1) 物料的特性。一般固体成块状、粒状、粉状、结晶、无定形等形态存在，其主要物理性质有硬度、弹性、塑性、脆性、韧性等。固体物料本身的特性是影响粉碎的主要因素，决定粉碎作用力的选择，也决定设备的选用。

(2) 水分。水分往往影响物料特性。当物料中水分含量为 3％～4％时，粉碎尚无困难，也不至于引起粉尘飞扬。当水分含量超过 4％时，常引起黏着而堵塞设备，植物药水分含量为 9％～16％时韧性增加，难以粉碎。

(3) 温度。粉碎过程中有部分机械能转变为热能，造成某些物料的损失，如有的物料受热而分解或变黏、变软，影响粉碎的进行，此时可采用低温粉碎。

2. 常用的粉碎技术

根据被粉碎物料的性质、产品粒度要求、粉碎设备的形式及剂型质量要求等不同条件采用不同的粉碎技术。

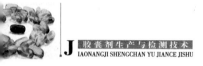

（1）干法粉碎与湿法粉碎。

①干法粉碎是将药物进行适当干燥处理，使药物中的水分降低到一定限度（一般低于5％）再进行粉碎的方法。可根据药物性质选用适宜的干燥方法，一般温度不宜超过80℃。某些有挥发性及遇热易发生变化的药物，可置于石灰、硅胶等干燥器内干燥。

②湿法粉碎是指在药物中加入适量水或其他液体进行研磨粉碎的方法。通常选用液体应以药物遇湿不膨胀、两者不起变化及不妨碍药效为原则。樟脑、冰片、薄荷脑等药物均采用加液研磨法进行粉碎。这种方法还用于某些刺激性较强或有毒的药物，以避免粉碎时粉尘飞扬。有些难溶于水的药物如炉甘石、珍珠、滑石等要求细度特别小时，常采用水飞法进行粉碎。水飞法是将药物与水共置于研钵或球磨机中进行研磨，使细粉漂浮于液面或混悬于水中，然后将此混悬液合并，沉降，倾去上清液，将细粉干燥，粉碎得极细。麝香、羚羊角等除用干法粉碎外，亦可用水飞法。

（2）单独粉碎与混合粉碎。

一般药物通常单独粉碎，以便于在不同的复方制剂中配伍使用。氧化性药物与还原性药物必须单独粉碎，否则可引起爆炸。对于贵重药物及刺激性药物为了减少损耗和便于劳动防护，亦应单独粉碎。

若处方中某些药物的性质及硬度相似，则可以混合粉碎。但在混合粉碎的药物中含有共熔成分则可能产生潮湿或液化现象，这些药物是否混合粉碎取决于制剂的要求。含糖类较多的黏性药物如熟地、桂圆肉、天冬等，黏性大，吸湿性强，需将处方中其他药物先干燥粉碎，然后取部分粉末与黏性药物掺研，使不规则的碎块和颗粒在60℃以下充分干燥后再粉碎（俗称串研法）。含脂肪油较多的药物，如杏仁、桃仁、苏子、大风子等须先捣成稠糊状，再与已粉碎的其他药物细粉掺研粉碎（俗称串油法）。

（3）低温粉碎。

低温粉碎是指利用物料在低温时脆性增加的特性进行粉碎，该方法可以提高粉碎效果。低温粉碎的特点有：①对于在常温下粉碎困难的物料如树脂、树胶、干浸膏等，可得到较好的粉碎效果；②对于含水、含油较少的物料也能进行粉碎；③可得到更细的粉末，且可保存物料的香气及挥发性有效成分。

低温粉碎的方法有：①将物料先行冷却，迅速通过高速撞击式粉碎机粉碎，碎料在机器内滞留时间短暂；②粉碎机可通入低温冷却水，在循环冷却下进行粉碎；③将干冰或液化氮气与物料混合后进行粉碎；④组合应用上述冷却方法进行粉碎。

（4）自由粉碎与闭塞粉碎。

在粉碎过程中将达到粉碎度要求的粉末及时地从粉碎机中分出，使粗粒继续进行粉碎的操作称为自由粉碎。而将粗粉与达到要求的细粉在一起进行重复粉碎的操作称为闭塞粉碎。闭塞粉碎适用于少量粉碎并希望在一次操作中完成粉碎的物料，该操作中能量消耗较大。

（5）其他粉碎方法。

①循环粉碎。循环粉碎是将经粉碎机粉碎的物料通过筛分或分级设备使粗粒重新返回到粉碎机反复粉碎的操作，适合于粒度要求较高的粉碎。

②流能粉碎。流能粉碎是指利用高速弹性流体（空气或惰性气体）使药物的粗粒之间

或颗粒与室壁相互碰撞而粉碎。气流的压力为 200~2 000 kPa，可得到直径 5 μm 以下的粉末。

③微粉结晶法。微粉结晶法是指将药物的过饱和溶液在急速搅拌下骤然降温，使之快速结晶而得到直径 10 μm 以下微粉的方法。

（二）筛分

筛分是指将粉体通过网孔形工具，使粗粉和细粉分离的操作过程。物料筛分的目的有：满足医疗的需要；满足制剂的需要；筛除粗粒或将细粉、整粒、粉末进行分级；根据丸剂大小进行分档等。

1. 药筛的种类与规格

药筛系按《中国药典》规定，全国统一用于制剂生产的筛，又称标准筛，在实际生产中常使用工业用筛。药筛的性能、标准主要决定于筛网。按制筛方法的不同可分为冲制筛（模压筛）和编织网筛。冲制筛系在金属板上冲凿出圆形的筛孔而制成，这种筛坚固耐用，孔径不易变化，多用作粉碎机上的筛板或用于中药丸剂的筛选。编织网筛常用不锈钢丝、铜丝、尼龙丝、绢丝等编织，固定在竹圈或金属圈上制成，有圆筒形或长方形，其大小按实际需要而定，但筛线容易移位而使筛孔变形，影响筛分质量。

以药筛筛孔内径为根据划分筛号是一种比较简单、准确的方法，不易发生较大误差，且易控制。目前工业用筛常用目数来表示筛号及粉末的粗细，每英寸（2.54 cm）长度上含有几个孔就称为几目，目数越大，筛孔内径越小。筛线直径不一会导致细度规格的不稳定，因此须同时规定筛线的直径和筛孔的内径，才能统一工业用筛的细度规格。

2. 粉末的分等

筛过的粉末大小并不完全一致，如通过 1 号筛的粉末并不都是接近于直径 2 000 μm 的粉末，包括所有通过 2~9 号筛甚至更细的粉末在内。富有纤维素的药材在粉碎后，粉粒有的呈棒状，直径小于筛孔，但长度大于筛孔直径，过筛时能直立地通过筛网。为了控制粉末的均匀度，《中国药典》规定了六种粉末，其规格和要求如下：

（1）最粗粉：指能全部通过 1 号筛，但混有能通过 3 号筛不超过 20% 的粉末。

（2）粗粉：指能全部通过 2 号筛，但混有能通过 4 号筛不超过 40% 的粉末。

（3）中粉：指能全部通过 4 号筛，但混有能通过 5 号筛不超过 60% 的粉末。

（4）细粉：指能全部通过 5 号筛，并含能通过 6 号筛不少于 95% 的粉末。

（5）最细粉：指能全部通过 6 号筛，并含能通过 7 号筛不少于 95% 的粉末。

（6）极细粉：指能全部通过 8 号筛，并含能通过 9 号筛不少于 95% 的粉末。

3. 影响筛分的因素

（1）粉体的性质。粉体的性质是决定筛分效率的主要因素，只有微粒松散、流动性好才易筛分。粉体黏附性大，易结块，如水分和油脂多均易结块或堵塞筛孔，影响筛分效率。水分可通过干燥解决。油脂含量低时可冷却后筛分；含量高时应脱脂后筛分。

（2）振动与筛网运动速度。粉体在存放过程中，由于表面能趋于降低，易形成粉块，为此筛分时需要不断振动，才能提高效率。振动时微粒有滑动、滚动和跳动，跳动属于纵向运动，对筛分最为有利。粉末在筛网上的运动速度不宜太快，也不宜太慢，否则都会影响筛分效率。

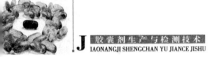

（3）载荷。粉体在筛网上的量应适宜，量太多或层太厚不利于接界面的更新，量太小会使生产率降低。

（4）其他。微粒表面粗糙，摩擦易产生静电，从而引起堵塞。应接导线入地克服。

（三）混合

混合是制剂工艺中的基本工序之一。其目的是使药物各组分在制剂中均匀一致，以保证每个剂量中药物的含量准确。混合均匀与否，直接影响药物制剂的质量、疗效和安全。

从广义上讲，两种以上组分的物质均匀混在一起的操作统称为混合。在实际生产中我们把固体和固体混在一起叫混合，液体和液体、固体和液体、气体和液体的混合叫搅拌或分散，大量的固体与少量的液体混合叫捏合，大量液体与少量固体的混合叫匀化。

1. 混合的一般原则

（1）运用等量递加法。当混合组分比例相差悬殊时，如 A≥B，以小组分 B 为标准，将与 B 相等的大组分 A 与之混合均匀，不断重复此操作，而每次加入的 A 都按 B 的倍量递增，直到 A、B 完全混合为止。

（2）遵循混合的基本顺序。固体与固体混合时，混合组分的密度不同，需在混合器中先加密度小的组分，后加密度大的组分，以使两种组分间产生相对位移而保证混合均匀；液体与液体混合，则要求遵循"先稀释后混合"的原则，且应将醇性液体倒入水性液体中，边加边搅拌，以避免产生粗大的结晶而影响制剂质量；少量液体与固体的捏合则应注意选择适宜的固体物料（通常称为吸收剂）先吸收液体，再与其他固体物料混合。

（3）中药粉末的套色。中药粉末混合时，药粉的吸附作用导致混合后粉末色泽发生变化的现象称为"咬色"。如果混合的顺序不同，同样的物料混合后会由于"咬色"而导致混合色泽有很大的差异。因此，当混合组分的颜色差异较大时，宜在混合器内先加深色组分、后加浅色组分进行混合，这种操作称为"套色"。

2. 混合的方法

（1）搅拌混合少量药物时，可用药刀反复搅拌使之混合。多量药物可置于容器内用适当器具搅拌混合。该法简便但不易混匀。大量生产时用混合机搅拌一定时间可混合均匀。

（2）研磨混合即将固体药物放于容器中研磨混合，适用于少量结晶性药物的混合，不适用于具有引湿性或爆炸性成分的混合。

（3）筛分混合即将各成分混合在一起，通过适宜的药筛筛一次或数次。由于较细而较重的粉末先通过，故筛分后需适当搅拌才能混合均匀。

二、生产要素

（一）生产环境

固体制剂粉碎、过筛与混合岗位操作室洁净度一般要求达到 D 级。室内相对室外呈负压，并安装除尘装置。洁净区的区域温度为 18℃～26℃，相对湿度为 45%～65%。

▶小知识

需进行提取处理的中药材的粉碎可在一般生产区内完成，如果中药材以粉末形式直接入药，则粉碎、筛分与混合的生产环境要求按照剂型生产规定执行。

（二）物料

1. 粉碎物料

剂型不同，则生产流程不同，粉碎物料略有区别。中药制剂生产中，粉碎通常与中药的前处理的其他岗位联合设置。其他制剂生产时，粉碎的物料通常是制剂处方中规定投入的原辅料或中药浸膏。

2. 过筛物料

过筛操作大多与粉碎同时进行，故过筛物料通常是粉碎后的粉末。由于待填充或待压片的颗粒要求大小均匀，故操作前也需要将颗粒过筛，称之为整粒。以整粒为目的的过筛操作所用物料为颗粒，是制剂生产的中间体。

3. 混合物料

除混合粉碎物料通常是制剂处方的原辅料外，一般混合操作的物料都是中间体，主要是粉碎度合格的粉末或粒度合格的颗粒。

（三）人员

粉碎与过筛常设在一个岗位，由同一个班组人员完成。而混合操作分预混与终混，有时与下一生产过程合并，在下一操作单元启动前进行终混。如粉针剂分装前需进行终混，并以最后一次混合确定批号。此时终混岗位人员可以与预混岗位人员分别设置，两个班组人员通过预混合格的中间体相互联系完成制剂生产的全过程。无论人员如何设置，执行粉碎、过筛与混合操作的人员都必须有能力执行岗位操作规程，按照岗位标准操作法应用相关设备来完成生产指令规定的粉碎、过筛与混合的任务，并能对操作过程中的质量予以监控，为操作过程的规范、安全及产品质量提供保障。

小知识

共熔及共熔组分：将两种或两种以上药物按一定比例混合时，在室温条件下出现的润湿与液化现象称作共熔现象。一般共熔现象的产生与药物品种及所用比例有关，混合物润湿或液化的程度，如液化、润湿或仍保持干燥，主要取决于混合物的组成及温度条件。常见的共熔组分有樟脑、苯酚、麝香、草酚、薄荷脑等。

三、粉碎、筛分与混合岗位常用生产设备

（一）粉碎机

粉碎机一般由主机和辅机组成。主机由转子和定子组成，通过其相互作用力粉碎物料。辅机包括进料、筛分和除尘部分。

1. 粉碎机的类型

粉碎机的类型很多，不同粉碎机的作用方式不同，其作用力有撞击、研磨、挤压等。各种粉碎作用力有其特殊适用性，应按药物的物理特性选用。

（1）以撞击作用为主的粉碎机。这类粉碎机具有特殊的撞击装置：①转子部分装有旋锤的锤式粉碎机；②转子部分装有固定或活动的打板，定子部分为衬板的柴田式粉碎机；③转子与定子部分均装有钢齿的万能粉碎机等。物料在密闭系统中高速转动，受撞击和劈

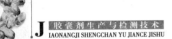

裂等作用达到粉碎的目的。这类设备较为适宜对一些黏性、软、油润的药材进行干法低温混合粉碎。

(2) 以研磨作用为主的粉碎机。物料在两种坚硬的平面或各种形状的研磨体之间受研磨而粉碎的装置,球磨机属于此类。其特点是结构简单,易于处理和清洗,操作不连续,粉末细,但效率低,适用于毒性药物、贵重药物、吸湿性或刺激性强的药物的粉碎。

(3) 以挤压作用为主的粉碎机。物料在两个坚硬的平面之间受到逐渐增加的压力而粉碎,如滚压机。粉碎度可按需要调节,主要用于粗碎。其适用于脆性药物,不宜用于潮湿、有黏性或富含纤维药材的粉碎。

2. 常用粉碎机

(1) 锤式粉碎机。锤式粉碎机由回转盘、中心轴、钢锤、筛板及加料斗等组成,如图2-3-3所示。锤式粉碎机是由高速旋转的活动锤击件与固定圈间的相对运动对物料进行粉碎的机器。工作时,电动机带动中心轴、钢锤在粉碎室内高速运转,钢锤对物料进行高速撞击、冲击、撕裂、研磨等,使物料粉碎。粉碎后的细粒通过筛板由出口排出,进入物料收集器中,不能通过筛板的粗粒,继续在室内粉碎。该机适用于大多数物料的粉碎,但不适用于高硬度物料及黏性物料的粉碎。

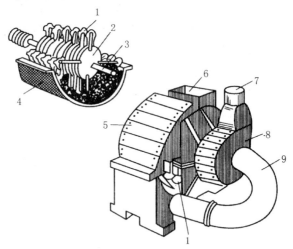

图 2-3-3 锤式粉碎机示意图

1—钢锤;2—回转盘;3—中心轴;4—筛板;5—钢壳;6—加料斗;7—出口;8—鼓风机;9—吸入管

(2) 齿式粉碎机。齿式粉碎机是利用固定的齿圈与齿盘的高速相对运动对物料进行粉碎的机器,如图2-3-4所示。侧盖的内侧为固定的齿圈,可旋转的齿盘上固定有若干钢齿,粉碎室外侧装有环状筛。工作时,物料从入料口进入粉碎室,受到钢齿的冲击、截切、撕裂以及内壁的碰撞摩擦而被粉碎。能通过筛分孔的细粉经出料口排出,进入物料收集器。该机适用于多种干燥物料的粉碎,如结晶性物料,非组织性块状脆性物料,药材的根、茎、叶等,但不适用于含大量挥发性或黏性成分物料的粉碎,因为高速粉碎时会产热。

(3) 球磨机。球磨机(图2-3-5)的主体是一个不锈钢或瓷制的罐体,罐内装有直径为20~150 mm的钢球或瓷球,装入量为罐体有效容积的25%~35%(干法粉碎)或

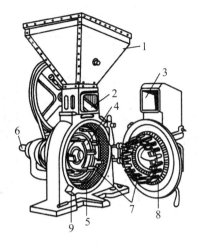

图 2-3-4 齿式粉碎机示意图

1—料斗；2—抖动装置；3—入料口；4—齿盘；5—环状筛；6—轴；7—钢齿；8—齿圈；9—出料口

35%～50%（湿法粉碎）。罐内物料的量以充满球间空隙为宜。当罐体转动时，球体呈抛物线下落，产生撞击作用，球与球之间、球与罐体之间的研磨作用使物料得到高度粉碎，但要注意其工作转速应为临界转速的 60%～80%。球磨机广泛应用于干法粉碎和湿法粉碎，还可对物料进行无菌粉碎。使用球磨机进行粉碎时，应注意及时筛出符合要求的细粉。

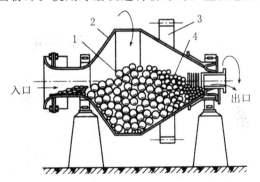

图 2-3-5 球磨机示意图

1—大球；2—罐体；3—齿轮；4—小球

　　（4）振动磨。振动磨是利用磨介（钢球、瓷球、锆球、玛瑙球）在高频振幅的罐体内产生自转和公转对固体物料产生激烈冲击、研磨、截切等作用而粉碎物料的机器，其主要由罐体、主轴、挠性轴套、偏心块、弹簧等组成，如图 2-3-6 所示，是目前常用的超微粉碎设备。振动磨的粉碎能力极强，可得到粒径 5 μm 左右的微粉，能粉碎任何纤维状、高韧性、高硬度的物料，对植物孢子的破壁率高达 95%，适用于干法、湿法、低温（在夹套通入特殊冷却液）粉碎。

　　（5）气流式粉碎机。气流式粉碎机是通过粉碎室内的喷嘴使压缩空气形成高速气流（300～500 m/s）从而使物料颗粒之间以及颗粒与器壁之间产生强烈的冲击、摩擦达到粉

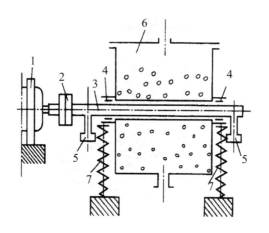

图 2-3-6　振动磨示意图

1—电动机；2—挠性轴套；3—主轴；4—轴承；5—偏心块；6—罐体；7—弹簧

碎物料的目的。常用的有圆盘式气流磨、循环式气流磨等，如图 2-3-7 所示。在粉碎过程中，被压缩的气流在粉碎室中膨胀产生的冷却效应与研磨产生的热相互抵消，被粉碎物料的温度几乎不升高，故适用于抗生素、酶、低熔点物料或其他对热敏感的物料的粉碎，并且在粉碎的同时就可对粉末进行分级，可得到 3~20 μm 的微粉。此类粉碎机耗能较大，为了降低粉碎成本，可先将物料预碎成 0.15 mm 左右的粗粒。操作时注意匀速加料，以免堵塞喷嘴。

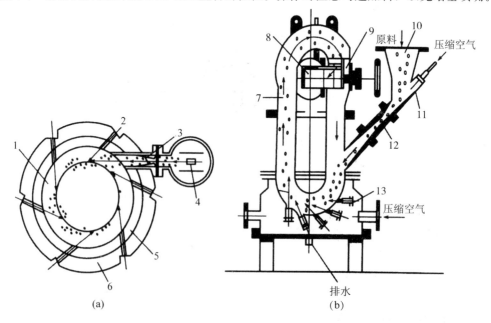

图 2-3-7　气流式粉碎机示意图

（a）圆盘式气流磨；（b）循环式气流磨

1—粉碎带；2—研磨喷嘴；3—文丘里喷嘴；4—推料喷嘴；5—铝补垫；6—外壳；

7—粉碎带；8—出口；9—导叶；10—进料口；11—推料喷嘴；12—文丘里喷嘴；13—研磨喷嘴

【知识拓展】

超微粉技术是近几年兴起的一项前沿技术。超微粉是指粒径 $0.1\sim10\,\mu m$ 的粉体。药物超微粉化是提高药效的基础。西药超微粉化可提高药物的生物利用度，减少用药量；中药超微粉化后，细胞破壁率达 95% 以上，可大幅度提高药效。超微粉化的常用方法有固体分散法、微晶结晶法及机械粉碎法。机械粉碎法常用的设备有机械冲击式微粉碎机、气流式粉碎机、辊压式磨机、介质运动式磨机等。进行机械超微粉化时应注意：①物料不能含有砂石、铁屑等杂质，以免机械受损；②应根据药物性质严格控制物料水分，如果超微粉水分过多，再干燥时往往容易结块，影响质量；③为了降低粉碎成本，物料应预碎；④并非所有的药物都可超微粉化，凡超微粉化后会使稳定性降低的药物（如红霉素）以及刺激性药物（如呋喃妥因等）均不宜采用超微粉化。

3. 粉碎设备的使用和维护注意事项

（1）电动机及传动机构应有防护罩。开机前应检查整机各紧固螺栓是否松动、轴承供油情况及皮带松紧情况，然后空载启运，检查粉碎机运行情况是否良好。

（2）应严格执行《粉碎岗位操作法》《粉碎机操作规程》（SOP），按要求设置粉碎细度、转速、风量等工艺参数。

（3）高速运转的粉碎机应空机启运，运转平稳后再加料，否则会因物料先进入粉碎室而导致设备难以启动，增加电动机负荷，引起发热，甚至烧坏电动机。

（4）物料中不能夹有金属性杂质，应预先拣除或在加料斗内壁附设电磁铁装置，当物料通过电磁区时，可将铁钉、铁块等吸除。否则金属性杂质进入粉碎室经长期摩擦易引起燃烧，或破坏钢齿及筛板。

（5）应控制进料速度。进料速度快，粉碎效率高，所得粉末较粗；反之，进料速度慢，粉碎效率低，所得粉末较细。同时应控制进料量，严禁超负荷运转，以避免由于设备负荷过大而导致温度升高及设备损坏。

（6）粉碎过程是一种能量转换的过程，部分机械能转变为热能或光能，故粉碎过程中可能出现温度升高现象，严重时可能出现火花。温度升高存在以下隐患：①物料在高温条件下发生变质；②引起物料软化甚至液化导致粉碎困难；③由于生产环境干燥，含尘量大，一旦产生火花，易引起火灾。因此粉碎过程中对温度的控制不仅是保证产品质量的关键，也是防止事故发生的有效途径。对不耐热的物料，在粉碎机选型时可以选择附加降温设施的粉碎机。粉碎操作中如发现温度过高，设备声音异常，应立即停机检查。

（7）粉碎过程中应及时将符合粒度要求的细粉分离出来，以免产生太多的过细粉，影响粉碎速度及产品质量。并且过细粉的缓冲作用会损耗大量的机械能。可采用粉碎筛联动设备解决这一问题。

（8）粉碎贵重、刺激性、毒性物料时，应选用密闭性能强的小型粉碎机，操作间内应有吸尘装置，以利于安全操作和劳动保护。

（9）物料收集器要细密并具良好的透气性。

（10）停止加料后不能立即停机，应继续运转一定时间，使粉碎室内的物料完全粉碎后再停机，以提高效率。粉碎工作结束后，要立即按《粉碎机清场操作规程》对粉碎机进行清洁。整机也要定期保养，更换各轴承的润滑脂。

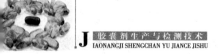

【实例解析】

某药厂粉碎车间需要临时粉碎少量物料，操作工人用塑料袋代替物料收集器，结果造成粉碎车间内粉尘飞扬。

解析：塑料袋不透气，使袋中气压过大，药粉从入料口飞出。

预防措施：应选用细密并具有良好透气性的物料收集器。细密可防止细粉透出；良好的透气性可保证粉碎机内气流通畅。

【知识链接】

30B 型万能粉碎机标准操作规程

目的：建立 30B 型万能粉碎机标准操作规程，使其操作规范化、标准化。

范围：适用于 30B 型万能粉碎机。

责任：操作者、设备工程部、生产技术部对标准的实施负责。

依据：《30B 型万能粉碎机使用说明书》。

内容：

1. 生产前检查

1.1 检查设备是否挂有清洁合格证，如有说明设备处于正常状态，摘下此牌，挂上运行状态标识牌。

1.2 操作人员按要求穿好工作服，戴上安全防护口罩。

1.3 检查工作室内设备、物料及辅助工器具是否已定位摆放。

1.4 检查配电箱台面、粉碎机工作台面及周围空间是否有杂物堆放，清除与工作无关的物品。

2. 运行前检查

2.1 检查设备各部分装配是否完整、准确，供料斗及主机腔内是否有铁屑等杂物，如有需除去。

2.2 检查主机皮带松紧度是否正常，皮带防护罩是否牢固；检查机架、主机仓门锁定螺丝、电机底脚等紧固件是否牢固。

2.3 检查集料袋安装是否正确、牢固。

2.4 用手转动主轴时，观察主轴活动是否灵活、无阻碍，如有明显卡滞现象，应查明原因，清除阻碍物。

2.5 拉合控制配电箱电源开关。

2.6 启动主机，观察电动机旋转方向与箭头方向是否一致。

注：本机未设单独启动控制按钮，由面板启动按钮和停止按钮完成操作，即按动启动按钮，电动机转动，起步后，即刻按动停止按钮，电动机停转，在电动机达到静止状态前观察电动机旋转方向。

2.7 启动吸尘电动机，观察电动机旋转方向与箭头方向是否一致。

2.8 运行前检查设备，确认无误后，准备开机运行。

3. 运行操作

3.1 按动除尘机启动按钮，除尘机启动运行。

3.2 待吸尘风机运行平稳后，按动粉碎主机启动按钮，主机启动运行。

3.3 上述电动机启动后，空载运行约 2 分钟，主机、吸尘风机空载运行稳定后方可投料。

3.4 将待粉碎物料（最大进料粒度 8～12 mm）投入料斗内堆放，调整进料闸门大小，依靠机器自身振动，使物料按设定速度定量送进粉碎室内。

3.5 主电动机负荷应控制在额定值内（本机主电动机额定功率为 5.5 kW），视物料性质、粉碎细度及下料速度适当调整供料进给量，避免发生闷车事故，保证主机在额定工作状态下工作。

3.6 适用范围：

3.6.1 本机适用于粉碎干燥的脆性物料。

3.6.2 不适用于粉碎软化点低、黏度大的物料。

3.7 细度调整因素：

3.7.1 保持适当的供料进给量。

3.7.2 粉碎仓内剪切齿刀和固定齿圈的磨损程度。

3.7.3 成品由粉碎室经筛网筛分后的调节。

3.7.4 成品收集器通道是否畅通良好。

3.8 经粉碎室粉碎的合格物料，经出料口进入集料桶内，操作人员可由安装在集料箱面板上的观察窗观察制品的收集情况，当被粉碎制品收集量大于料桶的 2/3 时，应更换集料桶或清理集料桶内的合格粉料。

3.9 更换集料桶的操作需在停机状态下进行。

4. 停机操作

4.1 粉碎工作结束后，按下述顺序进行停机操作：

4.1.1 关闭进料调节闸门，停止向粉碎仓内供料。

4.1.2 停止送料后，整机继续运行约 2 分钟，集料桶内无粉料进入后，按动主机停止按钮，主机停止运行。

4.1.3 待主机停稳后，按动吸尘风机停止按钮，吸尘风机停止运行。

4.2 本机设有袋式除尘器，并可适当摇动振动器振动布袋，每班对布袋进行清理，如更换品种应按清洁规程对布袋进行清洗。

4.3 操作完毕后按清洁规程对设备进行清洁。

5. 操作安全注意事项

5.1 设备运行时禁止操作人员与设备传动部分接触。

5.2 禁止用水对设备进行喷淋清洗。

5.3 凡装有油杯的地方，开机前应注入适当的润滑脂，并检查旋转部分是否有足够的润滑脂。

5.4 经常检查刀片、衬圈、齿盘磨损情况，其磨损后会使粉碎粒度变大，如发现磨损严重应及时上报。

5.5 粉碎机最大进料粒度为 8～12 mm。

5.6 物料粉碎前必须经过检查，不允许有金属杂物进入粉碎室。

5.7 未经操作前准备和运行前各项目检查，不得盲目开机运行。

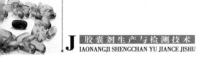
(二) 筛分设备

筛分设备有很多种，应根据粉末粒度、性质和数量的要求适当选用。

1. 常用筛分设备

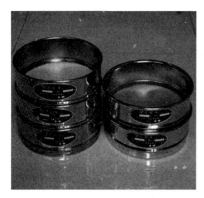

图 2-3-8 手摇筛设备图

（1）手摇筛。手摇筛又称为套筛。筛网常用不锈钢丝、铜丝、尼龙丝等编织而成，边框为圆形或长方形的金属框，通常按筛号大小依次套叠，自上而下筛号依次增大，底层的最细筛套于接收器上，如图 2-3-8 所示。使用时将适宜号数的药筛套于接收器上，加入药粉，盖好上盖，用手摇动筛分即可。手摇筛适用于小批量粉末的筛分，用于毒性、刺激性或质轻药粉的筛分时可避免粉尘飞扬。

（2）旋转筛。旋转筛主要由筛筒、刷板和打板等组成，其结构如图 2-3-9 所示。圆形筛筒固定于筛箱内，其表面覆盖有筛网，主轴上设有打板和刷板，打板与筛筒的间距为 25～50 mm，并与主轴有 3°的夹角。打板的作用是分散和推进物料，刷板的作用是清理筛网并促进筛分。工作时，物料由筛筒的一端加入，同时电动机通过主轴使筛筒以 400 r/min 的速度旋转，从而使物料中的细粉通过筛网汇集至下部出料口排出，而粗粉则留于筒内并逐渐汇集于粗粉出料口排出。旋转筛具有操作方便、适应性广、筛网容易更换、筛分效果好等优点，常用于中药材粉末的筛分。旋转筛设备图如图 2-3-10 所示。

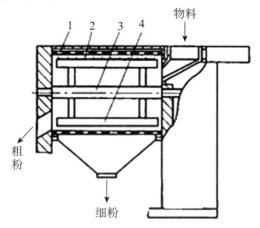

图 2-3-9 旋转筛结构图
1—筛筒；2—刷板；3—主轴；4—打板

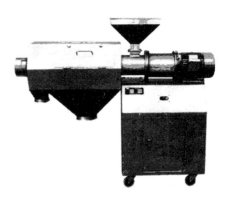

图 2-3-10 旋转筛设备图

（3）旋转式振动筛。旋转式振动筛主要由筛网、电动机、重锤和弹簧等组成，其结构如图 2-3-11 所示。电动机的上轴和下轴均设有不平衡重锤。上轴穿过筛网并与其相连，筛框以弹簧支承于底座上。工作时，上部重锤使筛网产生水平圆周运动，下部重锤则使筛网产生垂直运动。当固体物料加到筛网中心部位后，将沿一定的曲线轨迹向器壁运动，其中的细粒通过筛网落到斜板上，由下部出料口排出，而粗粒则由上部出料口排出。旋转式振动筛的优点是占地面积小、重量轻、维修费用低、分离效率高，且可连续操作，生产能力较大。旋转式振动筛设备图如图 2-3-12 所示。

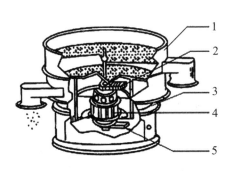 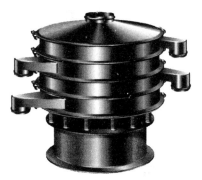

图 2-3-11 旋转式振动筛结构图   图 2-3-12 旋转式振动筛设备图

1—筛网；2—上部重锤；3—弹簧；

4—电动机；5—下部重锤

2. 筛分设备的使用和维护注意事项

（1）应选择振动性能好的筛分设备，因为振动可消除粉粒间的相互摩擦及表面能的影响，使粉粒顺利通过筛分孔。

（2）应严格执行《筛分岗位操作法》《筛分设备操作规程》，按物料粒度要求选取筛网规格。

（3）应空载启动，等设备运转平稳后开始加料。加料装置与筛面的距离不能大于0.5 m，以防止物料落差过大冲坏筛面。加料应连续、均匀，不应过多或过少。若粉层过厚，粉粒易被挤压成堆，不利于筛分。粉层太薄又影响筛分的效率。

（4）控制好粉粒的湿度。湿度过高，粉粒吸潮而粘连成团块，很难通过筛分孔；湿度过低，运动中的粉粒易产生静电，粉粒带电后流动性下降，不易通过筛分孔。

（5）停止加料后应运转一定时间再停机，以保证通过筛分孔的粉粒尽可能通过筛网。

【知识链接】

XZS400-2 旋涡振动筛分机标准操作规程

目的：建立 XZS400-2 旋涡振动筛分机标准操作规程，使其操作规范化、标准化。

范围：适用于 XZS400-2 旋涡振动筛分机。

职责：操作者、设备工程部、生产技术部对本标准的实施负责。

内容：

1. 准备过程

1.1 检查生产现场、设备、容器的清洁状态，检查清场合格证，并核对其有效期。取下"清洁"标识牌，挂上生产状态标志，按岗位工艺指令填写工作状态。

1.2 检查设备各部件、紧固件有无松动，发现问题及时排除。

1.3 按岗位工艺指令核对物料品名、规格、批号、数量、合格标签等，除去外皮，

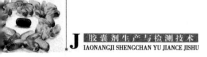

称重倒入洁净器内。

2. 操作过程

2.1 按岗位工艺指令的要求安装好规定孔径的筛网。

2.2 开机空载运转应正常，无异常噪声。

2.3 将洁净的盛料袋捆结于出料口，并放入接收的容器中。

2.4 加原辅料于筛盘中，打开电源开机生产。

2.5 筛分过程中注意加料速度必须均匀，一次加料不要太多，否则容易溅出并影响筛分效果。

2.6 筛分过程中，每隔10分钟检查一次筛分物的质量情况。

3. 结束过程

3.1 工作完毕，关闭电源，松开锁紧装置，将料斗、筛网、密封圈及出料斗卸下。

3.2 按《XZS400-2旋涡振动筛分机清洁标准操作程序》进行清洁，经QA检查合格后，挂上已清洁状态标识。

3.3 收集的尾料经QA确认后，置于中间站，并做好记录。

3.4 按《XZS400-2旋涡振动筛分机维护与保养标准操作程序》保养振动筛。

（三）混合设备

1. 混合机制

实际生产中常采用搅拌、研磨和筛分等方法对固体物料进行混合。将固体颗粒置于混合器内混合时，会发生对流、剪切和扩散三种不同形式的运动，从而形成三种不同的混合方式。

（1）对流混合。混合设备翻转或在搅拌器的搅动下，颗粒之间或较大的颗粒群之间将产生相对运动，引起颗粒之间的混合，这种混合方式称为对流混合。对流混合的效率与混合设备的类型及操作方法有关。

（2）剪切混合。固体颗粒在混合器内运动时会产生一些滑动平面，从而在不同成分的界面间产生剪切作用，由此而产生的剪切力作用于粒子交界面，可引起颗粒之间的混合，这种混合方式称为剪切混合。剪切混合时的剪切力还具有粉碎颗粒的作用。

（3）扩散混合。当固体颗粒在混合器内混合时，粒子的紊乱运动会使相邻粒子相互交换位置，从而产生局部混合，这种混合方式称为扩散混合。当粒子形状、填充状态或流动速度不同时，即可发生扩散混合。

需要指出的是，混合往往不是以单一方式进行的，实际混合过程通常是上述三种方式共同作用的结果。但对于特定的混合设备和混合方法，可能只是以某种混合方式为主。此外，对于不同粒径的自由流动粉体，剪切和扩散混合过程中常伴随着分离，从而使混合效果下降。

2. 混合设备的类型

根据设备构造可将混合设备分为回转型、固定型、复合型；根据操作方式可分为间歇式和连续式。由于间歇式混合设备容易控制混合质量，适用于固体物料的配比及种类经常改变的情况，故在制药工业中用得较多。

3. 常用混合设备

（1）回转型混合机。回转型混合机的主要特点是有一个可以转动的混合筒。工作时，混合筒的旋转使物料在筒内反复运动，从而达到混合均匀的目的。

①旋转型混合机。旋转型混合机的混合筒有多种形式，如图2-3-13所示，其中V形混合机应用最广泛。V形混合机由两个圆筒成V形交叉结合而成，物料在圆筒内旋转时反复分开和汇合，这样不断循环，在较短时间内即能将物料混合均匀。V形混合机以对流混合为主，混合速度快，在旋转型混合机中效果最好。操作中最适宜转速可取临界转速的30%~40%，最适宜填充量为30%。

②三维运动混合机。三维运动混合机由机座、传动系统、电动机控制系统、多向运动机构及混合筒等部件组成，如图2-3-14所示。混合筒可做多方向运转的复合运动，物料无离心作用，也无比重偏析、分层、积聚等现象，即使是重量比悬殊的物料，混合率也可达99.9%以上，筒体装量率可达80%。三维运动混合机的优点是混合时间短、效率高、筒体各处均为圆弧过渡，易出料、不积料、易清洗。该机是目前较理想的混合设备，有不同规格，可供实验室和药品生产商选用。

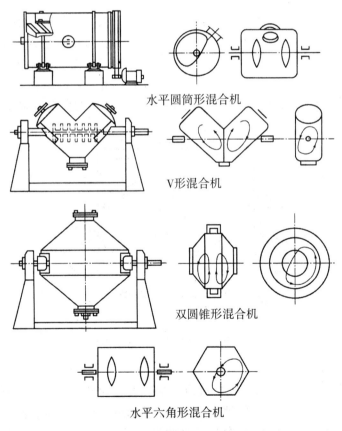

水平圆筒形混合机

V形混合机

双圆锥形混合机

水平六角形混合机

图2-3-13　旋转型混合机示意图

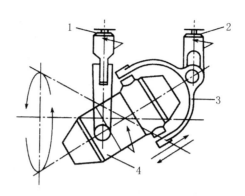

图 2-3-14　三维运动混合机示意图
1—主动轴；2—从动轴；3—万向节；4—两端锥形圆筒

（2）容器固定型混合机。容器固定型混合机是指物料在容器内靠叶片、带或气流的搅拌作用进行混合的设备。

①槽形搅拌混合机。槽形搅拌混合机由混合槽、搅拌桨和驱动装置组成，如图 2-3-15所示。搅拌桨可使物料不停地在上下、左右、内外各个方向搅动，从而达到均匀混合的目的。该机结构简单、操作维修方便，混合槽可以绕水平轴转动，便于卸料，但混合效率低、混合时间较长。如果粉粒密度相差较大，密度大的粉粒易沉积于底部，故仅适用于密度相近的物料的混合。这种混合机亦可用于造粒前的捏合（制软材）操作。

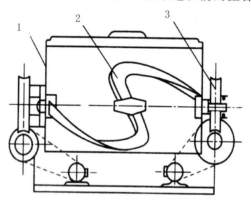

图 2-3-15　槽形搅拌混合机示意图
1—混合槽；2—搅拌桨；3—蜗轮减速器

②锥形螺旋混合机。锥形螺旋混合机由锥形容器和内装的一至两个螺旋推进器组成，如图 2-3-16 所示。螺旋推进器的轴线与容器锥体的母线平行，在容器内既有自转又有公转，自转的速度约为 100 r/min，公转的速度约为 5 r/min。在混合过程中，物料在螺旋推进器的作用下自底部上升，又在公转的作用下在全容器内产生旋涡和上下循环运动。此种混合机的特点是：混合速度快，混合度高，即使混合量较大（填充量 60%～70%）时也能均匀混合，混合所需动力消耗较其他混合机少；适用范围广，可用于干燥、润湿、黏性固

体粉粒的混合；从底部卸料，劳动强度低。

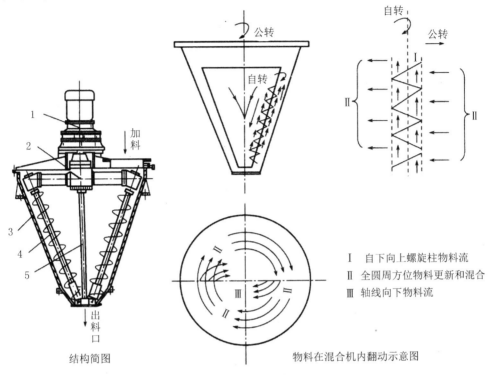

图 2－3－16　锥形螺旋混合机示意图

1—摆线针轮减速器；2—转臂传动系统；3—锥形筒体；4—螺旋杆部件；5—拉杆部件

4. 混合设备的使用和维护注意事项

（1）应严格执行《混合岗位操作法》《混合设备操作规程》，按要求设置旋转速度、混合时间等工艺参数。

（2）控制好填充量。为保证物料在容器内充分运动，至少留出与物料体积相同的空间。

（3）注意装料顺序与方式。各组分密度差及粒度差较大时，应先装密度小或粒径大的物料，后装密度大或粒径小的物料，并按上下放入的方式装料，这样混合效果较好。

（4）控制好操作间和粉体的湿度。操作间的湿度应在 40％以上，以防止粉体混合摩擦时产生表面电荷而阻碍粉体的混匀，严重时还可能引起粉尘静电爆炸事故。同时粉体含有少量水分，可有效地防止离析。

（5）要定期向设备轴承加注润滑脂。

【实例解析】

某药厂使用三维运动混合机对某批号胶囊剂颗粒进行总混时，设置混合时间为 40 分钟，结果造成该批号胶囊剂的装量差异不合格。

解析：混合时间设置过长，使大量颗粒破碎成粉，流动性降低，导致胶囊填充量不均匀。

预防措施：使用混合设备时，应按具体要求设置混合时间。

【知识链接】

三维运动混合机标准操作规程

目的：规范三维运动混合机的操作，指导工人生产。

范围：固体制剂车间。

职责：三维运动混合机操作人员对本标准的实施负责。

内容：

1. 开机操作

1.1 打开电源开关，电源指示灯亮，调速器旋钮应放至最小位置。

1.2 按下启动按钮，使三相异步电动机处在工作状态，然后调整旋钮，使机器以从低到高的转速试运转。

1.3 装料和卸料时，操作人员应将启动电源切断（电源指示灯灭）。由一人操作，以防发生安全事故。

1.4 料筒和摇臂部分要进行三维空间运动，操作人员必须位于设备回转范围外的安全区域。

1.5 操作人员要定期检查和调整三角胶带和链条的松紧，每40小时在轴承和被动轴滑块处注入润滑脂和润滑油，链轮、链条处涂抹润滑油。

2. 维修与保养

2.1 每次生产前对电气部分、自动控制部分检查一次，使其处于正常运行状态。

2.2 每月对电气部分全面检修一次。

2.3 每年对整机大修一次。

四、粉碎、筛分与混合岗位职责

粉碎、筛分与混合是固体制剂生产均涉及的单元操作，也是其他制剂生产前必备的操作子过程。在生产中三个操作单元常常在同一岗位完成。当生产用物料粒度已经适合生产的质量要求时，生产操作也可以从混合操作过程切入。其相互关系可用过程模型表示，如图2－3－17所示。

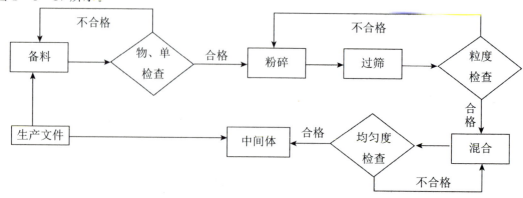

图2－3－17　粉碎、筛分与混合过程示意图

可见本岗位的工作任务是根据生产指令的要求，从原辅料库领取规定的生产物料，送达指定区域后，运用粉碎、筛分及混合设备，将物料加工成均匀的粉末状混合体，并保证混合粉末的粒度及分布符合生产指令中的规定。混合后的粉末送到中间体站，等待进入下一生产过程。

1. 粉碎岗位职责

进岗前按规定着装，进岗后做好厂房、设备的清洁卫生，并做好操作前的一切准备工作。根据生产指令按规定程序领取原辅料，核对所粉碎物料的品名、规格、产品批号、数量、生产企业名称、物理外观、检验合格证等。严格按照工艺规程及粉碎岗位标准操作规程进行原辅料处理。生产完毕，按规定进行物料交接，并认真填写岗位记录及生产记录。工作期间，严禁串岗、脱岗，不得做与本岗位无关的事。工作结束或更换品种时，严格按照本岗位清场 SOP 进行清场，经 QA 检验合格后，挂标识牌。经常检查设备运转情况，注意设备保养，操作时发现故障及时上报。

2. 筛分岗位职责

进岗前按规定着装，进岗后做好厂房、设备的清洁卫生，并做好操作前的一切准备工作。根据生产指令按规定程序领取原辅料，核对物料的品名、规格、产品批号、数量、生产企业名称、物理外观、检验合格证等。严格按照工艺规程及筛分岗位标准操作规程进行原辅料处理。按照工艺规程要求为需要进行筛分的物料选择合适目数的筛网，严格按照相关的标准操作规程进行操作。生产完毕，按规定进行物料交接，并认真填写岗位记录及生产记录。工作期间，严禁串岗、脱岗，不得做与本岗位无关的事。工作结束或更换品种时，严格按照本岗位清场 SOP 进行清场，经 QA 检验合格后，挂标识牌。经常检查设备运转情况，注意设备保养，操作时发现故障及时上报。

3. 混合岗位职责

进岗前按规定着装，进岗后做好厂房、设备清洁卫生，并做好操作前的一切准备工作。根据生产指令按规定程序领取原辅料。严格按照工艺规程及混合岗位标准操作规程进行混合，控制好混合时间，使物料均匀一致。生产完毕，按规定进行物料衡算，偏差必须符合规定限度，否则，按偏差处理程序处理。按程序办理物料移交，并认真填写岗位记录及生产记录。工作期间，严禁串岗、脱岗，不得做与本岗位无关的事。工作结束或更换品种时，严格按照本岗位清场 SOP 进行清场，经 QA 检验合格后，挂标识牌。经常检查设备运转情况，注意设备保养，操作时发现故障及时上报。

◀ **小知识**

混合岗位可在多种剂型的生产工艺中设置，如散剂的混合、中药粉末的混合、片剂压片前的颗粒总混、颗粒剂分装前的总混、胶囊剂填充前的总混等。混合可以与粉碎、筛分设置为一个岗位，也可以设置为一个独立的岗位，称为药物的总混。无论混合岗位如何设置，混合岗位的工作人员职责相同，操作规程也基本一致。

五、粉碎、筛分与混合质量控制要点

（1）粉碎工序：异物、粒度、含水量。

（2）筛分工序：粒度。

（3）混合工序：混合均匀度、混合时间。

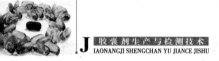

（4）常见质量问题及防治措施：

①粒度不合格。适当的粒度有利于物料的均匀混合、制粒、压缩等加工操作。物料的使用目的不同，则物料的粉碎程度要求也不同：一般固体制剂原料要求粉碎成100目粉末；外用的散剂要求将物料加工成200目粉末（不少于95%）；待渗漉或浸渍的中药原料一般要求加工成粗粉；待煎煮的中药只需加工成饮片即可。操作时需要将粉碎后的粉末进行筛分，从而对粉碎工序的操作质量予以控制。除选择适宜规格的筛网外，对粉碎度的控制重点是将符合细度要求的细粉及时分离出来。没有达到细度要求的物料粗粒需再返回粉碎机内进行粉碎，直到符合要求为止。使用粉碎机时对风速的调整是控制粉碎质量的途径之一。进风量大、风速快，则粉末收集袋内的粉末较粗，反之则较细。这种粉筛联运的操作在一般的粉碎机中都可以实现。

②粉碎过程中温度升高。这一问题在粉碎设备的使用和维护注意事项中已阐述。

③过筛困难。过筛困难表现为粉粒黏附于筛网，使过筛速度减慢。其原因有粉末含水量过高、操作间相对湿度过大、粉末加料过快、粉末静电作用影响及粗粒过多等。通过操作间空气湿度调节、药筛运转速度调节、加入适宜辅料混合后过筛及选用不同规格筛网进行分次过筛等方法予以解决。

④均匀度不合格。均匀包括粒度均匀和混合均匀。粒度均匀影响粉体性质，对粉体的再加工有重要影响，故在粉碎时需予以控制。混合均匀是保证各种成分分布的均匀性的重要措施。粒度的均匀性可以通过控制粉碎度来实现。通常将粉末进行整粒，除去过粗和过细的"粉头"。混合的均匀度需要操作者按均匀度检查法及时进行抽样检查。保证混合时间是控制混合均匀度的一种有效途径，但混合时间的控制不能替代混合过程中的抽查。均匀度通常是中间体质量控制的重点项目。均匀度检查合格是结束混合操作，进入下一工序的放行标志。在捏合与匀化操作中，均匀度也是重要的质量控制指标之一。在液体制剂生产中，粗分散体系如乳剂、混悬液等，均设立了均匀度检查项目以控制成品的质量。

⑤混合物液化或变湿。干燥物料混合后变湿甚至液化的原因有：混合组分中产生共熔，使物料变湿或液化；操作间湿度过大，物料引湿性较强，物料发生吸湿现象；物料中含结晶水或物料间发生相互作用产生水，使物料变湿。为避免此问题，除控制操作间的相对湿度外，设计处方时加入适量的吸收剂也是较常用的方法。

六、粉碎、筛分与混合质检项目与方法

1. 粉末粒度检查

粒度测定有显微镜法和筛分法两种。显微镜法能测定粒子的大小，筛分法能够测定粒子的分布。固体制剂生产中一般用筛分法控制制剂质量。显微镜法所测定的粒度为显微镜下观察到的粒子的长度，用于测定药物制剂的粒子大小或限度，故在成品质量检查或进行工艺研究及液体制剂、半固体制剂质量评价时应用显微镜法。

（1）显微镜法。取供试品，用力摇匀，黏度较大者可按药品项下的规定加适量甘油溶液（1→2）稀释，取1～2滴，按照该剂型或该药品项下的规定，量取供试品，置载玻片上，覆以盖玻片，轻压使颗粒分布均匀，注意防止气泡混入。半固体可直接涂在载玻片上，立即在50～100倍显微镜下检视盖玻片全部视野。应无凝聚现象，并不得检出该品种项下规定的50μm及以上的粒子。然后在200～500倍的显微镜下检视该剂型或药品规定

的视野内的总粒子数及规定大小的粒子数，并计算其所占比例（%）。显微镜目镜测微尺的标定用于确定使用同一显微镜及特定的物镜、目镜和镜筒长度时，目镜测微尺上每一格所代表的长度。将镜台测微尺置于视野中央；取下目镜，旋下接目镜的目镜盖，将目镜测微尺放入目镜筒中部的光栏上（下面向上），旋上目镜盖后返置镜筒上。此时在视野中可同时观察到镜台测微尺的像及目镜测微尺的小格，移动镜台测微尺并旋转目镜，使两种量尺的刻度平行。令左边的"0"刻度重合，寻找第二条重合刻度，记录两条刻度的读数，并根据此值计算出目镜测微尺每一小格在该物镜条件下所相当的长度。由于镜台测微尺每格相当于 $10\mu m$，故目镜测微尺每一小格的长度为：$10\mu m \times$ 相重区间镜台测微尺的格数 ÷相重区间目镜测微尺的格数。

（2）筛分法。①单筛分法。称取各药品项下规定的供试品，置规定号的药筛中，筛中加盖，筛下配有密合的接收容器。按水平方向放置，振摇至少 3 分钟，并不时在垂直方向轻扣筛。取筛下的颗粒及粉末，称定重量，计算其所占比例（%）。②双筛分法。取单剂量包装的 5 包（瓶）或多剂量包装的 1 包（瓶），称定重量，置该剂型或该药品规定的药筛中，保持水平状态过筛，左右往返，边筛边拍打 3 分钟。取不能通过小号筛和能通过大号筛的颗粒及粉末，称定重量，计算其所占比例（%）。

2. 均匀度检查

均匀的含义包括含量的一致性、粒子大小的一致性及色泽的一致性，在制剂质量检验中分别用含量均匀度、粒度分布及外观均匀度等指标予以控制。粒度分布用粒度检查法进行检查。混合岗位的均匀度检查主要指外观均匀度检查。其操作方法是：取供试品适量，置光滑纸上，平铺约 $5cm^2$，将其表面压平，于亮处观察，呈现均匀的色泽，无花纹与色斑为合格。生产中该项目检查合格可作为停止混合操作的指令。

七、粉碎、筛分与混合标准操作规程

1. 粉碎岗位标准操作规程

目的：建立粉碎标准操作规程，避免出现差错及事故，保证产品质量。

范围：本规程适用于各品种的粉碎操作。

职责：操作者、工段长、生产督导、QA 对本规程的实施负责。

内容：

（1）生产前准备。

①检查设备及容器具是否清洁，是否在规定的有效期内。

②检查设备、工器具，不得有零部件松动、螺丝缺失等现象。

③检查粉碎机外露线路，应绝缘良好。

④给粉碎机的注油孔加黄油，进行机器润滑（每 10～15 天 1 次）。用手旋转主轴时应活动自如，无卡滞现象。

⑤用丝光毛巾蘸 75% 乙醇溶液擦拭机身内外，顺序为由内至外、由上至下。

⑥检查筛底是否是工艺规程规定的目数（具体品种粉碎时使用的筛底的目数执行具体品种的工艺规程）、是否完好，用丝光毛巾蘸 75% 乙醇溶液擦拭消毒，自然晾干。

⑦生产现场由 QA 检查，合格后由 QA 签发准生产证，更换房间状态标识牌，方可生产。

（2）粉碎前准备工作。

①逆刀口安装筛底，然后紧固机器盖，加料口上面安装排铁器。

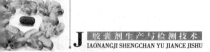

②将洁净捕集袋开口一端牢固捆扎在粉碎机出料口处，关闭粉碎机的粉碎室门，同时安装除尘袋。

③打开主电源开关，开机空车运转，检查各部件配合情况，检查除尘器是否正常，无异常情况方可使用。

④到原辅料储存室领取待粉碎的原辅料，执行《原辅料及内包装材料领发标准操作规程》，或到中转室领取待粉碎的物料，执行《中间站管理规程》。

⑤检查原辅料或待粉碎的半成品的品名、编号、批号、规格、质量是否准确，用运输车将待粉碎的物料运至操作间，定置摆放。

⑥将"运行中"标识牌挂于机器醒目位置，准备开机。

（3）开启粉碎机的同时打开除尘器开关，待机器转速正常后将待粉碎物料缓慢均匀地加入投料斗中，并且观察有无异物进入，粉碎过程中如果物料有结块现象，要随时调节加料阀，注意机器运转过程中手不得伸入投料口内，禁止打开机盖。

（4）粉碎过程中，严禁负荷启动及超负荷运转，物料按种类分别粉碎，同时检查物料有无异常情况，发现异常及时上报工段长、生产督导或 QA。

（5）粉碎过程中，要控制一次粉碎量，防止物料倒流。若捕集袋满，停止加料，待料口无料后，设备空运转 30 秒，以保证完全清除粉碎机中的物料，之后关闭粉碎机，30 秒后关闭除尘器，打开粉碎室门，解下捕集袋，将物料倒入容器内。

（6）将装入容器内的物料称重。

（7）按《记录填写标准操作规程》填写相关记录及标识牌，标识牌一式两份，容器内外壁各放一份，将容器盖盖好，定置摆放。

（8）生产督导、QA 对操作过程进行监督检查。

（9）生产结束后执行《生产区清场操作管理规程》。

2. 筛分岗位标准操作规程

目的：建立筛分标准操作规程，避免出现差错及事故，保证产品质量。

范围：本规程适用于各品种的筛分操作。

职责：操作者、工段长、生产督导、QA 对本规程的实施负责。

内容：

（1）检查容器具及设备是否清洁，是否在规定的有效期内。生产现场由 QA 检查，取得准生产证，更换房间状态标识牌后，方可生产。

（2）操作者依据生产投料记录核对各物料的品名、编号、批号、重量是否准确。

（3）筛分。

①筛分前的准备工作。

a. 检查不锈钢筛网、橡胶垫圈、排铁器、撮子是否完好，筛网目数是否准确，确认无误后用 75% 乙醇溶液擦拭消毒，自然晾干后备用。

b. 检查机器各紧固件，不得有松动现象。

c. 检查机器电器部分，各连接处应紧固，不得有松动、破皮、漏电现象。

d. 检查机器的四个轮子是否平稳着地。

e. 用 75% 乙醇溶液擦拭机器内外进行消毒，顺序为由内至外、由上至下，自然晾干后备用。

f. 将机器各部件组装完整，先安装出料口的底盘，然后根据不同品种的工艺要求安装所用的筛网，再安装筛网胶圈，接着安装机器进料的顶盖，最后将四个压脚均匀压紧，安装完毕。

g. 取两个大塑料袋，其中一个大塑料袋底部捅开，一端牢固捆扎在旋振筛出料口上，另一端放在装有大塑料袋的洁净容器内；另一个大塑料袋将出渣口封死，以免漏出原辅料。

h. 将设备状态标识牌上的"清洁合格证"换成"运行中"，准备开机。

②将四相插头插入墙体的电源处，打开主电源开关，空车运转，仔细检查各部件配合情况，确认无异常后方可使用。

③用运输车将需筛分的物料运至操作间，定置摆放。

④开机，机器运转1分钟后填料筛分，严禁负荷启动及超负荷运转。物料按种类分别筛分。

⑤停机前设备应空运转30秒，以保证完全清除旋振筛内的剩余物料。

（4）手工圆底筛筛分。

①检查筛网有无破损，目数是否准确。用75％乙醇溶液擦拭，自然晾干。

②用运输车将需筛分的物料运至操作间，定置摆放。

③在洁净的容器内放入一塑料袋，将相应目数的圆底筛卡在桶内，将要筛分的物料填入圆底筛内，戴上乳胶手套进行手工筛分。物料按种类分别筛分。

（5）筛分过程中随时检查物料的色泽、有无杂质、筛网磨损及破裂情况，发现问题要及时追查原因并及时解决。

（6）将装入容器内的物料称重。

（7）按《记录填写标准操作规程》填写相应品种称量配料原始记录及原辅料标识牌。原辅料标识牌一式两份，容器内外各放一份。将容器盖盖好，定置摆放。

（8）具体品种使用的筛分方法及筛目见相应品种的工艺规程。

（9）生产督导、QA对操作过程监督检查。

（10）生产结束后执行《生产区清场操作管理规程》。

3. 混合岗位标准操作规程

目的：建立混合标准操作规程，避免出现差错及事故，保证产品质量。

范围：本规程适用于各品种的混合操作。

职责：操作者、工段长、生产督导、QA对本规程的实施负责。

内容：

（1）操作方法。

①检查工房、设备及容器的清洁状况，检查清场合格证及有效期，取下标识牌，按标识管理规定进行定置管理。

②按生产指令填写工作状态，挂生产状态标识牌于指定位置。

③将所需用到的设备、工具和容器用75％乙醇擦拭消毒。

④将粉碎、筛分后的颗粒加入三维混合机内，按工艺要求加入外加辅料，设定混合时间，关闭混合机，按三维混合机标准操作规程进行混合。

⑤将处理好的原辅料分别装于内有洁净塑料袋的洁净容器中，容器内外各附产物标签一张，标明品名、规格、批号、数量、日期和操作者等，送入暂存间存放。

⑥生产完毕填写生产记录。取下标识牌，挂清场牌，按清场标准操作程序、振荡筛清洁标准操作程序、生产用容器具清洁标准操作程序进行清场、清洁。清场完毕，填写清场记录。QA检查合格后发清场合格证，挂已清场牌。

（2）注意事项。

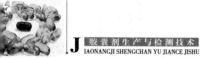

①无关人员不得随意动用各设备。

②机器各部防护罩打开时不得开机。

③每次开机前，必须对机器周围人员声明"开机"。

④开机前必须将机器各部位清洗干净，任何杂物工具不得放在机器上，以免振动掉下，损坏机器。

⑤发现机器有故障或产品质量问题时，必须停机处理，不得在运转中排除故障。

（3）记录。

操作完工后填写原始记录、批记录。

【课后思考】

1. 熟地、麦冬、甘草、桃仁、麝香、马钱子、蔗糖、珍珠、冰片、樟脑这几种物料应分别选择什么样的粉碎方式？

2. 混合时间对软材质量有什么影响？

3. 如何进行混合均匀度检查？

4. 粉碎工序质量控制要点有哪些？

5. 什么是粗粉、细粉、极细粉？

6. 混合方法有哪些？

7. 制药企业常用粉碎设备有哪些？

【技能训练】

1. 按照SOP对自制尼莫地平胶囊处方中物料进行粉碎、筛分与混合，并按照SOP完成清场工作及生产记录的填写。

2. 按照SOP对自制一清胶囊处方中物料进行粉碎、筛分与混合，并按照SOP完成清场工作及生产记录的填写，见表2-3-2至表2-3-6。

表2-3-2 原辅料领料单

编号： 　　　　　领料日期： 　　　　　年 月 日

领料部门				发料单位	
品名				规格	
批号				批量	
代码	物料名	规格	单位	数量/kg	
				请领	实领
发料人	领料单位负责人		领料人		制单员

46

表 2 - 3 - 3　物料称量记录

品名		批号		规格		数量/kg	
供货单位				进库日期			
称量记录							
序号	称量日期		称量数量/kg	称量人		复核人	备注

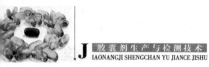

表 2 - 3 - 4　粉碎岗位生产记录

文件编号：

品名：		规格：		生产批号：		生产量：	
设备名称：		粉碎机号：				执行标准：	
生产日期：		操作人：				复核人：	
名称	领用量/kg	出粉量/kg	尾料量/kg	损耗量/kg	收得率/%	物料平衡/%	开关机时间

生产前操作	1. 按规定更衣、洗手 2. 操作间清场合格，有清场合格证并在有效期内 3. 所有设备清洁完好 4. 所有容器具已清洁 5. 物料有物料卡 6. 挂正在生产状态牌 7. 洁净级别 8. 室内温度：18℃～26℃，相对湿度：45%～65% 9. 通风、除尘、排湿设施	□ □ □ □ □ □ _____级 温度：____℃，相对湿度：_____% □
生产操作	1. 按粉碎设备标准操作规程进行操作 2. 将物料粉碎，控制加料速度，粉碎后的细粉装入衬有洁净塑料袋的周转桶内，扎好袋口，填好物料卡，称量后交中间站管理员 3. 将所剩尾料收集好，标明状态，交中间站	□ □ □
清场	1. 按清场程序和设备清洁规程清理工作现场、工具、容器具 2. 撤掉运行状态标志，挂清场合格标志 签名：	□ □
质量	性状：_____　　水分：_____%　　　粒度：_____目　　微生物限度：_____ 结论：　合格□　不合格□　　　　　　质检员：_____　　日期：　年　月　日	
物料平衡	物料平衡＝（出粉量＋尾料量＋可见损耗量）÷领用量×100% 物料平衡范围：　%	
偏差处理	1. 偏差情况：　　　　有□　　　　　无□ 2. 偏差处理：　　　　　　　　　　QA签名：	
入库	数量_____kg，共_____件 移交人：_____　　接收人：_____　　　　　日期：　年　月　日	
备注		

说明：合格、符合打√，不合格、不符合打×。

表 2－3－5　筛分岗位生产记录

文件编号：

品名：		规格：		生产批号：		生产量：	
设备名称：		筛分机号：		筛网目数：		执行标准：	
生产日期：		操作人：				复核人：	
筛分前物料重量/kg	筛分后物料重量/kg		损耗量/kg	收得率/%	物料平衡/%		开关机时间

生产前操作	1. 按规定更衣、洗手　□ 2. 操作间清场合格，有清场合格证并在有效期内　□ 3. 所有设备清洁完好　□ 4. 所有容器具已清洁　□ 5. 物料有物料卡　□ 6. 挂正在生产状态牌　□ 7. 洁净级别　＿＿＿＿级 8. 室内温度：18℃～26℃，相对湿度：45%～65%　温度：＿＿＿℃，相对湿度：＿＿＿% 9. 通风、除尘、排湿设施　□
生产操作	1. 按照筛分设备标准操作规程进行操作　□ 2. 控制加料速度，筛分后的细粉装入衬有洁净塑料袋的周转桶内， 　扎好袋口，填好物料卡备用　□ 3. 将所剩尾料收集好，标明状态，交中间站　□
清场	1. 按清场程序和设备清洁规程清理工作现场、工具、容器具　□ 2. 撤掉运行状态标志，挂清场合格标志　□ 签名：
质量	性状：　　　水分：＿＿＿%　粒度：＿＿＿目　微生物限度：＿＿＿ 结论：　合格□　不合格□　　质检员：　　　日期：　年　月　日
物料平衡	物料平衡＝（出粉量＋尾料量＋可见损耗量）÷领用量×100% 物料平衡范围：　%
偏差处理	1. 偏差情况：　有□　　无□ 2. 偏差处理：　　　　　QA签名：
入库	数量＿＿＿kg，共＿＿＿件 移交人：　　　接收人：　　　日期：　年　月　日
备注	

说明：合格、符合打√，不合格、不符合打×。

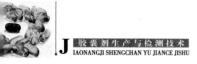

表 2 - 3 - 6 混合岗位生产记录

文件编号：

品名：	规格：		生产批号：	生产量：
设备名称：				执行标准：
生产日期：	操作人：			复核人：

生产前操作	1. 按规定更衣、洗手	☐
	2. 操作间清场合格，有清场合格证并在有效期内	☐
	3. 所有设备清洁完好	☐
	4. 所有容器具已清洁	☐
	5. 物料有物料卡	☐
	6. 挂正在生产状态牌	☐
	7. 洁净级别	_____级
	8. 室内温度：18℃～26℃，相对湿度：45%～65%　温度：____℃，相对湿度：_____%	
	9. 通风、除尘、排湿设施	☐
生产操作	1. 按照混合设备标准操作规程进行操作	☐
	2. 将混合后的物料装入衬有洁净塑料袋的周转桶内，扎好袋口，填好物料卡备用	☐
	3. 设备运行情况良好	☐
清场	1. 按清场程序和设备清洁规程清理工作现场、工具、容器具	☐
	2. 撤掉运行状态标志，挂清场合格标志	☐
	签名：	

物料	品名	重量（kg）

偏差处理	1. 偏差情况：　　有☐　　　无☐	
	2. 偏差处理：　　　　　　　QA 签名：	

入库	数量_____kg，共_____件
	移交人：　　　接收人：　　　　日期：　年　月　日

备注	

说明：合格、符合打√，不合格、不符合打×。

任务三　制　粒

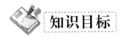

知识目标

熟悉制粒的生产工艺流程；

熟悉常用制粒方法及相关生产设备的结构原理与使用保养规程；

熟悉制粒岗位的质量检查项目、常见问题与预防措施；

熟悉制粒岗位安全生产、环境保护及劳动保护有关知识。

技能目标

能按照工艺要求及标准操作规程熟练完成制粒工作，并能进行生产过程中的质量控制；

能正确地使用和保养制粒岗位相关生产设备；

能及时正确地填写相关生产记录；

能处理生产过程中的突发情况。

一、知识准备

制粒是把粉末、块状物、溶液、熔融液等状态的物料进行处理，制成具有一定形态和大小的粒状物的操作过程。通过制粒得到的产品称为颗粒。多数的固体剂型都要经过制粒过程。制粒技术不仅应用于胶囊剂、片剂、颗粒剂等的制备过程，而且为了方便粉末的处理，也经常需要将物料制成颗粒。

（一）制粒的目的

（1）使粒子具有良好的流动性，在药物的填充、输送、包装等方面容易实现自动化、连续化、定量化。

（2）防止由于粒度、密度的差异而引起的分离现象，有利于各种成分的均匀混合。

（3）防止操作过程中的粉尘飞扬及在器壁上的黏着，避免环境污染和原料的损失。

（4）调整堆密度，改善溶解性能等。

制粒的目的不同，其要求也有所不同或有所侧重。胶囊剂的制粒过程以流动性好、防止黏着及飞扬、提高混合均匀性、改善外观等为主要目的。

（二）颗粒成形原理

颗粒是由无数个粉粒依靠某种结合力聚在一起形成的。为了区别原料的原始粒子和制成的颗粒，把前者叫第一粒子，把后者叫第二粒子或颗粒。在制粒过程中第一粒子之间的结合力直接影响第二粒子的强度、粒度、密度等各种粉体性质。粉末相互结合成颗粒与黏附及内聚有关。黏附是指不同种粉末或粉末对固体表面的结合，而内聚是指同种粉末的结合。

无水的药物粉末，粒子间的作用力主要是分子间力（范德华力）和静电力，即使粒子

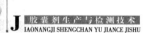

间表面距离在 10μm 时，分子间力仍有明显作用。颗粒中粉末之间的静电力较弱，对颗粒的作用不大，而分子间力的作用很强，可使颗粒保持必要的强度。粉末间存在的水分可引起粉末的黏附。如果粉末间只有部分空隙中充满液体，则所形成的液桥便以表面张力和毛细管吸力作用使粉末结合；如果粉末间的空隙都充满液体并延伸至孔隙的边缘，则颗粒的表面张力及整个液体空间的毛细管吸力可使粉末结合；当粉末表面完全被液体包围时，虽然没有颗粒内部的引力存在，但粉末仍可凭借液滴表面张力而彼此结合。

湿粒干燥后，仍可剩余少量水分，且粉末间接触点因干燥时受热而熔融，或者由于黏合剂的固化、被溶物料（药物或辅料）的重结晶等作用在粉末间形成固体桥，而加强粉末间的结合。

（三）制粒方法的分类

在医药生产中广泛应用的制粒方法可分为三大类，即湿法制粒、干法制粒、流化喷雾制粒。

（1）湿法制粒指在原材料粉末中加入黏合液，靠黏合液的架桥或黏结作用使粉末聚结在一起而制备颗粒。挤压制粒、转动制粒、流化床制粒、搅拌制粒等属于湿法制粒。

（2）干法制粒指在原材料粉末中不加入任何液体，靠压缩力的作用使粒子间距离减小而产生结合力，按一定大小和形状直接压缩成所需颗粒，或先将粉末压缩成片状或板状物后，重新粉碎成所需大小的颗粒。

（3）流化喷雾制粒指将药物溶液或混悬液喷成雾状，在热风中迅速干燥而得球形颗粒的操作。流化喷雾制粒有以下特点：热风温度高（130℃～180℃），雾滴比表面积大，在极短的时间内（通常只需要数秒至数十秒）即可完成料液的浓缩、干燥、制粒过程；物料的受热时间极短，水分蒸发时又带走了大量热量，故物料的温度较低，特别适合热敏性物料的制粒；所得为多孔性颗粒，较疏松，能改善制剂的溶出速率；操作方便，易自动控制，减轻了劳动强度。但其设备高大、费用高、耗能大、操作成本高；黏性较大，料液易粘壁，如使用特殊的喷雾干燥设备可避免之。流化喷雾制粒技术近年来在制药工业中得到了广泛应用与发展，如抗生素粉针的生产、微型胶囊的制备、固体分散体的研究以及中药提取液的干燥及制粒都利用了流化喷雾制粒技术。

二、制粒生产要素

1. 生产环境

无特殊要求时，制粒操作可在 D 级洁净区内进行。温度应控制在 18℃～26℃，相对湿度应控制在 45%～65%。根据药品生产工艺要求，洁净室（区）内设置的称量室或备料室，其空气洁净度等级与生产要求一致。制粒操作间应有捕尘和防止交叉污染的措施，空气净化系统不得利用回风。生产区应有与生产规模相适应的面积和空间用于安置设备、物料，便于生产操作，避免差错和交叉污染。储存区应有与生产规模相适应的面积和空间用于存放物料、中间产品、待验品和成品，避免差错和交叉污染。

2. 物料

（1）主药。主药是指根据制剂处方所需要投入的起治疗作用的成分。与医师处方不同的是，制剂处方中的主药不单指起主要治疗作用的药物。在复方制剂中，只要是有药理作用，在处方中为保证药物的有效性而加入的成分均可称为主药。

（2）辅料。胶囊剂常用的辅料有稀释剂、吸收剂、润湿剂与黏合剂四种类型。

①稀释剂与吸收剂。为增加小剂量药品的体积而加入的辅料称为稀释剂。常用的有淀粉、乳糖、糊精、微晶纤维素等。②润湿剂与黏合剂。常用的润湿剂与黏合剂主要有水、乙醇、淀粉浆、羟丙基甲基纤维（HPMC）溶液、糖浆等。

（3）粉头。在生产中检查颗粒质量时因粒度过细或过粗而导致质量不合格，需要返工的"废"粒称为粉头，是制粒岗位必须处理的物料。粉头应重新粉碎成 100 目粉末后与处方中其他固体成分混合备用。由于粉头中已含有部分主药，为保证制粒的质量，必须根据粉头中主药含量以及处方规定的投料量进行物料衡算。

【知识拓展】

水是最常用、最经济的润湿剂。水本身无黏性，但可诱发不同的药物细粉产生不同的黏性，因此使用时必须掌握其用量和使用方法（如直接加入法、间接加入法和喷雾法等），使水能分散均匀，避免药物细粉结块。

乙醇适用于药物本身有较强的黏性，而遇水则会产生过强黏性的药物，如中药浸膏粉，特别是水提醇沉浸膏粉，只能用乙醇制粒。乙醇与水一样，可诱发不同药物产生不同的黏性，因此在使用乙醇作润湿剂时必须将其配制成不同的浓度，乙醇浓度的高低应根据药物黏性和环境温度而定。药物黏性越强，温度越高，则乙醇浓度越高；反之，乙醇浓度越低。另外，使用乙醇作润湿剂时，搅拌要迅速，并立即制粒，迅速干燥，防止乙醇挥发而造成软材结块或使已经制成的湿粒结团。

淀粉浆为常用的黏合剂，适用于一般黏性的药物，一般浓度为 8%～15%，以 10% 最为常用。淀粉浆是稠厚的胶体溶液，与药物混合制粒时，药物逐渐吸收其中的水分，被均匀润湿而产生一定的黏性，即使药物中有大量易溶性成分，也不致因吸水过多、过快而造成黏合剂分布不均。淀粉浆还是优良的染料载体，溶解于冷水中的染料用来制浆，能使湿颗粒获得均匀一致的色泽，在干燥时颗粒表面不产生色泽迁移倾向。

糖粉与药粉直接混合后，用水或不同浓度的乙醇制粒。

糖浆一般采用 50%～70%（质量分数）的蔗糖水溶液，其黏度比淀粉浆和糊精浆高得多，使用时应根据药物的不同黏性调整糖浆的浓度和用量。本品不适用于酸性或碱性较强的药物，以免产生转化糖，增加颗粒引湿性。

HPMC 为白色或微黄色粉末，无嗅、无味，对热、光、湿均有相当的稳定性，能溶于60℃以下任何 pH 的水中以及 70% 以下的乙醇、丙酮、异丙醇或异丙醇和二氯甲烷的混合溶媒（1:1）中，不溶于热水及 60% 以上的糖浆。国内分低、中、高三种黏度，一般用其2%～8%水溶液或乙醇溶液作黏合剂，对吸湿性较强的中药粉末在制粒、干燥后有抗湿作用，是目前使用效果较好的黏合剂。

3. 人员

制粒岗位操作人员又称制粒工，除特殊要求外，常与粉碎、混合岗位人员合为一个班组。因制粒方法不同，人员数量与岗位分配情况略有差别。如湿法制粒中，制粒工与干燥岗位合并，在中药颗粒的制备中，其还可能与提取、浓缩、喷雾干燥等岗位的人员合并。

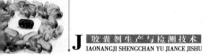

三、制粒工艺流程

(一) 操作过程与方法

(1) 备料。根据制粒工艺的不同，制粒所需的物料分固体性物料与液体性物料两类。固体性物料通常需要粉碎成 100 目的粉末并按处方配比进行投料，故备料工作包括生产用物料的领取、粉碎、称量等操作。液体性物料通常是黏合剂，需要在制粒前按规定的浓度进行配制，采用的是一般液体的配制方法。喷雾制粒工艺所需的液体性物料则在浸出制剂中完成，将提取液浓缩至一定程度后喷雾干燥，直接生产颗粒。

(2) 混合。混合操作在制粒生产中包括固体物料的预混合与加入黏合剂后的捏合（制软材）两个步骤，是制粒生产，尤其是挤压制粒工艺的关键操作。混合操作需保证混合的均匀度，同时要保证软材的湿度适宜。这主要通过控制混合时间及黏合剂的用量两个途径实现，并且这两项工作需相互协调。随着混合时间的延长，物料的黏性可能逐渐加大，最终可能导致制粒困难。但混合时间不足，黏合剂分散不均匀，颗粒的质量也无法保证。采用流化制粒工艺混合时还需注意黏合剂的喷入速度。

(3) 成形。成形包括制湿粒与干燥两个步骤。制湿粒指利用颗粒成形设备将物料制成颗粒状，是除制软材以外的第二个关键操作。要求制成的湿颗粒粒度均匀、颗粒完整，无长条和过多细粉。没有达到这些要求的湿颗粒需重新进行制粒。干燥操作参考"任务四干燥"进行。

(二) 制粒操作常见问题及处理

1. 挤压制粒操作常见问题及处理

挤压制粒操作中常见的问题是粘筛、细粉过多或出现长条，以及干燥后颗粒过硬而影响进一步加工等。避免这些问题的关键在于制软材时黏合剂浓度、用量的控制。若黏合剂浓度过高或用量过大，则软材太湿，过筛时出现粘筛，制成的颗粒长条多，且干燥后颗粒过硬；若浓度过低或用量不足，则软材的黏性不够，过筛后颗粒细分过多，颗粒松散，干燥后会产生大量细粉。操作时必须注意黏合剂应分次加入，以便控制其用量。混合均匀后的软材应按在搅拌混合器中"翻滚成浪"、粉末相互粘连、湿粒置手中颠动有沉重感、握之成团、轻按即散等要求进行软材的质量控制。如黏合剂加入量过多，软材太湿，可加入适量的同品种的上批粉头进行调节。并入的物料需进行记录，以便进行物料衡算。已经干燥但硬度、松紧度不符合要求的颗粒，可作为粉头处理，经粉碎后并入下批物料中重新制粒。

2. 流化制粒操作常见问题及处理

(1) 沟流与死床。沟流的特征是床层不流化，气体通过床层时压力下降。床层内不流化称为死床。沟流现象发生时，大部分气体没有与固体粒子很好地接触而通过床层的沟道，使床层内的颗粒的流化运动不均匀。发生这种现象的主要原因可能是物料潮湿易结块、物料颗粒太细、物料中颗粒的粒度分布不均匀、床层薄、气体分布板开孔率不均匀等。可根据实际情况进行处理。

(2) 大气泡与腾涌。当气速较高时，小气泡合并成大气泡，甚至大气泡连成一片气带，形成活塞流。气体把固体颗粒托到一定高度后突然崩裂，大量颗粒淋撒而下而影响颗粒质量。发生这种现象的主要原因可能是流化床床高与床径之比过大、颗粒的粒度分布及气体分布板开孔率不均匀。需要对设备的相关工艺参数进行调整。

（三）制粒过程的质量控制

（1）黏合剂用法。黏合剂的用量常是一个不确定的数值，受物料性质、黏合剂本身的性质、混合设备及生产环境等多种因素影响。黏合剂使用不当易造成颗粒质量不合格。一般情况下，制粒操作中使用黏合剂的原则是少量多次、分次加入。由操作工根据物料的湿度与黏度进行控制。如果连续出现质量不合格问题，则需报告工艺员。工艺员应采取适当措施进行处理。必要时可按规定程序更换黏合剂。

（2）湿粒质量检查。操作工对湿粒的检查主要是观察湿粒的色泽、粒度及颗粒的均匀度，并根据经验判断颗粒的湿度以确定黏合剂用量是否恰当。如不恰当，应及时采取措施进行处理。湿粒外观坚实完整、无细粉甚至黏结成块，或外观松散、细粉较多，均说明湿粒质量不合格，不能放行到干燥工序。

（3）水分检查。水分检查的目的主要是控制干燥的程度以确定结束干燥操作的时间。

四、制粒岗位常用生产设备

（一）湿法制粒设备

1. 摇摆式制粒机

摇摆式制粒机由加料斗、刮粉轴、筛网以及传动装置组成，如图 2-3-18 所示。工作时，湿物料（软材）由加料斗加入，在刮粉轴的正反摇摆下，强制性通过筛网而被制成颗粒。摇摆式制粒机结构简单，生产能力较大（250～300 kg/h），安装、拆卸、清理方便，所制得的颗粒粒径分布均匀。本机也可用于干法制粒和整粒。摇摆式制粒机设备图如图 2-3-19 所示。

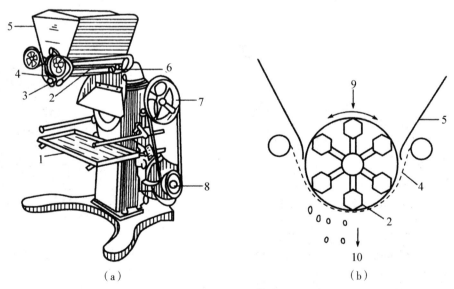

（a）　　　　　　　　　　　　（b）

图 2-3-18　摇摆式制粒机结构图

（a）设备外形图；（b）制粒过程示意图

1—接收盘；2—刮粉轴；3—管夹；4—筛网；5—加料斗；6—轴；7—皮带轮；8—电动机；9—物料；10—颗粒

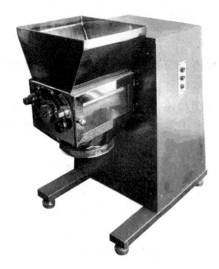

图 2-3-19　摇摆式制粒机设备图

使用摇摆式制粒机时应注意：①根据颗粒粒度要求选择合适目数的筛网。②筛网安装应既平又紧。如筛网安装不平，松的地方出颗粒慢且颗粒成条状，紧的地方出颗粒快但颗粒细小。只有筛网安装得既平又紧，出颗粒才又快又均匀。③加入湿物料要适量，太少不利于成粒，太多负荷太大，影响设备寿命。④制粒过程中因筛网被加压和摩擦，容易造成筛丝移动甚至破裂，不仅改变颗粒的粒径，还会造成掉屑，污染药品，故生产时应经常检查并及时更换筛网。⑤最好选用加料斗上有盖并安装有漏斗状收集器的摇摆式制粒机，其更符合 GMP 管理要求。

2. 高效混合制粒机

高效混合制粒机是混合与制粒一体化的理想制粒设备，其主要由盛料筒、搅拌桨、切割刀、控制器、控制出料门、搅拌电动机等组成，如图 2-3-20 所示。操作时，先将粉体物料放入盛料筒中，开动搅拌桨将干粉混合 1~2 分钟，混合均匀后加入黏合剂，再搅拌 4~5 分钟。此时物料基本成软材状态，再打开高速切割刀，将软材绞碎，切割成均匀的湿颗粒。本机在流态化中制粒，成粒大小均匀、质地结实、流动性好；生产效率高，仅用 8~10 分钟就可制备一批颗粒；较传统工艺少用 25% 左右的黏合剂，缩短了湿粒干燥时间；在同一封闭容器内完成干混—湿混—制粒工艺，符合 GMP 管理要求。高效混合制粒机设备图如图 2-3-21 所示。

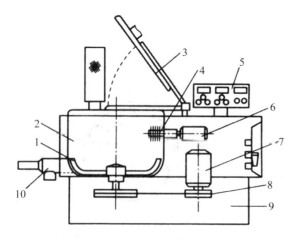

图 2-3-20　高效混合制粒机结构图

1—搅拌桨；2—盛料筒；3—筒盖；4—切割刀；5—控制器；
6—切割刀电动机；7—搅拌电动机；8—传动皮带；9—机座；
10—控制出料门

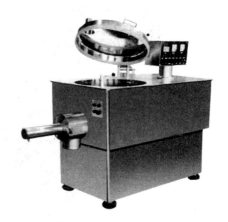

图 2-3-21　高效混合制粒机设备图

使用高效混合制粒机时应注意：①按工艺要求设置干混、湿混、制粒时间及搅拌桨、切割刀的转速；②控制好黏合剂的用量及加入方式，一般一次加入较好，因为滴加法会造成搅拌混合时间长，摩擦产热导致粘壁；③投料量应适宜，如一次投料量过多，搅拌桨易被物料顶住难以启动，且混合不均，若强制搅拌混合则产热严重，物料粘壁，影响颗粒成形。

3. 流化床制粒机

流化床制粒（又称沸腾制粒）是利用自下而上的气流使药物粉末呈悬浮流化状态，喷入液体黏合剂使粉末聚结成粒的制粒方法。由于在一台设备内可完成混合、制粒、干燥甚至包衣等操作，简化了生产工艺；制得的颗粒密度小，粒度均匀，流动性、压缩成形性好；制成的片剂崩解快、溶出度高；设备占地面积小，自动化程度高，工艺参数明确，生产条件可控，故在制药工业中已被广泛应用。

流化床制粒机由物料容器、喷雾室、气体分布装置（如筛板等）、喷嘴、气固分离装置（如袋滤器）、空气进口和出口等组成。物料容器多为倒锥形，以消除流动死区，如图 2-3-22 所示。操作时，把药物及各种辅料粉末装入物料容器中，从床层下部筛板吹入适宜温度的气流，使物料在流化状态下混合均匀，然后开始均匀喷入黏合剂液体，粉末开始聚结成粒。经过反复的喷雾和干燥，当颗粒的大小符合要求时停止喷雾，形成的颗粒继续在床层内送热风干燥至含水量符合规定即可。流化床制粒机设备图如图 2-3-23 所示。

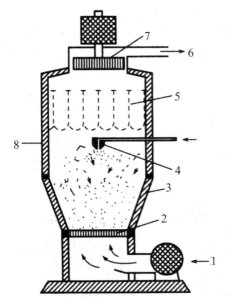

图 2-3-22 流化床制粒机结构图

1—空气进口；2—筛板；3—物料容器；4—喷嘴；

5—袋滤器；6—空气出口；7—排风机；8—喷雾室

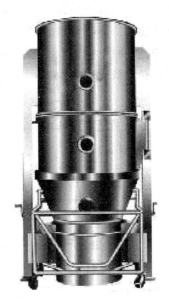

图 2-3-23 流化床制粒机设备图

使用流化床制粒机时应注意：①投料前须检查筛板。筛板应完整、无破损，筛孔无堵塞现象。②按工艺要求设置好进风温度、风门开启度、雾化压力、喷雾流量及喷枪角度等工艺参数，并且不要轻易改变这些工艺参数，否则有可能产生较多细粉或粗粒，甚至结块。③控制好黏合剂的温度，以保证喷雾均匀。④袋滤器振摇间隔时间应短些。这样既可使黏附在滤袋上的细粉及时抖落至容器内，又可保证滤袋的通透性，维持流化床内一定的负压，使物料形成良好的流化状态，制得的颗粒更加均匀，质量更好。

【实例解析】

一天，某药厂门卫看到车间楼顶"烟雾滚滚"，以为是车间发生火灾，急忙拨打119电话并通知厂部。厂部紧急调查每一间车间，得知没有任何车间起火，再仔细观察"烟雾"，发现"烟雾"原来是"尘雾"。再继续调查发现，"尘雾"出自正在工作中的流化床制粒机。停机检查，发现流化床制粒机的袋滤器严重破裂。

解析：流化床制粒机依靠袋滤器阻止药粉飞出。袋滤器破裂，使药粉随气流从制粒机空气出口排出，进入车间排气管道，造成"烟雾"。

预防措施：药粉飞出，不仅造成浪费，还直接影响产品质量，所以在安装袋滤器之前，一定要认真检查其是否完好。如果有漏洞，一定要补好。如果已经严重破损，则应更换新的袋滤器。

4. 复合型制粒机

复合型制粒机是将搅拌制粒、转动制粒、流化床制粒等各种制粒技术结合在一起，使混合、捏合、制粒、干燥、包衣等多个单元操作在一台机器内完成的新型设备。现在常见的主要是以流化床为母体进行多种组合的复合型流化床制粒机。其中，图 2-3-24（a）是由搅拌和流化床组合的搅拌流化床制粒机，图 2-3-24（b）是由转盘和流化床组合的转动流化床制粒机，图 2-3-24（c）是由搅拌、转动和流化床组合的搅拌转动流化床制粒机。搅拌转动流化床制粒机具有四种典型的功能：

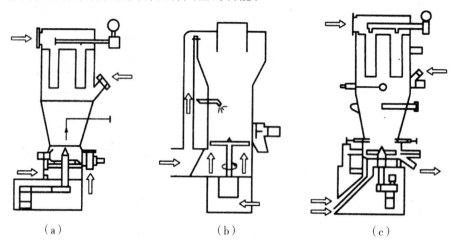

（a）   （b）   （c）

图 2-3-24　复合型流化床制粒机结构图

（a）搅拌流化床制粒机；（b）转动流化床制粒机；（c）搅拌转动流化床制粒机

（1）离心转动。转盘的离心旋转运动可以获得高密度的球形颗粒，这是该设备最大的特点之一。

（2）悬浮运动。从转盘的通气孔及其周边间隙上升的气流使物料悬浮，制得的颗粒松软、松密度小（转盘的气孔和周边的间隙可以根据需要单独或联合使用）。

（3）旋转运动。混合浆的转动使物料产生旋转运动，在转盘的离心力和气流的悬浮等因素的协同作用下，物料呈高速均匀流动的状态，从而有利于进行精密制粒、包衣、干燥等操作。

（4）整粒作用。器壁上安装的切割刀的破碎、分散作用和搅拌浆的旋转运动对易出现结块物料产生整粒作用。

与常规的流化床制粒机相比，复合型流化床制粒机最大的不同就是对空气导流盘进行了改进，并在其上面安装了其他制粒设备，如搅拌浆、切割刀等，从而综合了各种制粒设备的功能特点，取长补短，功能多，占地面积小，自动化程度高。

（二）干法制粒设备

干法制粒是把药物粉末直接压缩成较大片剂或片状物后，重新粉碎成所需大小颗粒的方法。常用的有压片法和滚压法。

压片法是将固体粉末先用重型压片机压制成直径为 20～25 mm 的胚片，然后再将胚片粉碎成所需大小颗粒的方法。该法所用设备是压片机和粉碎机。压片机需用巨大压力，冲模等机械部件损耗率大。粉碎时产生的细粉较多，需要反复加压、粉碎，故生产效率较低。

滚压法是利用转速相同的两个滚动圆筒之间的缝隙，将药物粉末滚压成片状物，然后通过颗粒机粉碎制成一定大小的颗粒的方法。片状物的形状根据压轮表面的凹槽花纹来决定，所用设备结构如图 2-3-25 所示。该设备将滚压、碾碎、整粒一同完成，操作简单，可全部实现自动化，生产效率高，投资少，经济效益好，故其应用越来越广。干法制粒机设备图结构如图 2-3-26 所示。

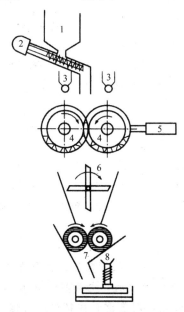

图 2-3-25　干法制粒机结构图

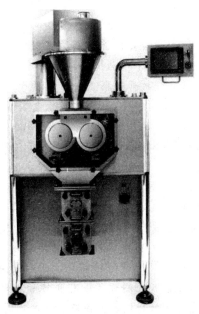

图 2-3-26　干法制粒机设备图

1—加料斗；2—加料器；3—润滑剂喷雾器；4—滚压筒；
5—液压缸；6—粗粉碎装置；7—滚碎装置；8—整粒装置

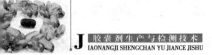

干法制粒不加入任何液体，使物料避免了湿和热的影响，既提高了产品的质量，又解决了防爆问题和废气排放问题，常用于热敏性药物、遇水易分解的药物以及容易压缩成形的药物的制粒。但采用干法制粒时，应注意由于压缩引起的晶型转变及活性降低等问题。

（三）流化喷雾制粒设备

流化喷雾制粒是将药物溶液或混悬液用雾化器喷雾于干燥室内的热气流中，使水分迅速蒸发直接制成干燥细颗粒的制粒方法，以干燥为目的时称为喷雾干燥，以制粒为目的时称为喷雾制粒。

【知识链接】

SHL-250 湿法混合制粒机使用维护标准操作规程

目的：明确 SHL-250 湿法混合制粒机的标准操作规程。

范围：适用于 SHL-250 湿法混合制粒机。

职责：车间主任、技术员、制粒工序操作人员对本规程的实施负责。

内容：

1. 生产前准备

1.1 查验清场是否合格，人流、物流通道要畅通无阻，现场杂物要清理干净。

1.2 查看本岗位所需的工器具是否齐全。

1.3 核对原辅料名称、规格、合格证。

1.4 开启压缩空气之三通球阀并旋转至通气位置，调节阀门开启度，使气压为 0.5 MPa。

1.5 接通总电源并观察电气操作屏，当信号指示灯亮时，方可打开物料锅盖。

1.6 检查搅拌桨、切碎刀中心部的进气气流，可根据实际情况调节气流操作板上的流量计。用手转动搅拌桨及切碎刀，转动应无异常情况，然后关闭物料锅盖和出料盖。

1.7 打开观察盖，启动两个电动机，观察搅拌桨和切碎刀的旋转方向，应为逆时针旋转（面向零件）。否则通知电工重新连接电源线。

1.8 操作出料和停止按钮，检查出料活塞，其进退应灵活，运动速度应适中。否则可调节汽缸下面的接头或单向节流阀。最后关闭出料活塞。

1.9 先开启总水阀，然后把三通球阀旋到通水位置，通水至切碎轴承的上沿。打开物料锅盖，观察搅拌桨和切碎刀中心部水位，检查各密封处，应无渗漏现象。

1.10 把三通球阀转到通气位置。关闭物料锅盖。开启搅拌和切碎电动机，通过观察口查看空载运行情况及密封情况。

1.11 控制出料活塞，放净存水，并擦干料锅。

1.12 检查运转部分，开启度应运转自如。检查安全联锁装置，各程序应正确无误。

1.13 物料锅盖设有联锁和延时装置。只有在电源接通、电动机停止且门信号灯亮时，才能打开物料锅盖。如果在开盖延时时间内没有开盖，则盖重新被锁住，门信号灯关闭。此时不可强行打开物料锅盖。按一下急停按钮并恢复，门信号灯亮，方可打开物料锅盖。

2. 生产操作

2.1 接通气源、水源、电源。把气、水转换阀旋转到通气的位置。检查气体压力

$(P_气 \geqslant 0.5\text{ MPa})$。

2.2 观察信号灯，灯亮时打开物料锅盖。

2.3 按产品工艺规程的配料比例和加料次序，将所要加工的药粉倒入锅内，然后关闭物料锅盖。

2.4 按产品工艺规程要求调整时间继电器，开启搅拌和切碎电动机，干混1分钟，再按工艺规程要求加入黏合剂，快速制粒2分钟，关闭电动机。

2.5 将料槽或料盘放在出料口，打开出料活塞，启动搅拌桨，把颗粒分次排出。用排刷刷净，关闭出料活塞。

3. 制粒结束后，按清洗规程认真清洗设备。

4. 日常维护与保养

4.1 该机延长时间从最后一个电动机关闭开始计算10秒。因此使用该机前应检查延长时间，只能由专业人员进行联锁调节，并不得任意改变联锁时间。

4.2 物料锅盖上的排气孔和观察孔配有防护条，不能随便取掉防护条。

4.3 更换产品或批号时，对密封进行清洗（在物料锅清洗完毕后）。清洗密封的步骤如下：

4.3.1 旋下中心体（向左旋）。

4.3.2 拆掉垫，用取桨器取下搅拌桨。

4.3.3 松开并退下螺钉，再退下密封组件。清洗并检查组件。组件应完好无损，否则更换。

4.3.4 用刷子和水将密封腔冲洗干净。

4.3.5 在密封件干燥或新换密封后，在轴密封环上的凸缘处涂上与产品相符的润滑剂。

4.3.6 按与上述相反的顺序组装。

4.4 每周检查一次B形三角胶带。B形三角胶带应无严重磨损，张紧适度，否则更换三角胶或用螺钉调节张紧度。减速器使用90#机油，启用运转1500小时后将减速器内的油彻底更换一次，以后每半年更换一次。

4.5 切碎部分每月拆开清洗、加润滑油一次，步骤如下：

4.5.1 在物料锅盖内拆下螺母、刀片、垫套等。

4.5.2 旋下通水、通气管。

4.5.3 旋下螺钉，卸下电动机。

4.5.4 旋下螺钉，将法兰连同其他零件一起取下。

4.5.5 清洗密封腔，并对两个轴承加润滑油。

4.5.6 按上述相反顺序安装，安装时要注意保护好密封圈，防止损坏。

4.6 应经常观察设备后下板上的两个漏水孔，这两个孔与搅拌密封和切碎密封的排水管相连，当漏水孔漏水时，表明搅拌和切碎的密封圈损坏，应及时更换。

FL-5型沸腾干燥制粒机标准操作程序

目的：明确FL-5型沸腾干燥制粒机的标准操作规程。

范围：适用于FL-5型沸腾干燥制粒机。

职责：车间主任、技术员、制粒工序操作人员对本规程的实施负责。

内容：

1. 准备过程

1.1 检查生产现场、设备、容器的清洁状态，检查清场合格证，并核对其有效期。取下已清洁标识牌，挂上生产状态标志，按岗位工艺指令填写工作状态。

1.2 检查设备各部件、紧固件有无松动，发现问题及时排除。

1.3 按岗位工艺指令核对物料品名、规格、批号、数量、合格标签等。

2. 操作过程

2.1 安装捕集袋。

2.2 接通电源、气源，打开送风阀门。

2.3 将物料加入原料容器中，推至喷雾室下方。

2.4 安装好物料传感器及喷枪。

2.5 在操作屏上按下"按此键进入操作画面"，即进入设备操作画面。

2.6 按下"参数设定"进入参数设定页面，设定好相应的参数。

2.7 按下"操作画面"回到操作主画面。

2.8 操作步骤：程序启动—容器升—风机启动—手动—加热—干燥—喷雾。操作过程中随时检查物料变化情况，及时调整参数。

2.9 生产结束后，停止加热，待温度降到一定程度，风机停止。降下容器，取下物料传感器，推出原料容器出料。

3. 结束过程

3.1 工作完毕，断开电源，关闭水阀门，关闭压缩空气阀门。

3.2 按《FL-5型沸腾干燥制粒机清洁标准操作程序》进行清洁，经QA检查合格后，挂上已清洁状态标志。

3.3 按《FL-5型沸腾干燥制粒机维护与保养标准操作程序》维护和保养FL-5型沸腾干燥制粒机。

4. 注意事项

4.1 只有在升降汽缸降到位后才能推动原料容器。

4.2 原料容器及扩散室就位后升降汽缸才能顶升，顶升时任何人不得靠近。

4.3 拆卸过滤袋时严禁设备下站人，谨防坠落伤人。

4.4 推出原料容器前，务必取出物料传感器。

5. 维护与保养

5.1 要定期清除风机内的积灰、污垢等杂质，防止锈损，第一次拆修后应更换润滑油。

5.2 进气源的油雾器要经常检查，在用完前必须加油，润滑油为5#、7#机油，如果缺油会造成汽缸故障或损坏，分水滤气器有水时应及时排放。

5.3 喷雾干燥室的支撑轴承转动应灵活，转动处定期加润滑油。

5.4 设备闲置未使用时，应每隔10天启动1次，启动时间不少于1小时，防止因时间过长气阀润滑油干枯，造成气阀或汽缸损坏。

5.5 清洗：拉出原料容器、喷雾干燥室，放下滤袋架，关闭风门，用有一定压力的自来水冲洗主机各部分残留的物料，特别是对原料容器内气流分布板上的缝隙要彻底清洗干净。冲洗不到的部分可用毛刷或布擦拭，洗净后，开启机座下端的放水阀，放出清洗液。对过滤袋应及时清洗干燥，烘干备用。

5.6 按步骤进行操作，否则会死机。

五、制粒岗位职责

进岗前按规定着装，进岗后做好厂房、设备的清洁卫生，并做好操作前的一切准备工作。根据生产指令按规定程序领取物料。严格按工艺规程和称量配料标准操作程序进行配料。称量配料过程中要严格实行双人复核制，做好记录并签字。按工艺处方要求和黏合剂配制标准操作程序配好黏合剂。制粒时严格按生产工艺规程和一步制粒标准操作程序进行操作。操作中要重点控制黏合剂用量、制粒时间以及烘干温度和烘干时间，保证颗粒质量符合标准。生产完毕，按规定进行物料移交，并认真填写各项记录。工作期间，严禁串岗、脱岗，不得做与本岗无关之事。工作结束或更换品种时，严格按本岗清场 SOP 进行清场。经 QA 检查合格后发清场合格证，挂已清场牌。按生产指令填写工作状态，挂生产标识牌于指定位置。将所需用到的设备、工具和容器用 75% 乙醇擦拭消毒。

六、制粒岗位质量控制

（一）制粒物料

对于制粒物料需重点关注以下几点：

（1）物料的检查合格证。没有合格证的物料不能进入生产现场。

（2）物料的制粒量。必须按生产指令的要求进行投料，并实行双人核对制度，重点审核品名与实际投入量，并做好记录。

（3）粉末细度。细度不符合规定的粉末需返工，重新粉碎至细度合格后才能投料。

（二）软材

软材制备是投料操作的关键工序，影响质量的主要因素是黏合剂的用量。生产指令或制剂处方通常对黏合剂用量没有明确规定，只要求适量，由操作人员根据生产的实际需要加入。黏合剂用量过多，颗粒较硬，可能影响下一道工序，如压片的完成。黏合剂太少，颗粒过于疏松，细粉多，也会导致颗粒质量不合格。操作中一定要注意观察，经验证明，软材在混合器内能"翻滚成浪"，说明黏合剂用量适宜。

（三）湿粒

合格的湿粒应粒度均匀、完整，无长条或过多细粉。操作时应随时观察湿粒状况，没有达到要求的湿粒不能进入干燥程序，应及时返工，重新制粒。

（四）干燥度

经验丰富的操作者可以通过观察干颗粒的外观察觉其干燥程度，从而及时终止干燥操作。一般情况下，干燥过程还需特别注意按干燥操作规程操作，控制好干燥温度与时间，以保证干颗粒含水量符合质量标准的规定。为保证物料干燥均匀，常压干燥时，要求物料

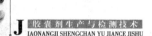
层厚度≤2.5 cm，并在干燥度达到八成时翻动颗粒，以利于颗粒的完全干燥（详见"任务四　干燥"）。流化干燥或喷雾干燥时，需根据操作规程控制进料量、进料速度、蒸汽压力、黏合剂喷入量与喷入速度等工艺参数，以保证干燥的顺利进行。

七、制粒岗位常见质量问题及预防措施

颗粒质量检查主要包括含量、粒度、含水量、细粉量等的检查。原则上按《中国药典》规定的方法进行检查。常见的质量问题有以下四种。

1. 颗粒粒度不合格

颗粒粒度不合格表现为以下几种现象：

（1）颗粒偏细，颗粒流动性差，胶囊装量差异不合格。此外，颗粒偏细，填充时粉尘飞扬，操作空间污染大。

（2）颗粒偏粗，在填充过程中易造成模圈内颗粒填充量不足而引起装量差异不合格。

（3）颗粒粒径相差过大，填充到模圈内随着转盘运转，因粗细不均匀而分层。可通过改变黏合剂或润湿剂的用量或浓度解决颗粒粒度不合格的问题。改进制粒方法如改挤出制粒为沸腾制粒，可使制得的颗粒的均匀性大大提高，胶囊填充效果好。

2. 颗粒黏性不合格

黏性过大，则填充时容易黏附，不利于填充；黏性小，则易松散。要解决颗粒黏性不合格的问题可在制粒时改变黏合剂的品种或用量，在制软材时延长搅拌时间（增加颗粒黏性）或缩短搅拌时间（降低颗粒黏性）。

3. 颗粒水分不合格

颗粒水分偏高时，黏性大，填充时易于黏附，颗粒流动性差，装量差异不合格；颗粒水分偏低时，黏性差，颗粒易松散。解决颗粒水分不合格的问题，可采取以下方法：

（1）改变制粒时润湿剂或黏合剂的浓度或用量。

（2）延长或缩短干燥时间。

（3）改进干燥方法。

（4）沸腾制粒时控制出锅颗粒的水分。

4. 颗粒含量均匀度不合格

颗粒含量均匀度不合格会直接导致胶囊的含量均匀度不合格。要解决均匀度不合格的问题，可改进混合方法（如使用倍增法混合）或延长搅拌时间。此外，也可改进干燥方法如改烘房干燥为沸腾干燥，或使用与主药亲和性大的辅料等。

八、制粒岗位标准操作规程

目的：建立制粒标准操作规程，避免出现差错及事故，保证产品质量。

范围：本规程适用于制粒操作。

职责：操作者、工段长、生产督导、QA对本规程的实施负责。

内容：

1. 生产前准备工作

（1）试开空车，检查设备有无故障。

（2）对设备及所需工具进行消毒。

2．操作程序

（1）制软材。

①检查电子秤，校准零点。

②复核原辅料名称、规格、数量。根据生产指令的要求准确称量所需原辅料，做到一人称量一人复核。

③按工艺要求配制黏合剂或润湿剂。

④将原辅料加入槽形混合机中，混合至工艺规程规定的时间。一般混合时间为 20 分钟，若原辅料中含有微量成分，则应适当延长混合时间。

⑤每次加入搅拌机的药粉量应按生产工艺要求严格控制，不可过多或过少，以便搅拌均匀。200 型槽形混合机原辅料加入量一般为 70～100 kg，过多或过少均不易搅拌均匀。

⑥加入规定量浸膏、黏合剂或润湿剂时，应采取渐加方式，边加边观察软材干湿度，制成符合要求的软材。制成的软材应以"捏之成团，轻触即散"为度。

（2）制粒。

①按工艺要求准备筛网，装好，做到松紧适宜。

②开动摇摆式制粒机，把制好的软材倒入摇摆式制粒机的进料口，进行制粒。湿颗粒接入不锈钢盘中。

③在筛网使用过程中，应随时检查其磨损和破裂情况，发现有并丝或断丝等情况，应及时更换，并不得用铁丝筛网。

④制成的湿颗粒立即送到干燥岗位进行干燥处理。

3．本岗位质量控制点

（1）按工艺要求选好筛网。

（2）按处方称配料，称量要准确。如果同一容器反复使用，则每次称配料时均应重新去皮。

（3）混料要均匀。

（4）浸膏、黏合剂或润湿剂须均匀加入。

（5）同品种每料加入的黏合剂或润湿剂的浓度、数量不可随意增减。

①黏合剂或润湿剂的浓度、数量随意增加，可造成制粒困难、颗粒粗大。

②黏合剂或润湿剂的浓度、数量随意减少，容易造成颗粒中细粉偏多。

4．操作过程的安全注意事项

（1）必须严格执行本岗位的各项安全操作规程。

（2）制粒机开动时，不准把手或铁棍之类的硬物伸入制粒机中，以免铰伤手或损坏设备。

（3）搅拌机运行时，严禁操作人员站在搅拌机后面，把手伸进运行中的搅拌机内。

5．清场

（1）每班工作完毕，应及时清洁机器设备和场地，更换品种时应彻底清场。

（2）中成药颗粒生产结束后转白色颗粒生产时，制粒机应拆下料斗清洗。对于槽形混合机，应用热水浸过搅拌轴清洗至无污水流出。

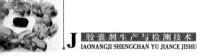

【课后思考】

1. 常用制粒方法有哪些？分别适合什么样的物料？

2. 制粒的目的是什么？

3. 什么是"粉头"，应如何处理？

4. 常用制粒设备有哪些？分别适合什么样的物料的制粒？

5. 制粒岗位的质量控制项目有哪些？

6. 如何处理粒度不合格现象？

【技能训练】

1. 按照 SOP 完成自制尼莫地平胶囊内容物制粒工作，并按照 SOP 进行清场及完成生产记录的填写。

2. 按照 SOP 完成自制一清胶囊内容物制粒工作，并按照 SOP 进行清场及完成生产记录的填写，见表 2-3-7 和表 2-3-8。

表 2-3-7 制粒岗位生产原始记录 1

生产日期：　　　　　　　　　　编号：

品名：		规格：		批号：		班次：		温度：		相对湿度：

生产前准备	1. 操作间清场合格，有清场合格证并在有效期内 2. 所用设备是否有设备完好证 3. 所用器具是否已清洁 4. 物料是否有物料卡 5. 是否挂上正在生产状态牌 6. 室内温湿度是否符合：温度 18℃～26℃，相对湿度 45%～65%				检查结果： 是　否 是　否 是　否 是　否 是　否 是　否 检查人：

生产操作过程

配料	原辅料名称	批号	领料数量/kg	实投数量/kg	补退数量/kg

开处方人：	领料人：	称量人：	复核人：	补退人：

配浆	品名			浓度/%	
	批号			重量	
	用量			操作人	

备注	

表 2-3-8 制粒岗位生产原始记录 2

生产日期： 　　　　　　　　　　　　　编号：

品名：	规格：		批号：	班次：		温度： 相对湿度：	
生产前准备	1. 操作间清场合格，有清场合格证并在有效期内 2. 所用设备是否有设备完好证 3. 所用器具是否已清洁 4. 物料是否有物料卡 5. 是否挂上正在生产状态牌 6. 室内温湿度是否符合：温度 18℃～26℃，相对湿度 45%～65%				检查结果： 是　否 是　否 是　否 是　否 是　否 是　否 检查人：		
生产操作过程	制粒	原辅料名称及用量：					
		黏合剂及用量：	预混合时间：		湿混时间：		操作人：
	干燥	干燥时间：		含水量：		%	
		进风温度：　　℃	出风温度：　　℃		制作人：		
	整粒	筛网的规格：			操作人：		
	总混	混合后颗粒总量：	含水量：　　%		可见损耗量：		
		混合时间：	操作人：		制作人：		
物料平衡	物料平衡＝（总混合后颗粒总量＋粉头量＋可见损耗量）/（投入原辅料量＋投入粉头量）×100% 收得率＝（总混合后颗粒总量）/（投入原辅料量＋投入粉头量）×100%				操作人： 复核人： 是否有偏差： QA：		
备注							

任务四　干　燥

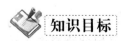

知识目标

熟悉干燥的基本原理及影响因素；

熟悉干燥所用设备的结构原理及使用养护规程；

熟悉干燥岗位的质量控制要点；

熟悉干燥岗位安全生产、环境保护及劳动保护有关知识。

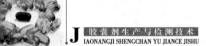

⑦ 技能目标

能按照工艺要求及标准操作规程熟练完成干燥工作，并能进行生产过程中的质量控制；

能正确地使用和保养干燥岗位相关生产设备；

能及时正确地填写相关生产记录；

能处理生产过程中的突发情况。

一、知识准备

干燥是利用热能使物料中的湿分（水分或其他溶剂）汽化，并利用气流或真空带走汽化湿分而获得干燥产品的操作。在药物制剂生产过程中，经常会遇到各种湿物料，如新鲜药材、中药饮片、药用原辅料、半成品和成品，不便于运输、储存、加工和使用，因此必须对其进行干燥处理。干燥的目的是除去湿物料中的水分或溶剂，提高其稳定性，使物料具有一定的规格标准，以便于储存、运输、加工和使用，故干燥操作是制药工业生产中一项基本的单元操作。本部分主要介绍湿颗粒的干燥。

（一）相关概念与原理

1. 湿分

在药物制剂生产过程中，经常会遇到各种湿物料，湿物料中所含水分或其他溶剂称为湿分。除去湿分的方法有：

（1）机械除湿法：采用压榨、过滤、离心分离、沉降等机械方法除去物料中的湿分。这种方法除湿快而且费用低，但处理后的物料仍含有较高的湿分，除湿程度不高。

（2）化学除湿法：使吸附剂如硅胶、无水氯化钙、生石灰与物料并存于密闭容器中，吸附除去湿分。这种方法只能除去物料中的少量湿分，且费用高。

（3）加热或冷冻干燥法：采用热能或冷冻使物料中湿分蒸发、结冰蒸发或升华而除去。这种方法除湿程度高，在药物制剂生产中较常用，但费用高。

2. 干燥

凡是借助加热使物料中湿分蒸发或借助冷冻使物料中的湿分蒸发、冻结后升华而被除去的单元操作，称为干燥。

干燥操作在药物制剂如胶囊剂、片剂、浸膏剂、颗粒剂的生产中应用得十分广泛。如克咳胶囊生产工艺规程中存在两次干燥操作，分别是在物料前处理和湿法制粒工序。

（二）干燥的基本理论

1. 干燥原理

在干燥过程中，湿物料与热空气接触时，热空气将热能传至物料（传热过程）；湿物料得到热量后，物料中的水分不断汽化，并向空气中移动（传质过程）。因此物料的干燥是热量的传递和质量的传递同时进行的过程，两者缺一不可，如图2-3-27所示。

传热的推动力是温差 $(t-t_w)$。

传质的推动力为 (P_w-P)。

$P_w-P>0$，是干燥过程得以进行的必要条件；

$P_w-P=0$，干燥介质与物料中水蒸气达到平衡，不能干燥；

$P_w-P<0$，物料不仅不能干燥，反而吸潮。

总之，当热空气不断地把热能传递给湿物料时，湿物料的水分不断地汽化，并扩散至热空气的主体中由热空气带走，而物料内部的水分又源源不断地以液态或气态扩散到物料表面，这样湿物料中的水分不断减少而干燥。因此，干燥过程应是水分从物料内部向物料表面，再向气相主体扩散的过程。物料的干燥速率与空气的性质、物料内部水分的性质有关。

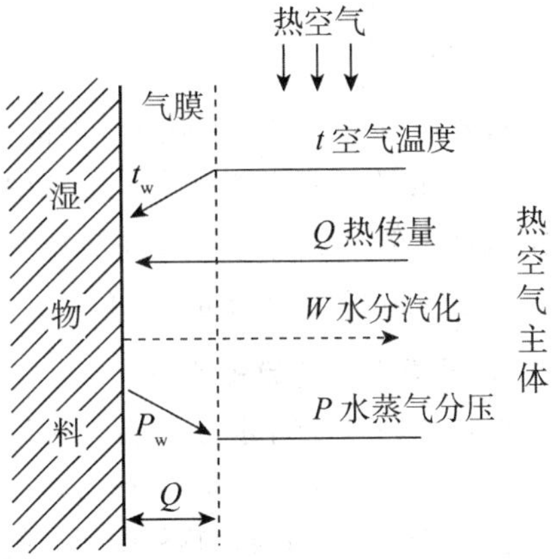

图 2-3-27 热空气与物料间的传热与传质

2. 湿空气的性质

我们周围的空气是绝干空气和水蒸气的混合物，称为湿空气。能用于干燥的湿空气必须是不饱和空气，可继续容纳水分。在干燥过程中，采用热空气作为干燥介质不仅是为了提供水分汽化所需的热量，而且是为了降低空气的相对湿度以提高空气的吸湿能力。空气性质对物料的干燥影响很大，而且随着干燥过程的进行不断发生变化。空气的性质主要通过以下因素体现。

（1）干球温度与湿球温度。

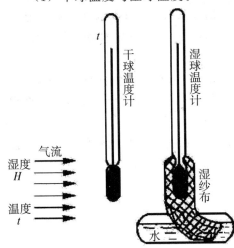

图 2-3-28 干、湿球温度示意图

①干球温度（dry bulb temperature）指用普通温度计在湿空气中直接测得的温度，常用 t 表示。②湿球温度（wet bulb temperature）指在温度计的感温球包以湿纱布放在湿空气中，传热和传质达到平衡时所测得的温度，常用 t_w 表示。湿球温度与空气状态有关，倘若空气达到饱和，湿球温度与干球温度相等；空气未饱和时湿球温度低于干球温度；空气湿度越小，湿球温度与干球温度的差值越大。图 2-3-28 为干、湿球温度示意图。

（2）湿度与相对湿度。

空气的湿度（humidity）指单位质量干空气含有的水蒸气的质量［水蒸气（kg）/干空气（kg）］。水蒸气分压（P）也反映了空气湿度，与湿度之间有如下关系：

$$H=0.622\frac{P}{P_0-P}$$

式中，P_0 为湿空气总压，0.622 为水的相对分子量 18 与空气的相对分子质量的比值。

相对湿度（relative humidity，RH）是指在一定总压及温度下，湿空气中水蒸气分压 P 与饱和空气中水蒸气分压 P_s 之比的百分比：

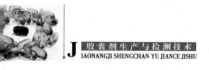

$$RH = \frac{P}{P_s} \times 100\%$$

饱和空气的 $RH = 100\%$；未饱和空气的 $RH < 100\%$；绝干空气的 $RH = 0$。

因此相对湿度直接反映了空气中湿度的饱和程度。为了达到干燥目的，必须选用适宜的空气和干燥方法。空气的性质还有很多表示方法，如湿比热、比热容等。

（三）物料中水分的性质

1. 平衡水分与自由水分

根据物料中所含水分以能否通过干燥除去来划分，可分为平衡水分与自由水分。

（1）平衡水分（equilibrium water）。在一定空气状态下，当物料表面产生的水蒸气压与空气中水蒸气分压相等时，物料中所含的水分叫平衡水分。平衡水分是不能通过干燥除去的水分。

（2）自由水分（free water）。物料中所含大于平衡水分的那一部分水分称为自由水分，或称游离水分，即在干燥过程中能除去的水分。

平衡水分与物料种类、空气状态有关，随空气相对湿度的增加而增加。为避免物料的吸潮或失水，必须对室内的空气条件、储存条件及产品的包装材料进行严格的选择。

2. 结合水分与非结合水分

根据物流中所含水分干燥的难易程度来划分，可分为结合水分与非结合水分。

（1）结合水分（bound water）是以物理化学方式结合的水分，与物料具有较强的结合力，因此物料表面产生的水蒸气压低于同温度下纯水的饱和蒸汽压，干燥速度缓慢。结合水分包括动植物细胞壁内的水分、物料内毛细管中的水分、可溶性固体溶液中的水分等。结合水分与物料性质有关。

（2）非结合水分（nonbound water）是以机械方式结合的水分，与物料的结合力很弱，物料表面产生的水蒸气压等于同温度下纯水的饱和蒸汽压，干燥速度较快。仅含非结合水分的物料叫非吸水性物料。

干燥时，并不是将物料的含水量控制得越低越好，而应根据被干燥物料的性质、工艺要求、实际生产条件等，采用相应的干燥方法、干燥设备，适当地控制干燥程度和含水量。含水量的测定方法见《中国药典》（2015 年版）四部 0832 水分测定法。

（四）影响干燥的因素

1. 物料的性质

物料的性质会影响湿物料中水分的存在形式、干燥过程中水分蒸发面积的大小，从而影响干燥的速度与干燥的质量。

干燥过程中如干燥速度过快，使结合水分不能及时、有效地转化为非结合水分，则物料表面会产生干燥结壳现象，此时物料表面干燥而内部仍含有较多水分，储存时内部水分渗透至表面，将使物料重新变湿而影响干燥的质量。

2. 介质的性质

干燥介质的温度越高，相对湿度越小，流速越大，干燥时间越短。但干燥介质的温度、湿度及流速受到物料性质及干燥设备的影响。

3. 技术与设备

运用干燥原理开发的各种干燥设备，具有不同的性能特点，对干燥的速度及干燥的质量均会产生不同的影响。湿物料的温度及水分蒸发面积是影响干燥速度的重要因素。抽真空可以降低水的沸点，使水分在较低的温度下完成传质过程，同时又能避免物料中的不耐热成分受热破坏。必要时，可将物料冷冻，使水分在低温下升华除去而得到干燥物料。该方法对极不耐热的生物药品的生产尤为重要。在物料中通入空气后，物料悬浮于空气中，使水分蒸发的面积加大，同时大部分毛细管水转化为表面水，是流化干燥的基本原理。这些工艺条件的设计均与设备的性能有关，体现了不同干燥设备的技术水平。

4. 操作过程

操作者的工作质量对干燥物料的质量有直接影响。干燥过程中的传质过程不仅包括物料与介质间水分的传递，还包括物料中的成分与介质中的成分的相互交换，如物料中的挥发性成分挥发到介质中而导致物料的有效成分损失，或物料被介质中的杂质污染等。质量保证的问题通常在工艺验证时予以确定，需操作者在干燥作业的过程中予以控制。

二、生产要素

（1）生产环境。生产环境应保持整洁，门窗、玻璃、墙面和顶棚应洁净完好；设备、管道、管线应排列整齐并包扎光洁，无跑、冒、滴、漏现象发生，且符合相关清洁要求。检查确认生产现场应无残留物料。环境温度应控制在 $18℃\sim26℃$ 相对湿度为 $45\%\sim65\%$。环境灯光不能低于 300 lx，灯罩应密封完好。电源应在操作间外并有相应的保护措施，确保安全生产。干燥间相对洁净，走道有 12 Pa 的负压。

（2）物料。除制剂处方的原辅料外，一般干燥操作的物料都是中间体，如湿法制粒工序生产的待填充的颗粒。

（3）人员。干燥岗位操作人员又称干燥工，在胶囊剂生产过程中，如无特殊要求，常与制粒岗位（湿法制粒）为一个班组。

三、干燥岗位常用生产设备

（一）干燥设备类型

干燥设备的类型很多，其分类方法亦有多种：按操作压力分为常压型和真空型干燥设备；按操作方式分为连续式和间歇式干燥设备；按被干燥物料的形态分为块状物料、粒状物料、液体或浆状物料干燥设备；按热量的传递方式分为对流加热型（如洞道式干燥器、转筒干燥器、气流干燥器、流化床干燥器、喷雾干燥器）、传导加热型（如滚筒式干燥器、耙式干燥器）、辐射加热型（如红外线干燥器）和介电加热型干燥设备（如微波干燥器）。

（二）干燥设备的要求与选用

1. 干燥设备的要求

在药物制剂生产过程中，根据剂型和生产工艺不同，干燥设备的形式也各有不同。一般对干燥设备的基本要求如下：

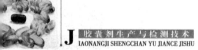

（1）必须满足干燥产品的质量要求，如达到工艺要求的干燥程度、不影响产品外观性状及使用价值等。

（2）干燥速度快，以缩短干燥时间，提高设备的生产能力。

（3）干燥设备应热效率高，因为热能的利用率是一个重要的技术经济指标。

（4）干燥设备应力求结构简单、体积小、便于制造，制造的材料应能耐腐蚀，设备投入费用低。

（5）对环境污染小，易于劳动保护及操作。

（6）操作简单、安全、可靠，对于易燃、易爆、有毒物的干燥，要求采取特殊的技术措施。

2. 干燥设备的选用

干燥设备的类型很多，其选用是干燥技术领域最复杂的问题之一，必须在熟悉干燥设备结构形式、操作方式及干燥条件的基础上，根据被干燥物料的具体要求进行选择。

（1）物料的性质，包括物料的物理化学性质（如热敏性）、物料的状态（如溶液、浆状、膏糊状、颗粒状、块状、片状等）、物料的干燥特性（如干燥温度、湿度、压力与时间以及水分的存在状态等）。

（2）产品的质量要求，包括产品的均匀性、稳定性与防止产品的污染。

（3）生产方式，如干燥前后工艺为连续操作时，应选择连续干燥设备。当干燥前后工艺为不连续操作时，则应选择间歇干燥设备。

（4）环境保护，如粉尘、溶剂、水气污染、噪声等。

（5）节约能源，降低操作成本。

（三）常用干燥设备

1. 厢式干燥器

小型的厢式干燥器称为烘箱，大型的称为烘房。此类干燥器整体呈厢型，外壁包以绝热层，厢内支架上放有许多长方形的料盘，湿物料置于盘中，堆放厚度为 10～100 mm。热空气由厢体入口送入，流过盘间物料层表面，对物料进行加热干燥。热空气的流动方式分为水平气流式和穿流式。厢式干燥器一般为间歇式，也有连续式。将物料放在可移动的小车上或直接铺在移动的传送网上。厢式干燥器设备如图 2-3-29 所示。

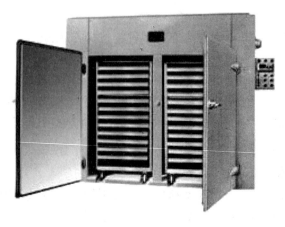

图 2-3-29　厢式干燥器设备图

优点：对物料适应性强，同一设备可干燥多种物料；每批物料可以单独处理，温度便于控制；物料破损少，粉尘少；适用于小规模、多品种、干燥条件变动大的场合。

缺点：热效率较低，干燥时间长；产品质量不易均匀。因此，随着干燥技术的发展，其将逐渐被新型干燥设备所取代。

其适用于易碎物料，胶黏性、可塑性物料，颗粒状、膏状物料。

（1）水平气流式厢式干燥器。水平气流式厢式干燥器系热空气进入厢体，沿物料层表面并流平行通过，加热物料并进行干燥。其结构如图 2-3-30 所示。

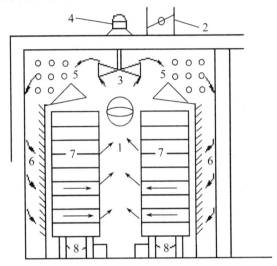

图 2-3-30 水平气流式厢式干燥器结构图

1—空气入口；2—空气出口；3—风扇；4—电动机；5—加热器；6—挡板；7—盘架；8—移动轮

（2）穿流式厢式干燥器。如图 2-3-31 所示，其料盘底部为金属筛网或多孔板，可供热风均匀地穿流通过料层。此种干燥器克服了水平气流式厢式干燥器的热风只在物料表面流过、传热系数较低的缺点，提高了传热效率，但能量消耗较大。

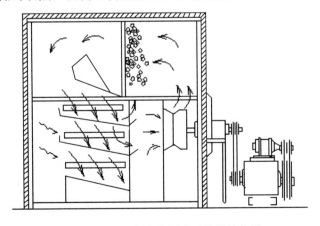

图 2-3-31 穿流式厢式干燥器结构图

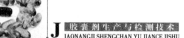

（3）真空厢式干燥器。真空厢式干燥器是将被干燥物料置于密封干燥器内，操作时用真空泵抽走物料中蒸出的湿分或其他蒸气。其优点是干燥的温度低，速度快，干燥后物料疏松、易于粉碎、质量高，适用于热敏性、易氧化的物料，如生物制品等。其结构如图2-3-32所示。

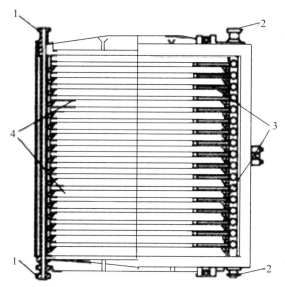

图2-3-32　真空厢式干燥器结构图

1—进气多支管；2—冷凝液多支管；3—连接多支管与空心隔板的短管；4—空心隔板

2. 带式干燥器

带式干燥器是最常用的连续式干燥器。其内部装置传送带多为筛网状或多孔状，气流与物料成错流，被干燥的物料随传送带的移动与热空气接触而被干燥。通常在物料的运动方向上分成许多个独立的单元段。每个单元段都装有循环风机和加热装置。在不同的单元段上，气流方向以及气体温度、湿度和速度等参数可进行独立控制。

带式干燥器结构简单，安装方便，能长期运行，发生事故时可进行箱体内检修，维修方便，但占地面积大，运行时噪声较大。其设备如图2-3-33所示。

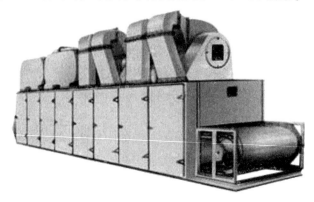

图2-3-33　带式干燥器设备图

（1）单级带式干燥器（图2-3-34）。物料由加热装置均匀分布到传送带上。外部空气经过滤器后由循环风机抽入，再被加热器加热，经分布板由传送带下部垂直上吹，流过干燥物料层，物料中水分汽化，空气增湿，温度降低。部分湿空气排出箱体，另一部分则与新鲜空气混合，经加热器加热到所需的温度后由上部垂直向下穿过物料层，干燥后的产品则由出料口排出。带式干燥器特别适合于颗粒状、片状和纤维状物料的干燥，对于那些不具有上述形状的物料，如膏糊状物料，一般都要经过特殊设备预成形。

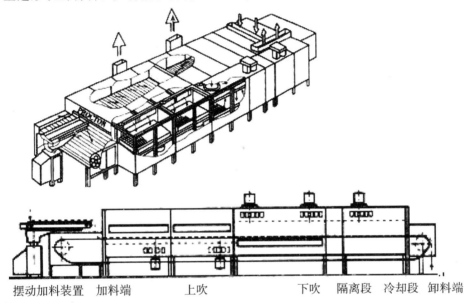

摆动加料装置　加料端　　　　上吹　　　　下吹　隔离段 冷却段 卸料端

图2-3-34　单级带式干燥器操作原理示意图

（2）多层带式干燥器。干燥室内设有多层传送带，层数可达15层，最常用的为3~5层。干燥室是一个不隔成独立控制单元段的加热箱体。物料送至干燥室后，在移动过程中从上一层自由洒落于下一层的带面上，如此反复运动，通过整个干燥器的带层，直至最后到达干燥器的底层。干物料由物料排出口收集获得。

3. 喷雾干燥器

喷雾干燥器用喷雾的方法将物料喷成雾滴分散在热空气中，物料与热气流（空气、氮气或热水蒸气）呈并流、逆流或混流的方式互相接触，使水分迅速蒸发，达到干燥目的，通常用于流体物料，如溶液、乳浊液、混悬液或膏状液等的干燥。喷雾干燥器主要由干燥塔、雾化器、空气加热器和空气输送器、供料器、旋风分离器等组成。料液由泵输送至雾化器，雾化后的雾滴与热气流在塔中接触，最后由旋风分离器在底部获得干燥产品。

优点：物料停留时间短，适于热敏性物料；所得产品为空心颗粒，操作稳定；能连续、自动化生产；由料液直接获得粉末产品，省去了蒸发、结晶、分离和粉碎操作。

缺点：传热系数低；设备体积庞大；操作弹性较小，热利用率低，能耗大。

雾化器按结构分为离心雾化器（圆周速度90~160 m/s）、压力雾化器、气流雾化器（压缩空气或蒸气≥300 m/s）。典型的喷雾干燥流程如图2-3-35所示。

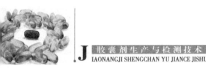

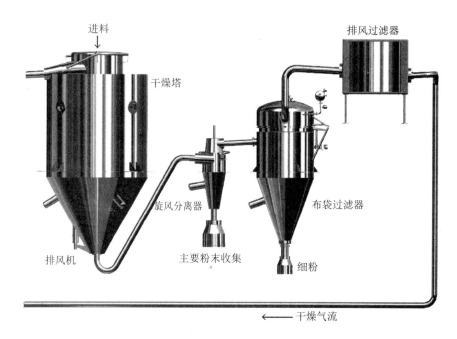

进料　干燥塔　排风过滤器

旋风分离器　布袋过滤器

排风机　主要粉末收集　细粉

← 干燥气流

图 2 - 3 - 35　喷雾干燥流程示意图

4. 流化床干燥器

流化床干燥器又称沸腾床干燥器。操作时，散粒状固体物料由加料器加入流化床干燥器中，过滤后的洁净空气加热后由鼓风机送入流化床底部，经分布板与固体物料接触，使颗粒悬浮而上下翻动，犹如"沸腾"一样。物料干燥后由排料口排出，废气由沸腾床顶部排出，经旋风除尘器和布袋除尘器回收固体粉料后排空。

此种干燥器由物料输送系统、热空气供给系统、干燥室、空气分布板、旋风分离器和卸料系统组成。

（1）单层立式流化床干燥器（图 2 - 3 - 36）。其可以进行连续式和间歇式两种干燥操作。单层流化床可能引起物料的返混合滞留，使颗粒在干燥器内的停留时间不均匀，部分颗粒未干燥就离开干燥器，而另一部分颗粒因停留时间过长而发生干燥过度的现象。为了保证物料能干燥均匀，操作稳定可靠，可采用卧式多室流化床干燥器。

优点：传热系数大，传热良好，干燥速率大；颗粒的停留时间比在气流干燥器内停留的时间长，颗粒在干燥器内的停留时间可任意调节；没有高速转动部件，结构简单，造价低廉，维修费用低；封闭性能好，物料不接触传动机械，不会有杂质混入。

缺点：对被干燥物料含水量、形状和粒径有一定限制，一

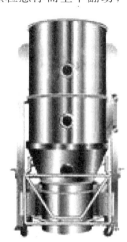

图 2 - 3 - 36　单层立式流化床干燥器设备图

般要求被干燥物料粒度范围为 0.3～6 mm，含水量为 2%～5%，湿颗粒为 10%～15%；易结块和含水量高的物料易发生堵塞和粘壁现象。

（2）卧式多室流化床干燥器。卧式多室流化床干燥器与单层立式流化床干燥器相比，在停留时间上较均匀，因此实际需要的停留时间少，热利用率高，干燥均匀，产品质量易于控制。其结构如图 2-3-37 所示。

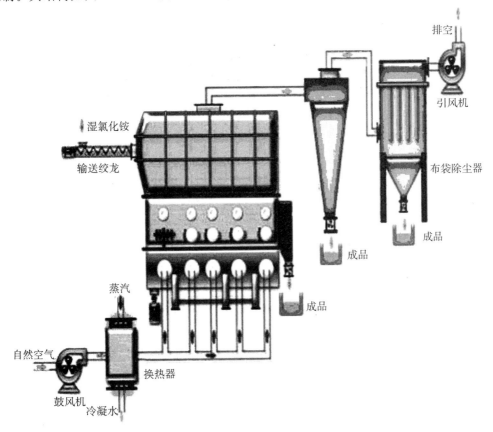

图 2-3-37　卧式多室流化床干燥器结构图

5. 真空耙式干燥器

当物料具有热敏性、易氧化性，或湿分为有机溶剂且具有危险性时，一般可采用真空干燥。真空干燥器的特点如下：①能用较低的温度得到较高的干燥速度，热量利用经济。但是，与常压干燥器相比，增加了真空系统，设备投资及操作费用高。②能低温干燥热敏性物料。③可干燥易氧化或可燃性物料。④适于干燥含有机溶剂或有毒气体的物料，溶剂易回收。⑤能将物料干燥到很低的含水量，故可用于低含水量物料的二次干燥。

真空耙式干燥器如图 2-3-38 所示，其主要组成部分有齿耙搅拌器、真空系统、加热及捕集系统等。被干燥物料从加料口加入后，把加料口盖严，并在壳体夹套通入热水，启动真空泵。干燥器装有齿耙组的主轴由电动机带动，经减速机减速后以 4 r/min 左右的速度正反转动。物料随着齿耙的正向转动移往两侧，当齿耙反向转动时物料由两侧汇至中

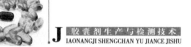

间。由于物料一边被热水间接加热，一边受到耙齿均匀搅拌，物料内的水分汽化，在真空系统的作用下，汽化的水蒸气经干式除尘器、湿式除尘器、冷凝器，从真空泵出口处放空。

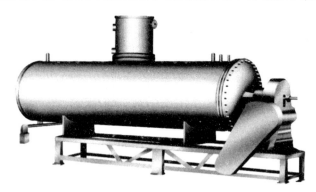

图 2-3-38　真空耙式干燥器设备图

干式除尘器捕集汽化水蒸气带走的物料及水蒸气冷凝后的水，湿式除尘器进一步冷凝汽化的水蒸气及捕集夹带的固体物。当干燥有害物料时，必须提高除尘器的效能，以免污染环境。冷凝器主要用于进一步冷凝汽化的水蒸气并排走冷凝水，保证真空泵能维持高的真空度，从而有利于物料内部水分和表面水分的更好汽化。湿物料的干燥时间随物料性质、进出口含湿量的不同要求、操作中真空度的高低及干燥介质的温度不同而长短不一，通常需十几个小时以上。

（1）壳体结构。壳体是由一个焊接加热外夹套的卧式钢制圆筒和两头配有法兰的封盖组成的。封盖与钢制壳体配合部分及装填料部分需进行切削加工，封盖与圆筒的中心线应相差 5 mm。安装时，封盖的中心线应低于圆筒的中心线，这样，在齿耙转动时能使壳体下侧的物料便于卸出。

整个壳体放在两个鞍式支座上。其中一个支座与基础之间要有一定的活动余地，以免夹套加热时设备膨胀而产生应力。

（2）齿耙结构。齿耙装置是由角度相反、分别套在传动轴两边的左向和右向的两组齿耙组成的。齿耙头部有一方形的孔与传动轴配合，装配时相邻耙齿之间相互错位。齿耙的末端有两种形状。一种是扁的，呈桨叶型；另一种也是扁的，但呈异型。其都与传动轴轴心线互成一定的角度（即左向和右向）。呈桨叶型的齿耙用于设备的中部，呈异型的齿耙用于设备的末端，以适合封盖内壁表面。

左向齿耙安装在一边，右向齿耙安装在另一边。所以，当物料加进来后，齿耙正反转时，物料先往两边而后往中间走，从而使物料受到均匀搅拌。这一方面使物料与壳体内壁接触时不致过热，另一方面使物料粉碎，增大汽化表面，促进干燥的进程。

（3）耙齿装置与壳体之间的密封。由真空耙式干燥器的干燥原理可知，在干燥器内物料被加热，物料内水分汽化，同时真空装置产生高真空抽走汽化的水蒸气，加剧物料内部水分、表面水分的逸出。如果转轴与壳体之间的密封不好，将大大降低设备内真空度，同时冷空气的进入会降低设备内物料的温度，影响干燥效能。

　　耙齿装置与壳体之间的密封，通常采用石棉作填料。这是一种简单而有效的密封结构。这种密封结构还将耙齿与耙齿之间压紧，减少了耙齿端面磨损，如图2-3-39所示。

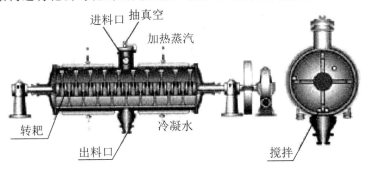

图2-3-39　真空耙式干燥器结构图

【知识链接】

沸腾干燥机标准操作规程

目的：规范沸腾干燥机操作。

范围：适用于干燥岗位。

职责：本岗位操作人员对本规程的实施负责。

内容：

1. 开机前准备

1.1　检查设备部件、紧固件是否有松动，保证无异常现象。

1.2　定期更换空气过滤器的滤布，以保证气流的畅通，确保干燥效果。

1.3　根据工艺经常检查布袋的完好程度，并定期清理或更换布袋。

1.4　检查系统的密封效果及配套部件的完好程度，发现问题及时解决。

2. 开机过程

2.1　开启总电源，观察仪表是否正常，检查电磁阀工作是否正常。

2.2　打开电源开关，加热，待混合室温度达到预定温度时加料。

2.3　开启引风机，调节风阀，使床内物料达到最佳沸腾状态。

2.4　调节热开关，保证混合室温度在规定范围内，待被干燥物料满足干燥要求后出料。

2.5　关掉截止阀，打开旁通阀，同时打开输水器旁通，放掉管道的污水垃圾，按相反的次序，关掉旁通阀，打开截止阀，然后把手动加热开关切换到自动位置。

3. 关机

3.1　使用完毕，关闭风机。

3.2　关掉蒸汽及总电源，清场，按清洗操作规程进行清洗。

4. 注意事项

　　如发现电磁阀打不开或关不死，应通知维修人员检查电磁阀下端有无垃圾，清理干净后才能生产。

CT-C 热风循环烘箱标准操作规程

目的：规范 CT-C 热风循环烘箱的标准操作规程。

范围：适用于 CT-C 热风循环烘箱。

职责：本岗位操作人员。

内容：

1. 开机前准备

1.1 检查供热源开关和电源开关及旁通阀是否正常。

1.2 设定好物料温度。

2. 开机

2.1 合上电源开关，注意指示灯有无指示。

2.2 按下风机按钮，检查风机转向是否正确。

2.3 将"手动/自动"切换开关放在"自动"位置，转到设定按钮，检查电磁阀是否动作灵活，然后设定好温度控制点、极限报警点，再将仪表投入使用。

2.4 将仪表拨动开关放在上限位置，同时旋转相应的设定电位器，此时数字显示的是所需的温度。用同样方法，设定好烘箱温度使用点，然后将仪表拨动开关放在测量位置。

2.5 检查电磁阀，关闭截止阀，打开旁通阀，同时打开输水器旁通阀，放掉管道中的污水垃圾，然后按相反的次序，关掉旁通阀，打开截止阀，将"手动/自动"切换开关置于"手动"位置。

2.6 按下加热按钮开关，并反复进行多次，从输水器旁通阀检查电磁阀的工作情况是否正常。

2.7 每次清洗后再做上述检查，直到无异常现象后，才能投入使用，并关掉旁通阀。

2.8 将电动执行器的位置置于开阀位置。

3. 关机

3.1 关闭加热开关。

3.2 关闭风机。

3.3 设备冷却后取出物料。

3.4 关闭电源。

4. 注意事项

4.1 在实际操作中，观察仪表及湿控是否相符。

4.2 进出物料时注意不要烧伤。

4.3 进出物料温度尽量降至40℃以下。

四、干燥岗位职责

按照批生产指令进行生产，按时按质按量完成生产任务。认真学习及严格执行工艺规程和岗位操作法（标准操作程序）。及时准确地填写生产记录，保证记录填写规范、真实。负责本岗位清场工作。负责本岗位设备的正常维护工作。认真执行安全生产制度，防止安全事故的发生。积极协助车间管理人员开展工作。积极完成上级交办的其他工作。

五、干燥岗位质量控制要点

（1）主药含量均匀。经测定主药含量应符合要求。由于干燥过程中不仅存在水的传质过程，同时也存在其他成分的传质过程，故单纯的含水量检查不能完全反映干燥的质量。但成分的检查通常难度较大，故干燥操作者对干燥工艺条件的控制成为避免成分挥发、破坏，防止污染，保证产品质量的重要环节。一般情况下，干燥过程需要重点控制的条件是温度、压力、进料量（或料层厚度）、干燥时间、翻动时间、风速、干燥器内外的清洁等。这些条件在岗位标准操作规程中均应明确规定，操作者必须严格执行。

（2）含水量适当。一般为 1%～3%，但个别品种例外，如四环素干燥颗粒的含水量达10%～12%。不少生产单位常以一定温度、一定干燥时间及干燥颗粒的得量来控制水分；也可用水分快速测定仪来测定颗粒的含水量；或利用红外线灯加热，使颗粒中的水分蒸发，经精密称量而得干粒水分含量。

（3）松紧（软硬）度。其松紧度以手指用力一捻能粉碎成细粒为宜。

（4）粗细度。干粒应由各种粗细不同者混合组成，一般干粒中以含有 24～30 目者占20%～40% 为宜，若粗粒或细粉过多，填充时装量差异较大。

六、干燥岗位标准操作规程

目的：建立固体车间干燥岗位标准操作规程。

范围：本规程适用于干燥岗位操作管理。

职责：车间主任、工艺员、QA、操作员对本标准实施负责。

内容：

1. 检查

（1）岗位或设备的清洁情况和环境检查。检查称量、备料及干燥间、设备是否洁净，有无上一班遗留品及与生产无关的物品，有无清场合格证，待用标识牌是否明确。

（2）设备检查。

①检查仪器、水、电、气是否正常。

②检查沸腾干燥机筒体内外是否清洁、布袋是否完好及上下边沿是否扎紧、是否处于密封状态。

③检查沸腾干燥机内外表面是否都已用丝光毛巾蘸 75% 乙醇擦拭消毒。

④检查电子台秤各部件是否完好、是否清洁，使用前接触药品部位要用 75% 乙醇消毒。

⑤检查沸腾床的料车及各部件是否洁净，压缩空气、蒸汽压力是否正常，布袋是否绑好。

（3）物料、余留物、物品检查。

①检查制好粒的湿料是否有异物，粒度、颜色等是否达到要求。

②检查现场是否有余留物。

③检查所需的生产器具、物料袋等物品是否达到洁净要求。

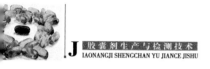

（4）状态标识检查。

①各物料是否有状态卡标明与内容物一致。

②生产状态标识牌是否已填写且挂上。

2. 调节、调试和准备

（1）状态标识调整。

①在称量间、干燥间门口挂上生产状态卡并填写车间名称、岗位、品名、规格、生产日期、批号、产量、有效期。

②启动干燥设备前查看设备上是否挂上设备运转状态牌。

（2）设备调试、准备。

①检查压缩空气管路是否正常无漏（包括表阀是否正常），压力是否在 0.65 MPa 左右。

②检查电气元件是否正常。

③检查蒸汽管路是否正常无漏（包括表阀是否正常）。

④打开蒸汽积水管路，放排积水后打开蒸汽总阀。

⑤通入压缩空气、蒸汽，合上控制电压开关。

（3）工器具准备。

①生产使用的各种容器具、筛网、不锈钢碗具及不锈钢铲使用 75％乙醇消毒并存放在干净的已消毒盆或桶中，标明"已消毒备用"和有效期限。

②生产过程中可能使用到的剪刀、扳手、螺丝刀等工具应洁净并消毒，标明"已消毒备用"和有效期限，按顺序整齐放置在工作桌上。

（4）记录表头。准备记录表头，按照生产指令填写品名、规格、生产批号、生产日期，并填写记录上检查项目内容。

3. 操作

①打开电源、压缩空气及水蒸气开关。

②将压缩空气调至 0.4～0.6 MPa，检查压缩空气、蒸汽管路是否正常，打开阀门分别调整至所需压力，打开电源开关。

③设定干燥所需温度：进风温度≤120℃；排风温度≤70℃。

④根据产品工艺要求把物料放入料车，推进缸中，看料车的搅拌齿轮与机器上的齿轮是否吻合，如吻合（否则把其调好），按"顶缸升"，启动风机，开启搅拌电动机，进行干燥。一段时间后，从探料器内取出样品，看是否达到干燥要求。

⑤干燥时，细粉料会粘在上部的布袋上，所以应不定期地开启自动清灰开关，或者手工清灰。

⑥在干燥过程中至少翻料 2 次。停机翻料操作程序如下：关闭加热开关、搅拌电动机、引风机，再清灰数次，放下顶升气缸，推出料车，翻料，然后按相反的顺序打开设备继续干燥。

⑦干燥完毕关闭蒸汽、风机和电源。干颗粒用 16 目筛网整粒后用电子台秤准确称量，转交混合岗位。

⑧记录填写、复核。记录由操作人员根据生产实际情况即时填写。由岗位班长和车间工艺员复核。

4. 清场

（1）原则标准：清洁时应先物后地、先内后外、先上后下、先拆后洗、先零后整。

（2）当班生产结束，当班进行清场，并即时填写操作记录。经 QA 检查合格后签字，挂"待用"标识牌。

（3）清洁操作规程。

①沸腾干燥机清洁、消毒。

a. 干燥完毕，关闭蒸汽、风机和电源。

b. 将料车拉出，拆除底部多层钢丝过滤网，放清洁盆中，使用饮用水浸泡，再用塑料刷刷洗，除去表面药粉。然后用 75% 乙醇浸泡，丝光毛巾擦洗即可。可以根据沸腾干燥机的实际风量来决定拆除底部多层钢丝过滤网与布袋的清洗消毒。

c. 先使用饮用水、丝光毛巾擦洗料车、设备支架等设备内外表面粉尘，常换饮用水，清洗至表面无粉迹为止，死角部位使用毛刷刷洗干净（用水不能擦洗干净的可以用 95% 乙醇擦洗）。再用纯化水清洗至洁净，最后用 75% 乙醇消毒。

d. 将多层钢丝过滤网、布袋逐件安装，将料车推入相应位置，启动气缸，使料斗上升，打开加热蒸汽，在 70℃ 烘干。如后面长时间无生产计划，应将布袋拆下，使用干净的塑料袋装好，于存桶间架层上存放。

e. 如果更换品种，必须使用碱液清洗设备内外表面，布袋使用碱液浸泡 10 分钟，再用纯化水清洗干净。

②容器具清洁干燥。使用容器具（包括物料桶、盆、碗具等）后清洗消毒，将容器具存放在容器具存放间指定架子上，待用。

③墙面、天棚、灯具清洁。用清洁盆盛装饮用水，将擦墙壁专用的丝光毛巾揉湿，用长柄拖把夹住毛巾擦洗至干净；再从洁具清洁间领用消毒剂（75% 乙醇、0.1% 新洁尔灭或 2% 石碳酸）擦拭消毒。

④用清洁桶盛装饮用水，使用地板专用无脱纤拖把拖洗地板至表面光洁、无尘、无油，再用消毒剂（75% 乙醇、0.1% 新洁尔灭或 2% 石碳酸）擦拭消毒。

（4）清洁结果判定。

①地面无积粉、无油污、无杂物、无死角等。

②日光灯、门窗、墙壁、天棚等应无积尘、灰垢和水迹。

③工具和盛器清洁后无杂物并定点存放整齐。

④设备内外应无粒状、片状和粉状的异物。

⑤操作间内不应有与生产无关的任何物品，包括无关文件和记录。

⑥清洁所用的工具、拖把、抹布等用后清洁消毒，于洁具清洗间指定架上存放。

（5）清场记录填写。

①清场完毕操作人员应即时填写清场记录且签名。

②岗位班长、段长和工艺员检查现场和记录情况并签名。

（6）状态标识。QA检查合格后发给清场合格证，并挂上"待用"标识牌；检查不合格的，需重新清场，直至达到合格要求。

5. 注意事项

（1）严禁压缩空气压力超出规定上限，即 0.6 MPa，以确保安全操作。

（2）搅拌时严禁料车移动，待物料流化良好后，应关闭搅拌电动机，以提高齿轮寿命。

（3）过滤袋如出现明显堵塞引起风量不足，需拆洗干净。

（4）遇有紧急情况应启动急停器，检查设备情况并报告车间管理人员，排除故障后确认无质量影响再运行。

（5）严格按工艺要求控制干燥温度，防止颗粒熔融、变质，并定时或不定时地记录干燥温度。

（6）干燥过程严禁无人操作。

（7）干燥设备清洗超过3天后使用，须重新清洗及消毒。

（8）每干燥两次为一个批号。

6. 异常情况处理

（1）如干燥好的干颗粒有异常，应立即报告车间主任并由相关部门领导决定使用与否。

（2）如设备有异常，自己不能处理，应立即通知维修人员来处理，等维修完毕、清洁消毒后方可使用。

（3）如在干燥过程中发现黑点、黄点，应将其挑干净，并及时查找原因，做出相应的处理，特别是对过滤布袋的检查。确认无安全隐患后，再干燥下一锅。

（4）如在干燥过程中布袋破裂，则应立即停机，把破的地方修补好或更换新的洁净、消毒、干燥的布袋。

（5）如运行中突然停电，应立即关闭蒸汽阀门。来电后先启动风机气罐。如温度过高，关小蒸汽阀门。

7. 异常记录的填写要求

（1）及时分析原因，及时填写。

（2）异常处理的措施、结果及时清楚填写。

（3）如情况严重，把相关部门领导的意见也填写在其中。

【课后思考】

1. 常用除湿方法有哪些？

2. 影响干燥的因素有哪些？

3. 干燥岗位常用设备有哪些？分别适用于什么样的物料？

4. 干燥岗位的质量控制要点有哪些？

【技能训练】

1. 按照 SOP 完成自制尼莫地平胶囊内容物的干燥工作，并按照 SOP 进行清场及完成生产记录的填写。

2. 按照 SOP 完成自制一清胶囊内容物的干燥工作，并按照 SOP 进行清场及完成生产记录的填写，见表 2-3-9。

表 2-3-9 干燥岗位生产记录

生产日期： 编号：

品名：	规格：		批号：	班次：		温度：		相对湿度：	
生产前准备	1. 操作间清场合格有清场合格证并在有效期内 2. 所用设备是否有设备完好证 3. 所用器具是否已清洁 4. 物料是否有物料卡 5. 是否挂上正在生产状态牌 6. 室内温湿度是否符合：温度 18℃～26℃；相对湿度 45%～65%					检查结果： 是 否 是 否 是 否 是 否 是 否 检查人：			
生产操作过程	操作要求		实际操作						
	风门开关大小：	风门开关大小				操作者			
		进风温度	出料温度	时间		进风温度	出料温度	时间	
	进风温度：								
	出料温度：								
	干燥时间：								
备注									

任务五　整　粒

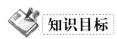 **知识目标**

熟悉整粒常用生产设备及其结构原理与使用保养规程；

熟悉整粒的质量控制要点；

熟悉整粒岗位安全生产、环境保护及劳动保护有关知识。

技能目标

能按照工艺要求及标准操作规程熟练完成整粒工作，并能进行生产过程中的质量控制；

能正确地使用和保养整粒岗位相关生产设备；

能及时正确地填写相关生产记录；

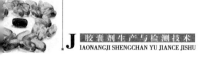

能处理生产过程中的突发情况。

一、知识准备

在干燥过程中，某些颗粒可能发生粘连，甚至结块。因此，要对干燥后的颗粒给予适当的整理，以使结块、粘连的颗粒散开，得到大小均匀一致的颗粒，这就是整粒的过程。一般采用过筛的办法整粒，所用筛网要比制粒时的筛网稍细一些；但如果干颗粒比较疏松，宜选用稍粗一些的筛网整粒，此时如果选用细筛，则颗粒易被破坏，产生较多的细粉。

二、生产要素

（1）生产环境。与粉碎、过筛与混合岗位操作室洁净度一样，一般要求达到 D 级。室内相对室外呈负压，并安装除尘装置。洁净区的区域温度为 18℃～26℃，相对湿度为 45%～65%。

（2）物料。干燥工序或一步制粒工序生产的干颗粒。

（3）人员。与制粒、干燥为同一班组人员。

三、整粒岗位常用生产设备

1. 快速整粒机

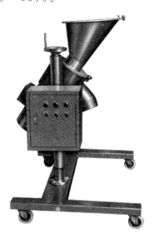

图 2-3-40　快速整粒机

快速整粒机（图 2-3-40）可用于片状原料的粉碎和整粒、块状原料的粉碎和整粒、结块原料的分解。加工的原料进入粉碎整粒机的进料口后，落入锥形工作室，由旋转回转刀对原料起旋流作用，并以离心力将颗粒甩向筛网面，同时，由于回转刀的高速旋转与筛网面产生剪切作用，颗粒在旋转刀与筛网间被粉碎成小颗粒并经筛网排出。粉碎的颗粒大小，由筛网的目数、回转刀与筛网之间的间距以及回转转速来调节。

◀小知识

> 原料粉碎、湿料制粒、干料整粒不合要求的药片，需回收利用的可按颗粒度的大小要求进行整粒。整粒机必须装有除尘装置，整粒机的落料漏斗应装有吸铁装置。

2. 摇摆式颗粒机

摇摆式颗粒机是通过机械转动使滚筒往复摆动，将干颗粒物料挤过筛网而完成整粒。调节筛网的紧松与滚筒的转速，可控制颗粒的粒度与密度。详见"任务三　制粒"中的"湿法制粒设备"。

【知识链接】

FZB-300 粉碎整粒机标准操作规程

目的：明确 FZB-300 粉碎整粒机的标准操作规程。

范围：适用于 FZB-300 粉碎整粒机。

职责：车间主任、技术员、整粒工序操作人员对本规程的实施负责。

内容：

1. 准备过程

1.1 检查生产现场、设备、容器的清洁状态，检查清场合格证，并核对其有效期。取下已清洁标识牌，挂上生产状态标志，按岗位工艺指令填写工作状态。

1.2 按岗位工艺指令核对物料品名、规格、批号、数量等。

1.3 根据需要粉碎、整粒加工的物料颗粒粒度更换筛网和调整回转刀与筛网间的间距。

1.3.1 筛网更换。拧松出料筒与工作腔连接螺母，取下出料筒，更换筛网。

1.3.2 回转刀与筛网之间的间距调整。用专用扳手固定回转轴，逆时针方向旋转回转刀，并取下回转刀；调换调整垫片（调整垫片厚度增加，则回转刀与筛网的间距减少，相反，调整垫片厚度减少，则回转刀与筛网的间距增大，要注意回转刀与筛网之间的间距最小不得小于 0.25 mm，否则将损坏筛网）。

1.3.3 顺时针方向旋转安装回转刀，用专用扳手固定回转轴，安装筛网，拧紧出料筒与工作腔连接螺母。

1.4 检查设备各部件、紧固件有无松动，发现问题及时排除。

1.5 空载试运行，确认无异状。

2. 粉碎、整粒

2.1 将储存加工成品的布袋口扎紧在出料筒口上。

2.2 打开料斗盖，加入所需粉碎、整粒加工的物料，并盖上料斗盖。

2.3 打开电源，启动开机按钮，调节调速变频器至适宜转速。

2.4 逐渐拉开进料闸板，使物料进入工作腔进行加工。

3. 结束过程

3.1 粉碎、整粒结束，调节调速变频器使转速为零，按下关闭按钮及电源。

3.2 按《FZB-300 粉碎整粒机清洁标准操作程序》进行清洗，经 QA 检查合格后，挂上已清洁状态标识。

3.3 按《FZB-300 粉碎整粒机维护和保养标准操作程序》维护和保养整粒机。

四、整粒岗位职责

进岗前按规定着装，进岗后做好厂房、设备清洁卫生，并做好操作前的一切准备工作。根据生产指令按规定程序领取物料。严格按生产工艺规程和整粒机标准操作程序进行操作。操作中要重点控制整粒筛网大小，保证颗粒质量符合标准。生产完毕，按规定进行物料移交，并认真填写各项记录。工作期间，严禁串岗、脱岗，不得做与本岗无关

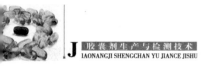

之事。工作结束或更换品种时，严格按本岗清场 SOP 进行清场。经常检查设备运转情况，注意设备保养，操作时发现故障应及时上报。

五、整粒岗位质量控制要点

（1）颗粒均匀度。

（2）粒度。

六、整粒岗位标准操作规程

目的：建立固体车间整粒岗位标准操作规程。

范围：本规程适用于整粒岗位操作管理。

职责：车间主任、工艺员、QA、操作员对本标准的实施负责。

内容：

1. 整粒前准备

（1）检查厂房、设备及容器的清洁状态，检查清场合格证，核对其有效期，取下生产标识牌，按生产部门标识管理规定进行定置管理。

（2）按生产指令填写工作状态，挂生产标识牌于指定位置。

（3）将所需用到的设备、工具和容器用 75％乙醇擦拭消毒。

2. 整粒

（1）核对颗粒的品名、批号、规格、数量，并检查其外观质量，如有异常及时报告。

（2）按照产品的工艺程序规定进行整粒。整粒时，随时检查筛网有无破损，如有破损及时更换，保证颗粒无铁屑等异物，整粒后要检查吸铁装置是否齐全。

（3）整粒后的粉头磨碎掺入预混的物料中。

（4）操作完毕，放出物料于已清洁过的衬袋桶内，称量，记录，并在物料桶内外贴上物品标签。

（5）生产完毕，将颗粒转移至总混间办理交接，填写生产记录，取下状态标识牌。

3. 清场

（1）挂清场牌，按清场标准操作程序、D 级洁净区清洁操作程序清洁、清场。

（2）清场完毕，填写清场记录。QA 检查合格，发清场合格证，挂已清场牌。

【课后思考】

1. 整粒的目的是什么？

2. 常用整粒设备有哪些？

3. 整粒岗位的质量控制要点有哪些？

【技能训练】

1. 按照 SOP 完成自制尼莫地平胶囊内容物整粒工作，并按照 SOP 进行清场及完成生产记录的填写。

2. 按照 SOP 完成自制一清胶囊内容物整粒工作，并按照 SOP 进行清场及完成生产记录的填写，见表 2 - 3 - 10。

表 2－3－10 整粒岗位生产原始记录

生产日期： 编号：

品名：		规格：	批号：	班次：	温度：	相对湿度：
生产前准备	1. 操作间清场合格有清场合格证并在有效期内 2. 所用设备是否有设备完好证 3. 所用器具是否已清洁 4. 物料是否有物料卡 5. 是否挂上正在生产状态牌 6. 室内温湿度是否符合：温度 18℃～26℃；相对湿度 45%～65%				检查结果： 是　否 是　否 是　否 是　否 是　否 是　否 检查人：	
生产操作过程	领料量			领料人		
	筛网目数			操作人		
	干颗粒重量：（kg）	干颗粒含水量：（%）	水分：（%）		分析人：	
	设备运转情况					
	干颗粒收得率＝干颗粒重量÷投料总量×100%＝					
	物料平衡＝干颗粒总量＋废损量÷投料总量×100%＝					
备注						

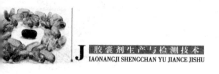
项目四　硬胶囊填充

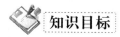
知识目标

熟悉硬胶囊填充前物料的处理方式；

熟悉粉体流动性与填充性的表示方法及其对填充的影响；

熟悉硬胶囊填充岗位质量控制要点、中间体的质量标准及检查方法；

熟悉硬胶囊填充过程中常见质量问题产生的原因及解决方法；

熟悉硬胶囊填充的生产设备结构原理及使用保养规程；

熟悉硬胶囊填充岗位安全生产、环境保护及劳动保护有关知识。

技能目标

能按照工艺要求及标准操作规程熟练完成硬胶囊填充工作，并能进行生产过程中的质量控制；

能正确地使用和保养硬胶囊填充岗位相关生产设备；

能及时正确地填写相关生产记录；

能处理生产过程中的突发情况。

一、知识准备

（一）物料的处理

若纯药物粉碎至适宜粒度能满足硬胶囊的填充要求，可直接填充。但多数药物由于流动性差等方面的原因，均需加一定的稀释剂、润滑剂等辅料才能满足填充（或临床用药）的要求。一般可加入蔗糖、乳糖、微晶纤维素、变性淀粉、二氧化硅、硬脂酸镁、HPC 等以改善物料的流动性或避免分层。也可加入辅料制成颗粒后进行填充。

（二）粉体的流动性与填充性

1. 粉体的流动性

粉体的流动性与粒子的形状、大小、表面状态、密度、空隙率等有关，加上颗粒之间的内摩擦力和黏附力等复杂因素，粉体的流动性无法用单一的物性值来表示。然而粉体的流动性对胶囊剂、颗粒剂、片剂等制剂的重量差异以及正常的生产操作影响较大。粉体的流动形式很多，如重力流动、振动流动、压缩流动、流态化流动等，其对应的流动性的评价方法也有所不同。表 2-4-1 列出了粉体流动形式与相应流动性的评价方法。

表 2 - 4 - 1　粉体流动形式与相应流动性的评价方法

种类	现象或操作	流动性的评价方法
重力流动	瓶或加料斗中的流出，旋转容器型混合器，填充	流出速度，壁面摩擦角休止角，流出界限孔径
振动流动	振动加料，振动筛填充，流出	休止角，流出速度，压缩度，表观密度
压缩流动	压缩成形（压片）	压缩度，壁面摩擦角，内部摩擦角
流态化流动	流化床干燥，流化床造粒，颗粒或片剂的空气输送	休止角，最小流化速度

（1）粉体流动性的评价与测定方法。

①休止角（angle of repose）。粒子在粉体堆积层的自由斜面上滑动时受到重力和粒子间摩擦力的作用，当这些力达到平衡时粒子处于静止状态。休止角是此时粉体堆积层的自由斜面与水平面所形成的最大角。常用的测定休止角的方法有注入法、排出法、容器倾斜法等，如图 2 - 4 - 1 所示。休止角不仅可以直接测定，也可以通过测定粉体层的高度和圆盘半径后计算而得，即 $\tan\theta$＝高度/半径。测定休止角是检验粉体流动性好坏最简便的方法。

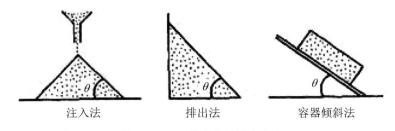

注入法　　　　　排出法　　　　　容器倾斜法

图 2 - 4 - 1　休止角的测定方法

休止角越小，说明摩擦力越小，流动性越好，一般认为 $\theta \leqslant 30°$ 时流动性好，$\theta \leqslant 40°$ 时可以满足生产过程中对流动性的要求。黏性粉体或粒径小于 $100~\mu m$ 的粉体粒子间相互作用力较大而流动性差，相应的休止角较大。值得注意的是，测量方法不同所得数据有所不同，数据重现性差，所以不能把它看作粉体的一个物理常数。

②流出速度（flow velocity）。流出速度是将物料加入漏斗中，用全部物料流出所需的时间来描述的量，测定装置如图 2 - 4 - 2 所示。如果粉体的流动性很差而不能流出，可加入粒径为 $100~\mu m$ 的玻璃球助流，测定自由流动所需玻璃球的量（$W\%$），以表示流动性。加入量越多，流动性越差。

③压缩度（compressibility）。将一定量的粉体轻轻装入量筒后测量最初松体积；采用轻敲法使粉体处于最紧状态，测量最终的体积；计算最松密度 ρ_a 与最紧密度 ρ_p；根据下式

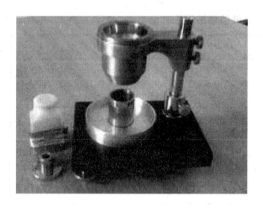

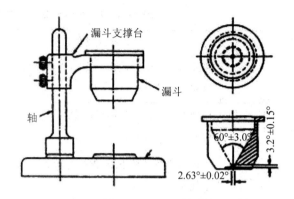

图 2-4-2　粉体流出速度的测定装置

计算压缩度 C：

$$C = \frac{(\rho_p - \rho_a)}{\rho_p} \times 100\%$$

　　压缩度是粉体流动性的重要指标，其大小反映粉体的凝聚性、松软状态。压缩度在 20% 以下时，流动性较好。压缩度增大时，流动性下降。当 C 值达到 40%～50% 时，粉体很难从容器中自动流出。

　　（2）粉体流动性的影响因素与改善方法。粒子间黏着力、摩擦力、范德华力、静电力等的作用会阻碍粒子的自由流动，影响粉体的流动性。可采取以下措施减弱这些力的作用：

　　①增大粒子尺寸。对黏附性的粉末粒子进行造粒，以减少粒子间的接触点数，降低粒子间的附着力、凝聚力。

　　②改变粒子形态及表面粗糙度。球形粒子表面光滑，能减少接触点数，降低摩擦力。

　　③控制含湿量。由于粉体的吸湿作用，粒子表面会吸附水分而增加粒子间的黏着力，因此适当干燥有利于减弱粒子间作用力。

　　④加入助流剂。在粉体中加入 0.5%～2% 滑石粉、微粉硅胶等助流剂可大大改善粉体的流动性。这主要是因为微粉粒子在粉体粒子表面填平粗糙面而形成光滑表面，可降低阻力、减少静电力等，但过多的助流剂反而会增加阻力。

　　2. 粉体的填充性

　　（1）粉体填充性的表示方法。填充性是粉体集合体的基本性质，在胶囊剂、片剂的装填过程中具有重要意义。粉体填充状态指标见表 2-4-2。

表 2-4-2　填充状态的指标

指标	英文	定义	计算公式
松比容	specific volume	粉体单位重量（kg）所占体积	$v = \dfrac{V}{W}$
松密度	bulk density	粉体单位体积（cm³）的重量	$\rho = \dfrac{W}{V}$

指标	英文	定　义	计算公式
空隙率	porosity	粉体的松体积中空隙所占体积比	$\varepsilon=\dfrac{(V-V_t)}{V}$
空隙比	void ratio	空隙体积与粉体真体积之比	$e=\dfrac{(V-V_t)}{V_t}$
填充率	packing fraction	粉体的真体积与松体积之比	$g=V_t/V=1-\varepsilon$
配位数	coordination number	一个粒子周围相邻的其他粒子个数	

注：W 表示粉体质量，V 表示粉体的总体积，V_t 表示粉体的真体积。

松密度与空隙率反映粉体的填充状态，紧密填充时松密度大，空隙率小。

（2）颗粒的排列模型。颗粒的装填方式影响粉体的体积与空隙率。粒子的排列方式中最简单的模型是大小相等的球形粒子的填充方式。图 2-4-3 是由 Graton 研究得出的著名的 Graton-Fraser 模型。表2-4-3列出了不同排列方式的一些参数。

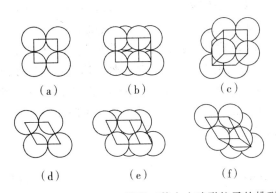

（a）　　　　　（b）　　　　　（c）

（d）　　　　　（e）　　　　　（f）

图 2-4-3　Graton-Fraser 模型（等大小球形粒子的排列图）

表 2-4-3　等大小球形粒子在规则填充时的一些参数

填充名称	空隙率	接触点数	排列号码
立方格子形填充	47.64%	6	a
斜方格子形填充	39.54%	8	b
四面契格子形填充	30.19%	10	d
棱面格子形填充	25.95%	12	c

由表 2-4-3 可以了解到：球形颗粒在规则排列时，接触点数最小，为 6，其空隙率最大（47.64%），接触点数最大为 12，此时空隙率最小（25.95%）。理论上球形粒子的大小不影响空隙率及接触点数，但在粒径小于某一限度时，其空隙率变大，接触点数变少。这

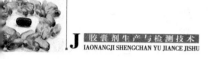

是因为粒径小的颗粒自重小，附着、聚结作用强，从而在接触点数较小的情况下能够互相支撑。

（3）填充状态的变化与速度方程。容器中轻轻加入粉体后给予振动或冲击时粉体层的体积减小，这种粉体体积减小的程度也是粉体的特性之一，与流动性密切相关。对粉体层进行振荡时，粉体层密度的变化可由振动次数和体积的变化求得。这种填充速度可由川北方程和久野方程进行分析。

川北方程：

$$\frac{n}{C} = \frac{1}{ab} + \frac{n}{a}$$

久野方程：

$$\ln(\rho_f - \rho_n) = -kn + \ln(\rho_f - \rho_0)$$

式中：ρ_0、ρ_n、ρ_f——最初（0 次）、n 次、最终（体积不变）的密度；

$\qquad$ C——体积减小度，即 $C = (V_0 - V_n)/V_0$；

$\qquad$ a——最终的体积减小度，a 值越小流动性越好；

$\qquad$ k，b——填充速度常数，其值越大填充速度越快，填充越容易进行。

在一般情况下，粒径越大 k 值越大。根据上式，对 $n/C \sim n$，$\ln(\rho_f - \rho_n) \sim n$ 作图，根据测得的斜率、截距求算有关参数，如 a、b、k、C。

（4）助流剂对填充性的影响。助流剂的粒径较小，一般为 40 μm 左右，与粉体混合时在粒子表面附着，减弱粒子间的黏附力从而增强流动性，增大填充密度。助流剂微粉的添加量在 0.05% ~ 0.1%（质量分数）范围内最适宜，过量加入反而会减弱流动性。如在马铃薯淀粉中加入微粉硅胶，使淀粉粒子表面20% ~ 30%被硅胶覆盖，可防止粒子间的直接接触，使黏着力下降到最低，松密度上升到最大。

【小资料】

$\qquad$ 粉体的黏附性与凝聚性：在粉体的处理过程中经常发生黏附器壁或凝聚的现象。黏附性（adhesion）系指不同分子间产生的引力，如粉体的粒子与器壁间的黏附；凝聚性（cohesion）（或黏着性）系指同分子间产生的引力，如粒子与粒子间发生黏附而形成聚集体（randomfloe）。产生黏附性与凝聚性的主要原因是：①在干燥状态下主要由范德华力与静电力发挥作用；②在润湿状态下主要由粒子表面存在的水分形成液体桥或由于水分的减少而产生的固体桥发挥作用。在液体桥中溶解的溶质干燥而析出结晶时形成固体桥，这正是吸湿性粉末容易固结的原因。一般情况下，粒度越小的粉体越易发生黏附与凝聚，因而影响流动性、填充性。以造粒方法增大粒径或加入助流剂等是防止黏附、凝聚的有效措施。

二、生产要素

1. 生产环境

硬胶囊填充在 D 级洁净区内完成。图 2-4-4 为硬胶囊生产工艺流程图。胶囊填充岗位对湿度与温度要求较严格，应保持干燥，温度为 25℃ 左右，相对湿度为35% ~ 45%。

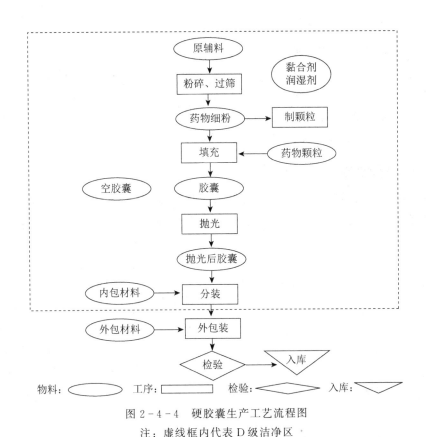

图 2-4-4　硬胶囊生产工艺流程图

注：虚线框内代表 D 级洁净区

2. 物料

囊心物分药物与辅料两个部分。可以粉末混合，或制成颗粒、微囊、分子囊等形式再实施填充，制成胶囊剂。普通硬胶囊常用辅料有稀释剂、吸收剂，必要时可添加助流剂。稀释剂的作用是稀释药物，扩充药物体积，适应胶囊的大小及临床用药的要求，主要用于剂量小的药物。吸收剂的作用是吸收液体以便于胶囊的填充，主要用于含有液体组分的胶囊剂。为增加粉体的流动性，减少分层，保证药物快速而精确地流入空囊壳内，有时需添加润滑剂，如聚硅酮、二氧化硅、硬脂酸、滑石粉、甲基纤维素、羟乙基纤维素等。

◀小知识▶

　　硬胶囊填充岗位通过合格粉末与粉碎、过筛、混合岗位衔接，故中间体粉末的合格证是物料准许进入本岗位的放行标志。填充好的硬胶囊需进入中间体站存放，待检验合格后，才能进入下一个工序进行内包装，从而与包装岗位衔接。各工序的放行确认是药品生产质量控制的重要措施，必须在工作过程中予以严格执行。

　　随着社会分工的逐步细化，药品包装材料生产业务逐渐从药品生产企业中划分出来，形成了独立的业务市场，使药品行业的价值链发生变化，成为制剂工艺相关专业人才就业的新领域。除空胶囊外，各种药物制剂包装材料，如包装瓶、盖、盒、袋等，均在药品包装材料企业中生产并供应市场。药品生产企业可根据需要从市场购进药品包装材料。

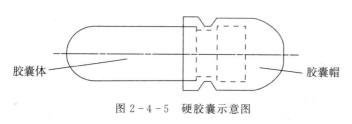

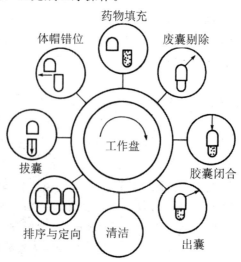

3. 人员

胶囊填充岗位的工作分备料、填充、抛光三个子过程。一般情况下，填充与抛光由一个班组的人员完成。不同的胶囊剂，物料处理的方法与要求不同，备料业务的复杂程度也有很大差别。如只需简单地粉碎、混合，则备料任务可以由填充岗位同班组人员完成。如需将药物进行包囊或其他的工艺处理，则备料任务应由另一岗位的人员完成。填充岗位人员通过物料中转、传递的方式进行交接从而完成工艺衔接。

三、硬胶囊填充岗位生产设备

硬胶囊剂是一种将粉状、颗粒状、小片或液体药物填充入以食用明胶为主要原料制成的空胶囊中的药物剂型。填充物以粉状和颗粒状药物较为常见。由于硬胶囊剂具有生产工艺简单、服用方便、药物稳定性好、药物溶解迅速、生物利用度高、见效快等特点，因此发展很快。目前，国内外生产的药品剂型中，除了片剂、注射剂外，硬胶囊剂已列为第三大剂型。硬胶囊一般呈圆筒形，由胶囊体和胶囊帽套合而成（图2-4-5）。胶囊体的外径略小于胶囊帽的内径，二者套合后可通过锁紧槽锁紧。

图 2-4-5 硬胶囊示意图

（一）全自动胶囊填充机

全自动胶囊填充机的工作台面上设有可绕轴旋转的工作盘，工作盘可带动胶囊板做周向旋转。围绕工作盘设有空胶囊排序与定向、拔囊、废囊剔除、胶囊闭合、出囊和清洁等机构。图2-4-6为全自动胶囊填充机工艺全过程示意图。工作台下的机壳内设有传动系统，将运动传递给各机构，以完成工序操作。

图 2-4-6 全自动胶囊填充机工艺全过程示意图

（1）排序与定向：自贮囊斗落下的杂乱无序的空胶囊经排序与定向装置后，被排列成胶囊帽在上、胶囊体在下的状态，并逐个落入主工作盘上的囊板孔中。

（2）拔囊：在真空吸力的作用下，胶囊体落入下囊板孔中，而胶囊帽则留在上囊板孔中。

（3）体帽错位：上囊板连同胶囊帽一起移开，胶囊体的上口置于定量填充装置的下方。

（4）药物填充：药物由药物定量填充装置填充进胶囊体中。

（5）废囊剔除：将未拔开的空胶囊从上囊板孔中剔除出去。

（6）胶囊闭合：上、下囊板的轴线对齐，通过外加压力使胶囊帽与胶囊体闭合。

（7）出囊：闭合胶囊被出囊装置顶出囊板孔，并从胶囊滑道进入包装工序。

（8）清洁：清洁装置将上、下囊板孔中的药粉、胶囊皮屑等污染物清除。随后进入下一个操作循环。

由于每一区域的操作工序均要占用一定的时间，因此主工作盘被设计成间歇转动的运动方式。全自动胶囊填充机外形如图2-4-7所示。下面我们分别介绍全自动胶囊填充机的空胶囊排序与定向、拔囊、药物填充、废囊剔除、胶囊闭合、出囊和清洁等装置。

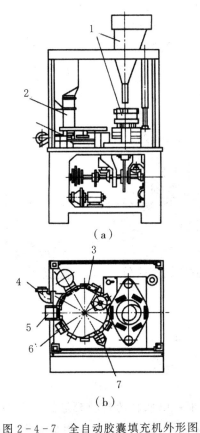

图 2-4-7 全自动胶囊填充机外形图

（a）外形图；（b）俯视图

1—药物填充装置；2—空胶囊排序与定向装置；

3—拔囊装置；4—清洁装置；5—出囊装置；

6—胶囊闭合装置；7—废囊剔除装置

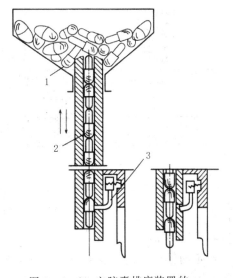

图 2-4-8 空胶囊排序装置的

结构与工作原理图

1—贮囊斗；2—落料器；3—卡囊簧片

1. 空胶囊的排序与定向装置

从空胶囊生产厂家采购来的空心硬胶囊均为体帽合一的套合空胶囊,使用前,首先要对杂乱的空胶囊进行排序。空胶囊排序装置的结构与工作原理如图2-4-8所示。

落料器的上部与贮囊斗相通,落料器内部设有多个圆形孔道,每一孔道的下部均设有卡囊簧片。工作时,落料器做上下往复滑动,使空胶囊进入落料器的孔中,并在重力作用下下落。当落料器上行时,卡囊簧片将一个胶囊卡住。落料器下行时,卡囊簧片松开空胶囊,空胶囊在重力作用下由下部出口排出。当落料器再次上行时,卡囊簧片又将下一个空胶囊卡住。这样,落料器上下往复滑动一次,每一孔道就输出一粒空胶囊。

由排序装置排出的空胶囊有的胶囊帽在上,有的胶囊帽在下。为便于空胶囊的体帽分离及药物的填充,需进一步将空胶囊按帽在上、体在下的方式进行定向排列。空胶囊的定向排列可由定向装置完成。该装置设有滑槽和推爪。滑槽可在槽内做水平往复运动,如图2-4-9所示。工作时,空胶囊依靠自重落入滑槽中。由于滑槽的宽度(与纸面垂直的方向上)略大于胶囊体的直径而略小于胶囊帽的直径,因此滑槽对胶囊帽有一个夹紧力,但并不夹紧胶囊体。同时,推爪只作用于直径较小的胶囊体中部。这样,当推爪推动胶囊体运动时,胶囊体将围绕滑槽与胶囊帽的夹紧点转动,使胶囊体朝前,并被推向定向器座的边缘。此时,垂直运动的压囊爪使胶囊体翻转90°,并将其垂直推入囊板孔中。

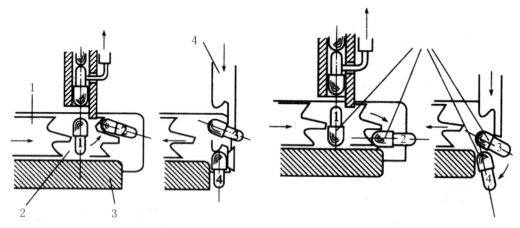

图2-4-9 空胶囊的定向装置示意图
1—推爪;2—滑槽;3—定向器座;4—压囊爪

2. 拔囊装置

经定向排序后的空胶囊还需将囊体与囊帽分离开来,以便将药物填充进去。空胶囊的体帽分离操作可由拔囊装置完成。该装置由上、下囊板以及真空分配板组成(图2-4-10)。空胶囊被压囊爪推入囊板孔后,真空分配板上升,与下囊板闭合,顶杆随气体分配板同步上升并伸入到下囊板孔中,真空接通,实现空胶囊的体帽分离。由于上、下囊板孔的直径相同,且都为台阶孔,上、下囊板台阶孔的直径分别小于囊帽和囊体的直径。当囊体被真空吸至下囊板孔中时，上囊板孔中的台阶风挡住囊帽下行，下囊板孔中的台阶可使囊体下行至一定位置时停止，从而达到体帽分离的目的。

3. 药物填充装置

空胶囊体帽分离后，上、下囊板孔的轴线随即错开，接着药物填充装置将药物定量填入胶囊体中，完成药物填充过程。药物填充装置由药物送进装置和药物定量填充装置组成。

药物送进装置如图 2-4-11 所示，其功能是将药物搅拌均匀，并将药物送入计量分配室，通过转动手柄和丝杠可以调整下料口与计量分配室的高度到适当的位置，下料多少通过接近开关实现自动控制，当分配室的药料高度低于要求时自动启动电动机送料，达到所需高度便自动停止。同时，可通过调节搅拌螺杆转速改变进料速度，使之与填充机构相适应。

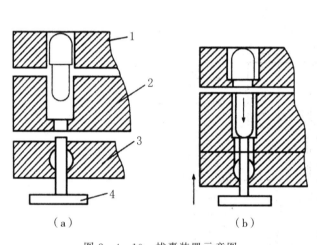

图 2-4-10 拔囊装置示意图

（a）按通真空前；（b）接通真空后

1—上囊板；2—下囊板；3—真空分配板；4—顶杆

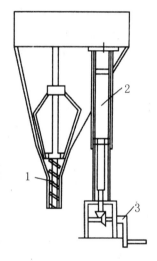

图 2-4-11 药物送进装置示意图

1—搅拌螺杆；2—丝杆；3—手柄

药物定量填充装置的类型很多，如填塞式定量填充装置、间歇插管式定量填充装置、活塞-滑块式药物定量填充装置和真空药物定量填充装置等。

不同的填充方式适应于不同药物的分装，需按药物的流动性、吸湿性、物料状态（粉状或颗粒状、固态或液态）选择填充方式和机型，以确保生产操作和分装重量差异符合现行版《中国药典》的要求。

（1）填塞式药物定量填充装置如图 2-4-12 所示，它是用填充杆逐次将药物夯实在定量杯里完成定量填充过程的。计量盘上有多个小孔，组成定量杯。药物进入定量杯后，填充杆多次将落入定量杯中的药物夯实，压成有一定密度和重量相等的药柱充入胶囊体。

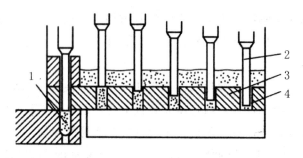

图 2-4-12　填塞式药物定量填充装置示意图
1—胶囊体；2—填充杆；3—计量盘；4—定量杯

（2）间歇插管式药物定量填充装置如图 2-4-13 所示，是将空心定量管插入药粉斗中，利用管内的活塞将药物压紧成为药柱，然后定量管上升，并旋转 180°至胶囊体的上方。随后活塞下降，将药柱压入胶囊体中，完成药物填充过程。调节药粉斗中的药粉高度以及定量管内活塞的行程，可调节填充量。

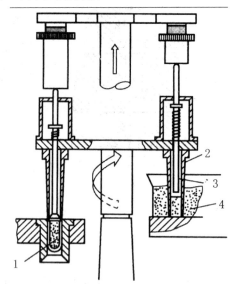

图 2-4-13　间歇插管式药物定量填充装置示意图
1—胶囊体；2—定量管；3—活塞；4—药粉斗

（3）活塞-滑块式药物定量填充装置如图 2-4-14 所示，装盘上设有若干个定量圆筒，每一个圆筒内均有一个可上下移动的活塞。工作时，定量圆筒随转盘一起转动。当定量圆筒转至第一料斗下方时，活塞下行一定距离，使第一料斗中的药物进入定量圆筒。当定量圆筒转至第二料斗下方时，定量活塞又下行一定距离，使第二料斗中的药物进入定量圆筒。当定量圆筒转至下囊板的上方时，定量活塞下行至适当位置，使药物经支管填充进胶囊体。由于该装置设有两个料斗，因此可将两种不同药物的颗粒或微丸（如速释微丸和控释微丸）装入同一胶囊中，从而使药物在体内迅速达到有效治疗浓度并维持较长的作用时间。

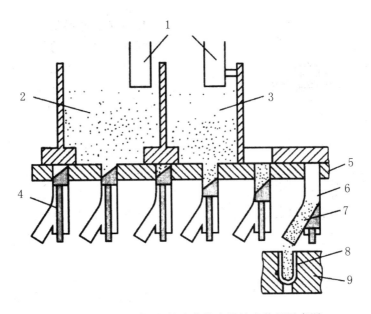

图 2-4-14　活塞-滑块式药物定量填充装置示意图

1—加料器；2—第一料斗；3—第二料斗；4—活塞；5—转盘；6—定量圆筒；7—支管；8—胶囊体；9—下囊板

（4）真空药物定量填充装置如图 2-4-15 所示。真空药物定量填充装置是一种连续式药物填充装置，其工作原理是先利用真空将药物吸入定量管，再利用压缩空气将药物吹入胶囊体。定量管内设有定量活塞，活塞的下部安装有尼龙过滤器，调节定量活塞的位置可控制药物的填充量。在取料或填充过程中，定量管可分别与真空系统或压缩空气系统相连。取料时，定量管插入料槽，在真空的作用下，药物被吸入定量管。填充时，定量管位于胶囊体的上部，在压缩空气的作用下，将定量管中的药物吹入胶囊体。

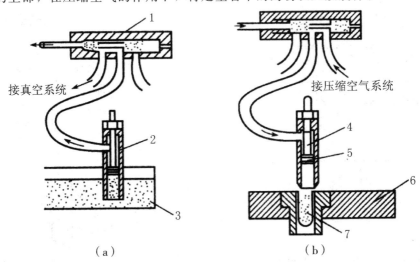

接真空系统　　　　　　　　接压缩空气系统

（a）　　　　　　　　（b）

图 2-4-15　真空药物定量填充装置示意图

（a）将药物吸入定量管；（b）将药物吹入胶囊体

1—切换装置；2—定量管；3—料槽；4—定量活塞；5—尼龙过滤器；6—下囊板；7—胶囊体

胶囊剂生产与检测技术
JIAONANGJI SHENGCHAN YU JIANCE JISHU

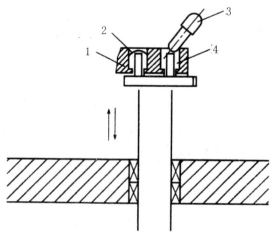

图 2-4-16 废囊剔除装置结构图

1—上囊板；2—胶囊帽；3—未拔开的空胶囊；4—顶杆

4. 废囊剔除装置

废囊剔除装置的结构如图 2-4-16 所示。个别胶囊可能会因某种原因而使体帽未能分开，这些空胶囊一直滞留于上囊板孔中，并未填充药物。为防止这些空胶囊混入成品中，应在胶囊闭合前将其剔除出去。废囊剔除装置工作过程如下：上、下囊板转动至剔除装置并停止时，顶杆上升，伸到上囊板孔中，若囊板孔中仅有胶囊帽，则上行的顶杆对胶囊帽不产生影响；若囊板孔中存有未拔开的空胶囊，则上行的顶杆就会将其顶出囊板孔。

5. 胶囊闭合装置

胶囊闭合装置的结构如图 2-4-17 所示，胶囊闭合装置由压板和顶杆组成。当上、下囊板的轴线对中后，压板下行，将胶囊帽压住。同时，顶杆上行伸入下囊板孔中顶住胶囊体下部。随着顶杆的上升，胶囊体帽闭合并锁紧。调节弹性压板和顶杆的运动幅度，可使不同型号的胶囊闭合。

6. 出囊装置

出囊装置结构如图 2-4-18 所示。当轴线对中的上、下囊板携带闭合胶囊随工作盘旋转时，顶杆处于低位，即位于下囊板下方。当携带闭合胶囊的上、下囊板工作盘旋转至出囊装置上方并停止时，顶杆上升，其顶端自下而上伸入囊板孔中，将闭合胶囊顶出囊板孔，进入出囊滑道中，并被输送至包装工序。

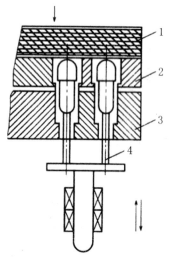

图 2-4-17 胶囊闭合装置结构图

1—压板；2—上囊板；3—下囊板；4—顶杆

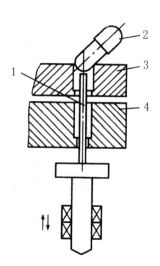

图 2-4-18 出囊装置结构图

1—顶杆；2—胶囊；3—上囊板；4—下囊板

7. 清洁装置

上、下囊板经过拔囊、填充药物、出囊等工序后，囊板孔可能会受到污染。因此，在进入下一周期的循环操作之前，应通过清洁装置对囊板孔进行清洁。清洁装置如图2-4-19所示，通过吸真空的方式将上、下囊板孔中的药物、囊皮屑清理干净，然后进入下一个周期的循环操作。

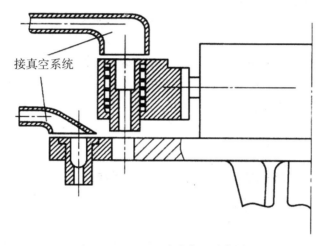

接真空系统

图 2-4-19 清洁装置示意图

（二）胶囊抛光机

胶囊剂制成成品后周围会有许多药粉或颗粒，生产中一般需用胶囊抛光机清除药粉并对胶囊进行抛光处理，这样可使胶囊光洁、透亮。

胶囊抛光机主要由料斗、抛光筒、密封筒、毛刷、联轴器、分体式轴承座、电动机、配电箱、去废头、出料斗和机架等组成（图2-4-20），胶囊抛光机在片剂生产中也可使用，其作用及工作原理与在胶囊剂生产中相同。

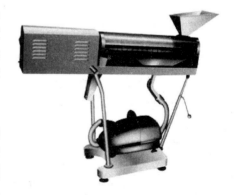

1. 工作原理

毛刷旋转运动，带动胶囊沿抛光筒管壁做圆周螺旋运动，使胶囊顺螺旋弹簧前进，在与毛刷、抛光筒壁的不断摩擦下，胶囊壳外表被抛光，被抛光的胶囊从出料口进入废斗。在去废器中，由于负压的作用，胶囊在气流作用下，重量小的不合格胶囊上升，通过

图 2-4-20 胶囊抛光机设备图

吸管进入吸尘器内，重量大的合格胶囊继续下落，通过活动出料斗出料，有效达到抛光去废目的。抛光过程中被刷落的药粉及细小碎片，通过抛光筒壁上的小孔进入密封筒后，被吸入吸尘器内回收。

2. 使用方法及调整

（1）在抛光密封筒的下方，接上专用工业吸尘器的其中一根吸管；在去废器上方，接

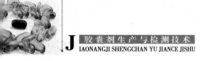

上专用工业吸尘器的另一根吸管。

（2）接通工业吸尘器及抛光机电源，并调整抛光机转速。用少量带废壳胶囊进行试机，调整去废器负压进风量，以刚好能去除空壳胶囊为宜。如负压进风太大，有可能把好的胶囊吸除，太小则不能起到去废作用。去废风量在工业吸尘器进口的调节板调节，去废情况可从去废器前方观察板观察。吸除药粉的吸管风量，也在工业吸尘器调节板调节。

（3）做好上述准备工作后，方可进行工作。

（4）每班次完工后及时清理抛光机及工业吸尘器。必要时，在工作中途亦应对工业吸尘器进行清理。

（5）调整方法。①抛光机转速调节：由电子调速器整理。对易碎的胶囊，转速可适当调低，反之可适当调高。用于片剂抛光时转速可适当调低。②抛光筒倾斜调节：倾斜度由尾部支板调节，倾斜度大抛光效果好，倾斜度小生产效率高。③工业吸尘器调整：专业工业吸尘器有两套吸尘管装置，各有吸风量调节板，风量大小根据使用情况调节。

【知识链接】

NJP-1200 全自动胶囊填充机标准操作规程

目的：明确 NJP-1200 全自动胶囊填充机的标准操作规程。

范围：适用于 NJP-1200 全自动胶囊填充机。

职责：车间主任、技术员、硬胶囊填充工序操作人员对本标准实施负责。

内容：

1. 准备过程

1.1 检查生产现场、设备、容器的清洁状态。

1.2 检查压缩空气管路、吸尘器管路、真空泵管路是否与主机接通。

1.3 检查复核物料品名、规格，并将空胶囊加入胶囊罐中，将药粉加入粉斗中。

2. 操作过程

2.1 接通电源，用手柄转动主电动机轴，机器运转 1~3 个循环后将电源开关由"0"位置转至"1"位置。

2.2 状态选择：调试机器时将功能开关置"点动"位置，待机器运转正常后，将功能开关置"自动"位置。

2.3 机器运行：将吸尘器开关打开。在点动状态时，按真空泵工作键，真空泵电动机启动运转。在自动状态时，先按真空泵工作键，再按主机运行键，机器开始正常自动运行，打开送空胶囊开关，开始生产。

2.4 紧急开关的使用：当需立即停机时，按紧急开关，机器立刻停机并自锁。

2.5 变频调速：电源打开后，按调速器上的交换键"FUNC/DATE"，显示窗口会显示电流（R）、频率（F）和产量（U），按一下显示一项值。按调速器上的"∧"键，电动机频率升高，转速加快，产量增高；按"∨"键则相反。

2.6 供料电动机操作：点动加料按"供料点动"键。自动供料时，要把电器箱左侧的"自动加料"旋钮至于"开"位置（注：调试状态此旋钮要置于"关"位置）。

3. 结束过程

3.1 工作完毕，断开电源，关闭吸尘器。

3.2 按《NJP-1200 全自动胶囊填充机清洁标准操作规程》进行清洁。

3.3 按《NJP-1200 全自动胶囊填充机维护与保养规程》进行维护保养。

4. 注意事项

4.1 启动前检查确认各部件是否完整可靠，电路系统是否安全完好。

4.2 检查各润滑点润滑情况，检查各螺钉是否拧紧。

4.3 检查上、下模具是否运动灵活顺畅，配合良好。

4.4 启动主机时确认变频调速频率处于零。

4.5 在机器运转时，手不得接近任何一个运动的机器部位。安装或更换部件时，应关闭总电源，并一人操作，防止发生危险。

4.6 机器运转时操作人员不得离开，经常检查设备运转情况。若机器有异常现象，应立即停机，并排除故障。

4.7 严格执行胶囊填充机操作规程，发现问题及时处理。

YJD-B 型药品抛光机标准操作规程

目的：建立 YJD-B 型药品抛光机标准操作规程，保证设备正常运转。

范围：适用于 YJD-B 型药品抛光机的操作。

职责：车间主任、技术员、硬胶囊填充工序操作人员对本标准实施负责。

内容：

1. 开机前准备工作

1.1 查看设备的使用记录，了解设备的运行情况，确认设备能正常运行。

1.2 检查设备的清洁情况，并进行必要的清洁。

1.3 启动前将调速器向递时针方向转动，置于"0"的位置，筒体上的两个搭扣必须锁紧。

2. 开机

2.1 接通机器总电源，将开关拨向"开"的位置。

2.2 将调速器逐渐按顺时针方向转动，电动机转速随即逐渐升高，至合适的转速（通常以 700～1 000 r/min 为宜）为止。

2.3 启动吸尘器开关，吸尘器转动，开始工作。

2.4 适当调整机身角度，可改变胶囊在桶内的抛光时间，因而也改变生产率。

2.5 将胶囊从进料斗逐渐注入，经过抛光的胶囊即从出料口排出。

3. 停机

3.1 将开关拨向"关"的位置，抛光机停止转动，关闭吸尘器开关，最后关掉总电源。

3.2 按要求准确、认真填写设备使用记录，工作中注意保持设备的清洁和环境卫生。

4. 日常维护及保养

尼龙毛刷不使用时，必须用尼龙薄膜包好，垂直悬挂或用专用架子托起两端，不允许任意堆放，防止螺旋轴弯曲和尼龙毛刷变形。

5. 更换尼龙毛刷的方法

5.1 解开有机玻璃筒体的两个搭扣，打开筒体上半部。

5.2 打开联轴器的护罩。

5.3 松开螺旋轴两端挡圈，用手托起，即可取出导向弹簧和螺旋毛刷。

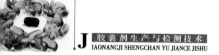

6. 更换不同品种药物时清洁卫生工作步骤

6.1 取出桶内的导向弹簧和旋转毛刷。

6.2 打开不锈钢网筛的螺丝或尼龙网筛的搭扣。

6.3 拍干净或洗干净尼龙毛刷及网罩上的药物粉尘。

6.4 清理干净有机玻璃半圆筒体内的脏物。

7. 注意事项

尼龙毛刷和有机玻璃半圆桶忌用热水清洗和烘干。

四、胶囊填充岗位职责

严格执行《胶囊填充岗位操作规程》。严格执行生产指令,对保证胶囊填充所有物料名称、数量、规格、质量准确无误负责。自觉遵守工艺纪律,保证胶囊填充岗位不发生混药、错药或对药品造成污染,对控制胶囊质量符合规定质量要求负责。严格执行设备标准操作法,防止发生生产安全事故,负责所用胶囊填充设备的安全使用及日常保养。按规定认真如实填写生产记录,做到字迹清晰、内容真实、数据完整,不得任意涂改和撕毁,做好交接记录,顺利进入下道工序。工作结束或更换品种时应按《清洁工作规程》及时做好清洁卫生及清场工作,认真填写相应记录。做到岗位生产状态标识、设备所处状态标识、清洁状态标识清晰明了。

五、胶囊填充岗位质量控制

1. 试填充过程中的质量控制

在填充开始时,操作工首先需进行下列试验:从所使用的囊壳中抽取10粒称总量,得囊壳的平均重量(若使用了不止一种囊壳,则应分别取样称量)。检查胶囊外观,测定胶囊平均装量、装量差异、崩解时限,记录检测结果。待试验合格后,通知质检员重复同样试验。若测试结果符合要求,则可正式填充,否则需对胶囊填充机进行调整并重新取样重复上述试验。

2. 填充过程中的质量控制

在填充操作过程中,操作工需按规定频率从填充机出口取10粒胶囊,一起称量,以检查胶囊的重量差异,并使用装量控制图表记录检测结果。检查频率为每半小时一次。如果称重的结果超出图表中红色限度线,经质检员重新取样复查确实超过规定范围时,应立即停机进行调整并在收集容器上贴上"待处理"标签。若在填充过程中对填充机做了调整,则需记录。填充完成后,所有的质量控制记录必须送交质管部。

六、胶囊填充岗位常见问题及解决措施

1. 装量差异

定量装置是胶囊填充设备的关键部位,粉粒的性质是影响装量差异的关键因素。保证药粉在料斗中保持一定的高度并具有良好的流动性,药粉具有一定的可压缩性,不同粉粒的密度相似是控制装量差异的关键。生产时操作者需密切关注设备运转状态,保证料斗中的刮板、耙料及刮粉器的正常运转,并及时向料斗添加物料。发现装量差异临近允许范围的边界时应及时调整,必要时应停机检查。

2. 变形与粘连

胶囊剂的囊壳本身具有一定的吸湿性，生产环境的湿度过大或温度过高，易导致囊壳变软、变形甚至粘连而影响正常生产。故空囊壳需密封、防潮保存，生产时需监控温度和湿度。

3. 破裂与泄漏

胶囊剂的囊壳在干燥、低温条件下具有脆性，易发生破裂与泄漏现象，生产中称为漏粉。为提高囊壳质量，改善其对湿度、温度的耐受性，生产囊壳时可考虑加入甘油等增塑剂。但在填充过程中，合盖阶段设备运转失常也会导致泄漏，需要调试设备解决。生产时需对设备进行适当的调整，并在操作中随时观察设备运转情况。

七、硬胶囊质检项目与检查方法

1. 胶囊平均装量和装量差异的测定

称取 20 粒胶囊的总重量，然后逐个称取每粒胶囊的重量，将内容物倒出后再称取空囊壳重量，求出每粒胶囊的装量。称取 20 粒空囊壳的重量，求出胶囊的平均装量。将每粒胶囊的装量与平均装量对比，差异超过规定限度的不得多于 2 粒，同时不得有 1 粒超出限度的 2 倍。硬胶囊装量差异限度见表 2-4-4。

表 2-4-4　硬胶囊装量差异限度

平均装量	装量差异限度
0.30 g 以下	±10%
0.30 g 或 0.30 g 以上	±7.5%

2. 崩解时限检查

使用规定的崩解介质，从样品中取 6 粒分别放入崩解仪的 6 个管子中，开机观察胶囊全部通过筛网所需的时间。在规定时间范围内全部通过筛网为合格。如发现不合格现象，需重新试验以证实结果。普通硬胶囊剂应在规定介质中 30 分钟内全部通过筛网。

3. 外观检查

直接从填充机口取出 100 粒胶囊，全部放在 1 张白纸上。在一般观察距离内检查 100 粒胶囊样品的外观，与 20 粒标准胶囊进行对比，得出外观的一般印象，记录判断的结果。一般印象检查计分超过 3 分则需进行详细检查。详细检查时需记录外观差异的具体类型及有外观差异者的大致数量。存在一种类型以上缺陷，每种缺陷需分开记录，计分标准见表 2-4-5。

表 2-4-5　胶囊剂外观检查计分标准

项目	观察结果	计分标准
一般印象	与标准品的外观无差异	0
	与标准品的外观有一些差异	1
	与标准品的外观有很大差异	3

项 目	观 察 结 果	计分标准
详细检查	明显次于标准品的外观（如胶囊破损）	10
	10 粒以下带有同类小缺陷	0
	11～20 粒具有以上同类小缺陷或者 5～10 粒具有明显同类缺陷	1
	20 粒以上具有同类小缺陷或 11～20 粒有明显缺陷	3
	3～11 粒具有同类很明显的缺陷或 1 粒具有明显损伤、变形或污染	10

一般印象与详细检查总分超过 3 分时必须报告质管部。

八、胶囊填充岗位标准操作规程

目的：为了使胶囊填充工序的操作过程规范化，确保产品质量，特制定该标准操作规程。

范围：适用于胶囊填充工序。

职责：车间技术员、胶囊填充操作人员、QA 对本标准实施负责。

内容：

（1）生产前检查生产现场是否清洁，有无状态标识，岗位操作登记本上注明品名、规格、批号、数量等。

（2）清理设备、模具、容器、工具、工作台，调试天平，将设备、工具按使用前消毒程序消毒。

（3）根据产品工艺要求，从模具存放间领取所需要的模具，根据批生产指令从空心胶囊库领取胶囊。

（4）换好所需的模具，试开空机，注意设备是否有故障和异常声音，若有一般故障则自己排除，自己不能排除则通知维修人员。

（5）从空心胶囊暂存间领取空心胶囊，从中间站领取待填充的中间体，领取时注意核对物料品名、批号、规格、净重、检验报告等。

（6）待温度和相对湿度达到规定要求时，戴好手套，开始填充，并严格按生产指令和《全自动胶囊填充机安全操作规程》操作。

（7）填充前由质检员抽样检查装量差异、崩解度，检查合格后方可进行填充，在填充胶囊的过程中要求操作员 15 分钟做一次装量差异检查，并填写好记录。

（8）在生产中如有异常情况应由班长报告生产部技术人员，并会商解决。

（9）下班前将中间体交中间站，并填写好生产记录。搞好设备、工具、容器、工作台等的卫生并按定置管理要求摆放。连续生产同一品种时暂停要将设备和场地清理干净。

（10）停产 3 天以上，填充工序要重新清场并消毒，检查，做好记录。

（11）生产结束后，按设备维护保养规程对相应的设备进行维护保养。

【课后思考】

1. 硬胶囊填充前，通常要对物料进行怎样的处理？

2. 如何评价物料流动性？其测定方法有哪些？

3. 如何改善物料流动性？

4. 助流剂对填充性的影响如何？

5. 硬胶囊填充岗位的质量控制要点有哪些？

6. 如何处理填充过程中装量差异超限？

【技能训练】

1. 按照 SOP 完成自制尼莫地平胶囊填充工作，并按照 SOP 进行清场及完成生产记录的填写。

2. 按照 SOP 完成自制一清胶囊填充工作，并按照 SOP 进行清场及完成生产记录的填写，见表 2-4-6、表 2-4-7。

表 2-4-6 胶囊填充岗位生产原始记录 1

生产日期：　　　　　　　　　　编号：

品名：	规格：	批号：	班次：	温度：	相对湿度：
操作步骤		记录		操作人	复核人
1. 检查车间上次生产清场记录		已检查，符合要求　□			
2. 检查车间压力		压力：　　MPa			
3. 检查车间有无上次生产的遗留物，有无与本批产品无关的物品、文件		已检查，符合要求　□			
4. 检查磅秤、天平是否有效		已检查，符合要求　□			
5. 检查用具、容器是否干燥洁净		已检查，符合要求　□			
6. 按生产指令领取模具和物料		已检查，符合要求　□			
7. 按程序安装模具，试运行应灵活、无异常声音		已试运行，符合要求　□			
8. 料斗内加料，并注意保持料斗内的物料不少于 1/2		已加料　□			
9. 试填充，检查胶囊重量、装量差异、锁口、外观		已检查，符合要求　□			
10. 正常填充，随时检查胶囊重量、装量差异、锁口、外观		已检查，符合要求　□			
11. 填充结束，关机		已检查，符合要求　□			
12. 将填充好的胶囊和回收物料交中间站，剩余空心胶囊退库					
13. 清洁，填写清场记录		已清场，填写清场记录　□			
14. 及时填写各种记录		已填写记录　□			
15. 关闭水、电、气		水、电、气已关闭　□			

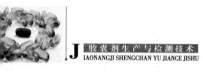

表 2－4－7　胶囊填充岗位生产原始记录 2

品名：		规格：				批号：	

<table>
<tr><td rowspan="5">指令</td><td>1</td><td colspan="6">囊壳规格：</td></tr>
<tr><td>2</td><td colspan="6">设备完好清洁：</td></tr>
<tr><td>3</td><td colspan="6">本批颗粒为：　　理论装量：　　g/粒；粒重范围：　　g；崩解时限：　　min</td></tr>
<tr><td>4</td><td colspan="6">按胶囊填充生产 SOP 操作：</td></tr>
<tr><td>5</td><td colspan="6">指令签发人：</td></tr>
</table>

胶囊填充机编号：				完好与清洁状态：完好 □　　清洁 □			
使用颗粒总重量：　　kg				理论产量：			
日期	时间	粒重	外观质量	日期	时间	粒重	外观质量
检查人：				复核人：			
填充时间：				抛光时间：			
投入颗粒量：　　kg，折　　（万）粒				总得产品量：　　kg，折　　（万）粒			
余粉量：　　kg，折　　（万）粒				废品量：　　kg，折　　（万）粒			
可见损失量：　　kg，折　　（万）粒				胶囊净重：　　kg，　　（万）粒			

<table>
<tr><td>物料平衡</td><td colspan="3">物料平衡＝（总得产品量＋废品量＋余粉量＋可见损耗量）/颗粒投入量×100%
收得率＝总得产品量/颗粒投入量×100%</td><td colspan="4">操作人：
复核人：
是否有偏差：
QA：</td></tr>
<tr><td>质量检查记录</td><td colspan="2">外观合格（　　）</td><td>装量差异合格（　　）</td><td colspan="2">水分合格（　　）</td><td colspan="2">崩解时限合格（　　）</td></tr>
<tr><td colspan="4">工艺执行情况：　　工艺员：</td><td colspan="4">质量评价：　QA：　　年　月　日</td></tr>
</table>

知识目标检测

一、单项选择题

1. 下列不是粉碎目的的是（　　）。
   A. 提高难溶性药物的溶出度和生物利用度　　　　B. 便于多途径给药
   C. 有助于提取药材中的有效成分　　　　　　　　D. 有利于药物稳定

2. 难溶性药物欲得极细粉，可用的粉碎方法是（　　）。
   A. 干法粉碎　　　B. 单独粉碎　　　C. 混合粉碎　　　D. 水飞法

3. 固体物料粉碎前后粒径的比值称为（　　）。
   A. 混合度　　　B. 粉碎度　　　C. 脆碎度　　　D. 崩解度

4. 《中国药典》将药筛分成（　　）种筛号。
   A. 六　　　B. 七　　　C. 八　　　D. 九

5. 药筛筛子上的"目"数是指（　　）。
   A. 每厘米长度上的筛孔数目　　　　B. 每平方厘米面积上的筛孔数目
   C. 每英寸长度上的筛孔数目　　　　D. 每平方英寸面积上的筛孔数目

6. 处方中各组分比例量相差悬殊，混合时使用（　　）。
   A. 过筛混合　　　B. 湿法混合　　　C. 等量递加混合　　　D. 直接搅拌法

7. 下列（　　）不是硬胶囊剂囊壳的组成成分。
   A. 丙三醇　　　B. 明胶　　　C. 琼脂　　　D. 异丙醇

二、多项选择题

1. 下列关于药物粉碎目的叙述，正确的是（　　）。
   A. 增加药物的表面积，促进药物的溶解与吸收，提高药物的生物利用度
   B. 便于适用多种给药途径
   C. 加速药材中有效成分的浸出
   D. 有利于制备多种剂型，如混悬剂、片剂、胶囊剂等
   E. 适应某些剂型制备的要求，以解决流动性、混合均匀性与物理稳定性等问题

2. 制备肠溶胶囊的方法可以用（　　）。
   A. 普通明胶囊用甲醛处理　　　　B. 普通明胶囊用含适量水的甘油处理
   C. 普通明胶囊用肠溶衣料　　　　D. 普通明胶囊用 CAP 溶液包衣
   E. 普通明胶囊用丙烯酸树脂Ⅱ号溶液包衣

3. 混合的目的是（　　）。
   A. 保证各组分的含量均匀　　　　B. 保证各剂型的质量符合要求
   C. 提高药物疗效　　　　　　　　D. 提高药物溶解度
   E. 提高药物稳定性

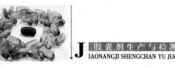

4. 影响混合效果的因素有（　　）。

　　A. 处方药物的比例量　　　　　　　　B. 处方药物的密度差异

　　C. 混合时间　　　　　　　　　　　　D. 混合方法

　　E. 混合器械

5. 下列应掌握的混合操作原则正确的是（　　）。

　　A. 组成比例相似者直接混合

　　B. 组成比例差异较大者应采用等量递加法加以混合

　　C. 堆密度差异较大者，混合时堆密度小的在上，堆密度大的在下，用力宜轻

　　D. 粒度差异较大者，需适当延长混合时间

　　E. 黏附性物料应先加入混合设备中

6. 硬胶囊的囊心物有（　　）。

　　A. 粉末　　　　B. 颗粒　　　　　　C. 微丸　　　　　　D. O/W 型乳剂　　　E. 水溶液

7. 肠溶胶囊剂的一般制备方法有（　　）。

　　A. 甲醛浸渍法　　　　　　　　　　　B. 把普通硬胶囊外涂上 CAP

　　C. 把普通硬胶囊外涂上 PVP　　　　　D. 把普通硬胶囊外涂上 PEG

　　E. 选用现成的肠溶硬胶囊填充药物

8. 下列关于硬胶囊囊壳的叙述错误的是（　　）。

　　A. 囊壳主要由明胶组成　　　　　　　B. 制囊壳时加入山梨醇作抑菌剂

　　C. 加入二氧化钛使囊壳易于识别　　　D. 可加入防腐剂防止霉变

　　E. 囊壳编号数值越大，其容量越大

9. 在制剂时，将药物微粉化的目的是增加药物的（　　）。

　　A. 溶解度　　　　B. 稳定性　　　　C. 溶出速度　　　　D. 润湿性　　　　E. 比表面积

10. 可采用球磨机粉碎的药物是（　　）。

　　A. 蟾酥　　　　B. 松香　　　　C. 儿茶　　　　D. 朱砂　　　　E. 杏仁

11. 过筛的目的是（　　）。

　　A. 将粉碎好的颗粒或粉末分成不同等级

　　B. 可以同时起混合作用

　　C. 获得较均匀的粒子群

　　D. 使粗粉与细粉分离

　　E. 便于浸提药材成分

12. 药筛的种类按制法可分为（　　）。

　　A. 标准筛　　　　B. 冲眼筛　　　　C. 手摇筛　　　　D. 编织筛　　　　E. 振动筛

13. 根据药粉细度，粉末分等有（　　）。

　　A. 极细粉　　　　B. 最细粉　　　　C. 粗粉　　　　D. 细粉　　　　E. 中细粉

14. 微粉的基本性质包括（　　）。

　　A. 粒子的大小与形态　　　　　　　　B. 微粉的比表面积

　　C. 微粉的密度　　　　　　　　　　　D. 微粉的流动性

E. 微粉的孔隙率

15. 粉体粒径的测定方法有（　　）。

　　A. 筛析法　　　B. 显微镜法　　　C. 沉降法　　　　D. 小孔通过法　　E. 过滤法

16. 能够表示微粉流动性的是（　　）。

　　A. 休止角　　　B. 粒子大小　　　C. 微粉形态　　　D. 流速　　　　E. 微粉孔隙率

17. 关于混合时的注意事项，叙述正确的是（　　）。

　　A. 要注意先用少许量大组分饱和乳钵的表面能

　　B. 若药粉颜色差异大，应将色深者先放入乳钵中

　　C. 若药粉颜色差异大，应将色浅者先放入乳钵中

　　D. 质轻的药粉后放入乳钵中

　　E. 避免某些纤维性药粉与少量色深极细粉接触

18. 物料欲无菌粉碎应选择的粉碎设备是（　　）。

　　A. 气流式粉碎机　　　　　　B. 万能粉碎机

　　C. 球磨机　　　　　　　　　D. 胶体磨

　　E. 锤击式粉碎机

19. 球磨机的粉碎原理为（　　）。

　　A. 不锈钢齿的撞击

　　B. 高速转动的撞击作用

　　C. 研磨介质做高频振动产生冲击力与摩擦力

　　D. 圆球的撞击与研磨作用

　　E. 高速弹性流体使药物颗粒之间或颗粒与室壁之间产生碰撞作用

20. 最适用于对热敏感的药物进行超微粉碎的设备是（　　）。

　　A. 万能粉碎机　　　　　　　B. 万能磨粉机

　　C. 球磨机　　　　　　　　　D. 流能磨

　　E. 研钵

三、配伍题

分别找到下列物质在硬胶囊囊壳中的作用。（1～5题）

　　A. 甘油　　　　　　　　　B. 二氧化钛

　　C. 琼脂　　　　　　　　　D. 胭脂红

　　E. 羟苯酯类

　　1. 增塑剂（　　）

　　2. 增加胶液胶冻力（　　）

　　3. 防腐剂（　　）

　　4. 避光剂（　　）

　　5. 着色剂（　　）

分别找到下列不同药物最常用的粉碎方法。（6～10题）

　　A. 易挥发、刺激性较强的药物的粉碎

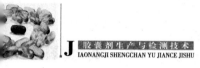

B. 相对密度较大、难溶于水而又要求特别细的药物的粉碎

C. 对低熔点或热敏感药物的粉碎

D. 混悬剂中药物粒子的粉碎

E. 水分小于 5％的一般药物的粉碎

6. 流能磨粉碎（　　　）

7. 水飞法粉碎（　　　）

8. 胶体磨研磨粉碎（　　　）

9. 干法粉碎（　　　）

10. 球磨机粉碎（　　　）

分别找到以下药物宜采取的粉碎方法。（11～14 题）

A. 桃仁、酸枣仁　　　B. 熟地、黄精　　　C. 冰片、马钱子

D. 朱砂、珍珠　　　E. 樟脑、薄荷脑

11. 串料法（　　　）

12. 串油法（　　　）

13. 加液研磨法（　　　）

14. 水飞法（　　　）

四、处方分析与制备

对以下处方中各组分的作用进行分析，并写出其制备方法。

1. 速效感冒胶囊：

对乙酰氨基酚 300 g；维生素 C 100 g；胆汁粉 100 g；咖啡因 3 g；氯苯那敏 3 g；10％淀粉浆适量；食用色素适量；制成 1 000 粒。

2. 胆黄素胶囊：

猪胆膏 500 g；黄柏 50 g；青黛 50 g；制成 1 000 粒。

3. 鲜王浆 50 g（1 000 粒用量），现有糖粉、糊精、淀粉等辅料，请设计制成硬胶囊剂的处方（每粒重量为 0.23 g），并写出制法。

五、判断题

1. 粉碎过程系机械能转变成表面能的过程。（　　　）

2. 筛号数越大，粉末越粗。（　　　）

3. 《中国药典》规定：细粉指能全部通过四号筛，但混有能通过五号筛不超过 60％的粉末。（　　　）

4. 槽形混合机只适用于颗粒剂等需制成"团块状软材"者的混合。（　　　）

5. 浸膏粉、半浸膏粉及黏性较强的药粉宜选用摇摆式制粒机挤出制粒。（　　　）

6. 高速搅拌制粒法可将混合、制粒、干燥等操作在一台设备内完成。（　　　）

7. 喷雾干燥制粒适用于药物浓缩液直接喷雾制粒。（　　　）

8. 由于囊壳主要含水性明胶，因此，填充的药物不能是水溶液或稀乙醇溶液。（　　　）

模块三　软胶囊生产技术

项目一　软胶囊认知

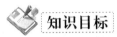

知识目标

熟悉软胶囊的含义、特点；
熟悉软胶囊的囊皮的组成及各种附加剂的作用；
熟悉软胶囊基质的分类与常用基质；
熟悉软胶囊制备的基本要求；
了解软胶囊新型囊材的研究进展。

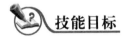

技能目标

能进行软胶囊处方设计；
能合理应用软胶囊常用基质。

一、软胶囊的主要特点

软胶囊系指将药材提取物、液体药物与适宜辅料混匀后用滴制法或压制法密封于软质囊材中的胶囊剂。

软胶囊是继片剂、硬胶囊剂和针剂等后发展起来的一种剂型，能将油质、溶液或混悬液、糊状物甚至粉末定量压注并包封于胶膜内，形成大小、形状各异的密封胶囊。此外软胶囊在食品工业上的用途也很广，如保健食品软胶囊、化妆品软胶囊和调味品软胶囊等。

<small>◀小知识▶</small>

约在 18 世纪 30 年代，法国药剂师 Mothesh 和 DuBlanc 发明了软胶囊剂型。到了 19 世纪，软胶囊制备技术被正式提出和出现，人们发明了平模式软胶囊机并开始应用于生产。1933 年，Robert. P. Scherer 发明了滚模式全自动软胶囊机。

软胶囊的主要特点有：

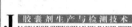

（1）整洁美观、容易吞服、可掩盖药物的不适气味。

（2）装量均匀准确，溶液装量精度可达±1%，尤其适合装药效强、过量后副作用大的药物，如甾体激素、口服避孕药等。

（3）软胶囊完全密封，可防止空气进入，故可提高挥发性药物或遇空气容易变质的药物的稳定性，使药物具有更长的储存期。

（4）适合难以压片或储存中会变形的低熔点固体药物。

（5）可提高药物的生物利用度。

（6）可做成肠溶性软胶囊及缓释制剂。

（7）若是油状药物，还可省去吸收、固化等技术处理，可有效避免油状药物从吸收辅料中渗出，故软胶囊是油状药物最适宜的剂型。

此外，低熔点药物，生物利用度差的疏水性药物，具不良苦味及臭味的药物，微量活性药物，遇光、湿、热不稳定及易氧化的药物也适合制成软胶囊。

◀小知识

> 美国一项调查表明，在药品、保健食品的剂型（包括片剂、硬胶囊和软胶囊等剂型）中，44.2%的顾客最喜欢软胶囊剂型。美国是世界上最大的软胶囊生产国，销售量居世界之首，其次为德国、英国。

二、软胶囊的形状

根据成形工艺与设备来看，软胶囊分无缝滴丸和滚模有缝压丸两种类型。通过不同的模具的模腔形状，软胶囊可以制成圆球形、橄榄球形、管形、瓶形、栓形、鱼形等各种形状和透明、不透明、不同颜色、胃溶与肠溶等多种形式。图3-1-1为常见软胶囊形状和装量图。

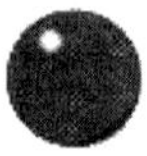

球形 ROUNO

装量号 NO.	1.5	2	3	6	7	8	10	36	40
量滴 MININS	1.5	2	3	6	7	8	10	36	40
毫升 MILS	0.092	0.123	0.185	0.370	0.431	0.493	0.616	2.218	2.464

圆柱形 OBLONG

装量号 NO.	4	5	6	8	10	11	14	16	18	20
量滴 MININS	4	5	6	8	10	11	14	16	18	20
毫升 MILS	0.246	0.308	0.370	0.493	0.616	0.678	0.616	0.836	0.986	

橄榄形 OVAL

装量号 NO.	1.5	2	3	4	5	6	8	10	32
量滴 MININS	1.5	2	3	4	5	6	8	10	32
毫升 MILS	0.092	0.123	0.185	0.246	0.306	0.370	0.493	0.616	1.972

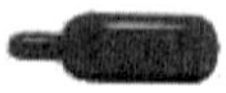

管形 TUBE

装量号 NO.	5	5.5	6	8	9	9.5	10	18	20
量滴 MININS	5	5.5	6	8	9	9.5	10	18	20
毫升 MILS	0.308	0.339	0.370	0.493	0.555	0.585	0.616	1.109	1.232

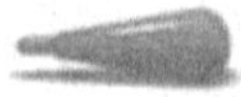

滴形 DROP

装量号 NO.	5	5.5	6	8	9	9.5	10	18	20
量滴 MININS	5	5.5	6	8	9	9.5	10	18	20
毫升 MILS	0.308	0.339	0.370	0.493	0.555	0.585	0.616	1.109	1.232

图3-1-1 常见软胶囊形状和装量图

葫芦形 CALABSH									
装量号 NO.	4	5	5.5	6	6.5	8	10	12	15
量滴 MININS	4	5	5.5	6	6.5	8	10	12	15
毫升 MILS	0.246	0.308	0.339	0.370	0.400	0.493	0.616	0.793	0.924

金鱼形 GOLDFISH									
装量号 NO.	10	12	14	15	16	18	19	20	25
量滴 MININS	10	12	14	15	16	18	19	20	25
毫升 MILS	0.616	0.739	0.863	0.924	0.986	1.109	1.170	1.232	1.540

X0型 FLAGON									
装量号 NO.	6	7	7.5	8	8.5	9	10	12	15
量滴 MININS	6	7	7.5	8	8.5	9	10	12	15
毫升 MILS	0.370	0.431	0.462	0.493	0.524	0.555	0.618	0.793	0.924

鱼形 FISH								
装量号 NO.	4	5	6	7	7.5	8	9	10	12
量滴 MININS	4	5	6	7	7.5	8	9	10	12
毫升 MILS	0.246	0.308	0.370	0.431	0.462	0.493	0.555	0.616	0.793

茄形 AUBBRGINE								
装量号 NO.	5	6	6.7	7.5	8	9	10	12	39
量滴 MININS	5	6	6.7	7.5	8	9	10	12	39
毫升 MILS	0.308	0.370	0.400	0.462	0.493	0.555	0.616	0.793	2.402

图 3-1-1 常见软胶囊形状和装量图（续）

三、软胶囊剂制备的基本要求

1. 软胶囊囊皮的性质

软胶囊囊皮较硬胶囊囊皮厚，且弹性大，可塑性强。软胶囊的弹性大小取决于囊皮中干明胶、干增塑剂及水三者之间的重量比（增塑剂为甘油、山梨醇或两者的混合物）。而明胶与增塑剂的干品重量决定了胶壳的硬度。通常较适宜的重量比为干增塑剂：干明胶＝（0.4～0.6）：1.0，而水与干明胶之比为1：1。若增塑剂用量过低（或过高），则会造成囊壁过硬（或过软）。由于在软胶囊的制备以及放置过程中损失的仅仅是水分，因此明胶与增塑剂的比例对软胶囊剂的制备及质量有着十分重要的影响。囊皮处方中各种物料的配比是根据药物的性质和要求确定的，所以在选择软质囊材硬度时应考虑所填充药物的性质及囊材与药物之间相互影响。在选择增塑剂时亦应考虑药物的性质。

2. 软胶囊内容物的性质

软胶囊剂中可以填充各种油类或对明胶无溶解作用的液体药物或混悬液，也可填充固体药物。药液中含水量超过50%或含低相对分子质量与水互相混溶的挥发性溶剂如乙醇、丙酮、胺、酸及酯类等，均能使囊皮软化或溶解，因此不宜制成软胶囊剂。在填充液体药物时，pH应控制在2.5～7.5，否则软胶囊在储存期间可因明胶的酸水解而泄漏，强碱性物质可使明胶变性而影响软胶囊的溶解性，可选用磷酸盐、乳酸盐等缓冲液调整pH。软胶囊的原料明胶中铁含量不能超过0.001 5%，以免对铁敏感的药物发生质量变化。

3. 软胶囊大小的选择

软胶囊的容积一般要求尽可能小，当混悬液制成软胶囊剂时，所需软胶囊的大小可用基质吸附率来表示，即 1 g 固体药物制成填充胶囊的混悬液时所需要液体基质的重量（g）数，按下式计算：吸附基数＝基质量÷固体量。称取基质与固体药物，混合匀化，测定其堆密度，便可确定制备一定剂量的混悬液所需模具的大小。影响固体药物基质吸附率的因素有固体颗粒的大小、形状、物理状态（纤维状、无定形、结晶状）、密度、含湿量及亲油性或亲水性等。

4. 填充药物与附加剂的要求

软胶囊内容物应具有稳定性高、疗效好、易于生产及填充物所占容积小的优点，但填充药物必须达到所需治疗量。从方便生产及减小填充物所占容积两方面来看，低熔点的药物最适宜制成软胶囊。

在室温下呈液体或半固体状的低熔点药物，若制成固体剂型，需经固体吸附剂处理，仅吸附剂一项，就使填充的容积加大，如将此类药物制成软胶囊剂，则药物不论以原形或用适当基质溶解或制成混悬剂，均能使成品达到小型化的目的，且储存中药物亦不会析出。

制备软胶囊剂时，除少数液体药物（如鱼肝油等）外，药物均需用适宜的液体辅料溶解或混合，常用的辅料有植物油、芳香烃酯类、有机酸、甘油、异丙醇以及表面活性剂等。将药物用适当的油脂或非油性辅料溶解或制成混悬剂，可提高有效成分的生物利用度，同时可提高药物的稳定性。软胶囊中填充固体药物的混悬液是比较常见的，其中的药物粉末至少过 80 目筛。混悬液的分散介质常用植物油或聚乙二醇 400，还应加入助悬剂。在填充过程中需要不断地搅拌，使填充精确度提高。

四、软胶囊囊材与基质

（一）软胶囊的囊材

软胶囊囊材主要由胶料、增塑剂、附加剂和水组成。胶料、增塑剂和水是软胶囊成形的基础，三者的比例可影响软胶囊囊皮及成品的质量。

1. 胶料

（1）明胶。一直以来，明胶因来源于动物而存在有害物质残留和污染的潜在风险问题一直被研究者们所重视，研究者们也一直在研究开发非动物性来源的空胶囊。来源于动物胶的明胶胶囊正在逐渐被天然无污染的以绿色植物为原料的空胶囊所取代。近年来也出现了由褐藻胶、海洋生物胶、甲基纤维素、聚乙烯醇等材料制备的软胶囊。

（2）阿拉伯胶。阿拉伯胶水溶液 1.5% 胶浆的 pH 为 2.6，5% 乙醇溶液的胶浆 pH 为 4.5～5.0，相对密度为 1.35～1.49。本品溶液经长时间加热或放置黏度降低，且易受细菌和酶的作用而降解。

2. 增塑剂

常用的增塑剂为甘油、山梨醇和二者的混合物。

3. 附加剂

附加剂通常包括防腐剂、着色剂、矫味剂、遮光剂等。防腐剂常用对羟基苯甲酸甲酯

4 份、对羟基苯甲酸丙酯 1 份的混合物，为明胶量的 0.2％～0.3％。着色剂常用食用规格的水溶性染料。矫味剂常用 0.1％乙基香兰醛或 2％香精。遮光剂常用二氧化钛，每千克明胶原料加 2～12 g。此外，还可加入 1％富马酸以提高软胶囊的溶解性。

（二）软胶囊的基质

软胶囊的基质分为水溶性基质和油溶性基质两大类。常用的水溶性基质为聚乙二醇类，油溶性基质为植物油等。当软胶囊的药物为油类或为油与油的混合物时，为了适应软胶囊明胶壳的亲水性，很多药物都选用油类物质或油与油的混合物作为基质。当软胶囊的药物为固体药物或水溶性药物时，可用聚乙二醇 400 作为分散介质将药物制成非油性基质的混悬液或无水乳液。

软胶囊常用的基质有植物油、芳香烃酯类、有机酸、甘油、异丙醇以及表面活性剂等。大多数软胶囊选用油类物质作为基质。

1. 植物油

植物油作为软胶囊中内容物的分散介质，在软胶囊中应用广泛，特别是维生素类药物易受湿度、氧气、重金属等的影响，经与油混合，用油包覆其表面，增强了稳定性。常用的植物油有花生油、菜籽油、大豆油等。植物油常用于脂溶性药物。油量多，触变值低，流动性好，但易渗漏；油量少，稳定性好，但流动性差，不易压丸。油类能增加甾体药物的溶解度，低黏度的油类可提高软胶囊内容物的流动性。一般提取物与基质的比例为 1∶1～1∶1.2。

2. 大豆磷脂

大豆磷脂系自压榨所得的大豆油中分离提取制得的，主要有以下几个品种：

（1）粗制大豆磷脂。刚榨取的大豆油通入一定量热蒸汽后，有许多泥浆状物质沉于底部，此沉积物即为粗制大豆磷脂。粗制大豆磷脂一般含大豆油 35％～40％。

（2）粉状大豆磷脂。粉状大豆磷脂是由粗制大豆磷脂经多次脱水、脱油等处理后，干燥所得的固体颗粒。粉状大豆磷脂是以脑磷脂为主的多种磷脂质的混合体，其中也含有少量的大豆油。

（3）注射用大豆磷脂。由粉状大豆磷脂经盐析，干燥，醇提，活性氧化铝处理，活性炭脱色，蒸去丙酮和乙醇，沉淀脱水等精制工艺处理而得。本品绝大部分为胆碱磷脂，并含有少量的乙醇胺磷脂、丝胺酸磷脂和肌醇磷脂等。合格品可供注射用乳化剂使用。

大豆磷脂为黄色或黄棕色半固体；吸湿性强，易氧化；在植物油、乙醚、乙醇、三氯甲烷、苯中易溶，在丙酮中不溶。大豆磷脂暴露于空气中很不稳定。其中粗制大豆磷脂稍稳定；粉状大豆磷脂易吸湿，潮解后氧化、酸败、变质；精制大豆磷脂更易氧化变色变质，故都应储存于密闭容器中。大豆磷脂有耐酸、耐盐性，溶液的 pH 约为 6.6，呈微酸性，等电点的 pH 为 3.5。

大豆磷脂在软胶囊中与基质植物油并用。软胶囊用植物油作基质时常加入 3％大豆磷脂。

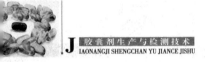

应用实例 **塞隆风湿软胶囊**

处方：塞隆骨 1 300 g，橄榄油 292 g，大豆磷脂 8.68 g，蜂蜡 26 g，山梨酸 0.67 g。

制法：将塞隆骨粉碎成粗粉，加水煎煮 3 次，第一次 8 小时，第二次 6 小时，第三次 4 小时，合并提取液，减压浓缩成相对密度为 1.28～1.30（75℃）的稠膏，干燥，粉碎成细粉，加橄榄油 292 g，加入大豆磷脂 8.68 g，加热搅拌至 60℃，加入蜂蜡 26 g（先加热熔化），再加入上述药粉及山梨酸 0.67 g，研匀，制成软胶囊 1 000 粒，即得。

功能与主治：祛风散寒，除湿，通络止痛，补益肝肾。用于风寒湿痹引起的肢体关节疼痛、肿胀、屈伸不利，肌肤麻木，腰膝酸软。

3. 聚乙二醇 400

别名：聚氧乙烯二醇 400；PEG400。

分子式与平均相对分子量：$HOCH_2(CH_2OCH_2)_nOH$，$n = 7～9$；平均相对分子量 380～420。

聚乙二醇 400 为无色澄明黏稠液，有微弱异臭，具微吸湿性；与水、乙醇、丙酮、三氯甲烷及二醇类化合物可任意混溶，不溶于乙醚和脂肪族碳氢化合物，但溶于芳香族碳氢化合物；相对密度为 1.110～1.140，5%（W/V）水溶液 pH 为 4.5～7.5，25%溶液澄明，几乎无色。

聚乙二醇 400 因其广泛的黏度范围及吸湿性而用作软胶囊基质，为水溶性药物的分散介质，尤其适用于中药软胶囊和速效软胶囊。聚乙二醇 400 也是良好的溶剂和增溶剂，广泛应用于液体制剂，本品水溶液可用于高压灭菌。

以聚乙二醇 400 作分散剂制成的软胶囊，由于其干燥速度比较快，所以必须恰当掌握干燥时间。时间过长会使囊皮破裂；时间太短，软胶囊内液体含水，则会导致储存期内软胶囊渗漏。

另外，聚乙二醇 400 对囊皮有硬化作用，加入 5%～10%甘油或丙二醇可使囊皮硬度降低，改善聚乙二醇 400 对囊皮的吸水作用。将药物溶解在聚乙二醇 400 中制成软胶囊给药，能起到很好的稀释作用，如硝苯地平胶囊，每囊仅含主药 5 mg，剂量小，聚乙二醇 400 能与其混溶，稀释主药后制成溶液胶囊，保证了含量的准确性。

应用实例 **布洛伪麻软胶囊**

处方：布洛芬，盐酸伪麻黄碱，聚乙二醇 400，丙二醇，聚山梨酯 80。

作用与用途：用于缓解由感冒或过敏性鼻炎引起的发热、头痛、咽喉痛、四肢酸痛、关节痛、鼻塞、流涕、打喷嚏等症状。

注解：布洛伪麻软胶囊商品名为普洛必达；聚乙二醇 400 在处方中主要作为软胶囊的基质，但对囊皮有硬化作用，处方中的丙二醇可改善此种作用。

（三）软胶囊的附加剂

除以上基质外，软胶囊中填充混悬液时，还应含有助悬剂。助悬剂的选用分为两种情况：对于油状基质，通常使用的助悬剂是 10%～30%油蜡混合物，其组成为氢化大豆油 1

份、黄蜡 1 份、短链植物油（熔点 33℃～38℃）4 份；对于非油状基质，则常用 1%～15%聚乙二醇 4 000 或聚乙二醇 6 000 作助悬剂。有时还可加入表面活性剂或润湿剂，如十二烷基硫酸钠、聚山梨酯 80 等。

（四）软胶囊辅料对成品的影响

1. 部分软胶囊崩解迟缓

软胶囊崩解迟缓的原因是囊材中的羟基与明胶分子中的氨基形成氨醛缩合物，使胶囊皮溶解困难，或是制备时加热导致明胶产生了物理变化。解决的办法是使用明胶诱导体，添加有机酸或使用明胶水解物等，也可在明胶溶液中加入 5%聚乙二醇 400，以缩短崩解时间。

2. 软胶囊对包装容器的吸附现象

囊材中含有较多甘油，在流通过程中存放时间过长或温度过高时会发生吸附现象。因此，需将软胶囊储存在阴凉干燥处，或在囊材中加入一些结晶纤维素，或用蜡对软胶囊进行表面处理。

3. 软胶囊囊皮的老化、变硬现象

囊材中各种辅料的比例及空气中的氧是导致囊皮老化变性的主要原因，可在囊材中加入少量抗氧剂解决。

五、胶囊材料的研究进展

随着药剂学的发展，胶囊材料也得到了快速的发展。下面就对应用前景较好的胶囊材料做简要介绍。

（一）羟丙基甲基纤维素空心胶囊

最近国外开发出一种新型囊皮，是以羟丙基甲基纤维素为囊材制备而成的。由于其具有一些突出的特点，现已在国外得到广泛推广，如 GainesNutrition 公司提供的由羟丙基甲基纤维素组成的 Vegicaps 囊皮、Shionogi&Co. LTD. 的 Quali—V 囊皮和泰国 ASB 公司推出的 SpirumateVcaps 囊皮。羟丙基甲基纤维素囊皮在崩解溶出、制剂工艺、内容物稳定性和顺应性等方面优于明胶囊皮。

1. 羟丙基甲基纤维素囊皮对崩解、溶出的影响

（1）化学结构。明胶内残存赖氨酸，邻近的赖氨酸残基氧化脱氨生成乙醛基团，经醛氨缩合反应生成吡啶环并发生交联作用，因此采用明胶作为囊材制成的胶囊在放置过程中有崩解延迟现象。而羟丙基甲基纤维素为纤维素的部分甲基和部分聚羟丙基醚，化学性质稳定，不会发生交联作用，故不会导致囊皮崩解延迟。

（2）崩解方式。采用羟丙基甲基纤维素囊皮的胶囊药物溶出速率大于用明胶囊皮者，原因是羟丙基甲基纤维素囊皮的崩解是整个囊皮同时崩解，而明胶囊皮的崩解是先在网状结构处崩解，而后是整个囊皮的崩解，因此羟丙基甲基纤维素囊皮被极力推荐作为速释制剂的囊皮。

（3）囊皮含水量。明胶囊皮含水量低于 10%时会变脆，而羟丙基甲基纤维素囊皮含水量即使达到 1%也不会变脆。在温度为 20℃～25℃及相对湿度为 40%～60%的条件下，明胶囊皮的含水量为 13%～15%，而在此条件下羟丙基甲基纤维素囊皮含水量为 4%～6%。含水量过高对湿敏感性药物的稳定性影响很大，吸湿性强的内容物若采用明胶囊皮，水分

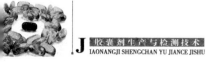

会从明胶囊皮向内容物迁移，使囊皮水分下降、变硬变脆，从而导致崩解延迟，而采用羟丙基甲基纤维素囊皮则无此现象。

（4）溶出介质对囊皮的影响。羟丙基甲基纤维素囊皮在不同 pH 条件下溶出都很快，而明胶囊皮则受 pH 影响较大。羟丙基甲基纤维素囊皮在 10℃～55℃ 的溶出介质中崩解情况没有明显变化，而明胶囊皮在 30℃ 以下不崩解，仅仅扭曲变形。这与羟丙基甲基纤维素的化学惰性、耐盐耐热性能比较好有关。

2. 羟丙基甲基纤维素囊皮在制剂工艺方面的优越性

（1）羟丙基甲基纤维素囊皮静电作用小。明胶为蛋白质，有静电作用，而羟丙基甲基纤维素囊皮静电作用小或无静电作用。这归因于两者的化学组成不同，明胶含有羧基和氨基，而羟丙基甲基纤维素为纤维素的部分聚羟丙基醚。在药物填充过程中，由于静电作用，明胶囊皮易产生粘连且易吸附内容物，不利于药物填充，而羟丙基甲基纤维素囊皮对内容物的静电吸附小，有利于药物填充。

（2）羟丙基甲基纤维素囊皮易包衣。羟丙基甲基纤维素囊皮具化学惰性，既可进行水性包衣，又可进行乙醇等有机溶剂包衣。明胶囊皮虽也可进行包衣，但不宜使用乙醇等易使明胶变性的有机溶剂，而使用水性包衣又会对明胶囊皮及内容物产生较大影响。

3. 羟丙基甲基纤维素囊皮在稳定性方面的优越性

（1）羟丙基甲基纤维素与内容物相互作用小。囊皮不应与内容物发生反应，内容物醛、还原糖基类化合物及维生素 C 等的一些基团会和明胶中的氨基或羧基发生反应，既影响囊皮的崩解又影响药物的稳定性，因此该类药物不适合采用明胶囊皮，而羟丙基甲基纤维素为惰性材料，与内容物无相互作用，可广泛应用。

（2）羟丙基甲基纤维素囊皮对氧敏感性药物影响小。明胶中存在氨基和羧基等极性基团，而水分子为极性小分子，可钻入多肽链间，并与极性基团相结合。随着空气中水分子的不断进入，明胶的结构间隙不断扩大，导致氧通透性增大，这对于氧敏感性药物十分不利。羟丙基甲基纤维素化学性质稳定，水分对囊皮通透性影响小。因此，羟丙基甲基纤维素囊皮适合填充氧敏感性内容物。

4. 羟丙基甲基纤维素囊皮的用药顺应性

羟丙基甲基纤维素囊皮比明胶囊皮对食管的黏着力要小，患者服用羟丙基甲基纤维素胶囊时产生的异物感等不良反应较少，可提高患者用药的顺应性。

（二）其他非明胶空心胶囊

空心胶囊所用原料，除了明胶、羟丙基甲基纤维素外，甲基纤维素、乙基纤维素、苯甲酸乙基纤维素（热塑性）、硅橡胶、海藻酸钠均可达到理想的效果。下面介绍其他一些非明胶空心胶囊。

1. 淀粉胶囊

淀粉和增塑剂与适量水混合加热成溶液可作为空心胶囊的原料，配方为玉米淀粉 100 份、甘油 5 份与蒸馏水 60 份。如瑞士胶囊公司开发的 VEGAGELS 胶囊就是用土豆淀粉加工制造的。

2. 壳聚糖复合明胶胶囊

通过对相同固体含量的明胶与壳聚糖溶液进行黏度比较，发现壳聚糖的黏度一般比明胶高出几十到几百倍。将壳聚糖溶液加到明胶浆液中，其黏度比相同配比下的纯明胶浆液提高许多，可蘸胶成形，胶囊壁厚为 0.22 mm 左右，而纯明胶制成的胶囊壁厚为

$0.09 \sim 0.12$ mm。现用胶囊剂中明胶含量为 40% 左右，若改用壳聚糖，用量只要3%～4%，可大大节省明胶用量，具有很好的经济效益。

以明胶为主要原料制备胶囊时，生产条件苛刻，要求温度为 18℃～20℃，相对湿度＜70%。这是因为明胶的吸水性很强，若温度太高，囊皮会吸水变形，无法装配成药丸；湿度太低，则制品发脆，易破碎，废品多。同时，温度对明胶溶液黏度的影响很大，温度较高时，溶液成水状；温度较低时，又转变成凝胶，都无法成形。因此，生产车间须装配恒温恒湿装置。与此相对比的是，壳聚糖溶液的黏度随温度和湿度的变化不大，因此，用壳聚糖复合明胶制胶囊，可简化生产条件，降低生产成本。

总之，以上新型胶囊材料的出现是对传统型明胶胶囊的一种挑战。虽然这些新型胶囊材料问世时间不久，但已在竞争激烈的国际医药原料市场上赢得一席之地。随着科技的发展，今后将会有更多适合制作胶囊的新型原料问世，它们无疑将成为明胶胶囊的新替代原料。

【课后思考】

1. 软胶囊的主要特点有哪些？
2. 软胶囊内容物的性质有哪些？
3. 软胶囊囊皮的组成及各组分比例如何确定？
4. 软胶囊常用基质有哪些？这些基质分别适合什么样的药物？

【技能训练】

1. 对自制维生素 E 软胶囊进行处方设计。
2. 对自制穿心莲软胶囊进行处方设计。

项目二 软胶囊一般生产工艺流程

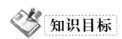 知识目标

熟悉软胶囊生产工艺流程及工艺要求；

熟悉软胶囊生产车间工艺布局；

熟悉软胶囊各生产工序工作内容。

技能目标

能理解软胶囊制备工艺流程；

能进行软胶囊生产车间工艺布局设计。

不同于硬胶囊先制成囊壳后灌装的两步生产方式，软胶囊是通过旋转模具进行胶囊成形灌封的，是一个连续的操作步骤，由明胶与甘油制得的囊皮经由两个连续对转的转辊，

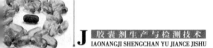
通过转辊上的模腔成形，其胶囊尺寸与形状由模腔决定。在向腔体内灌装产品的同时对囊皮进行密合，灌装恰好在密封前结束。

根据成形工艺与设备来看，软胶囊分无缝滴丸和滚模有缝压丸两种类型。制备方法分为压制法和滴制法。根据制备方法不同，与此相匹配的设备也有区别。软胶囊一般生产工艺流程如图 3-2-1 所示。软胶囊车间工艺布局如图 3-2-2 所示。

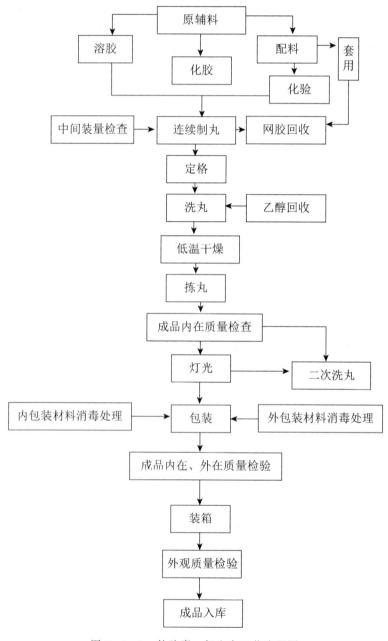

图 3-2-1　软胶囊一般生产工艺流程图

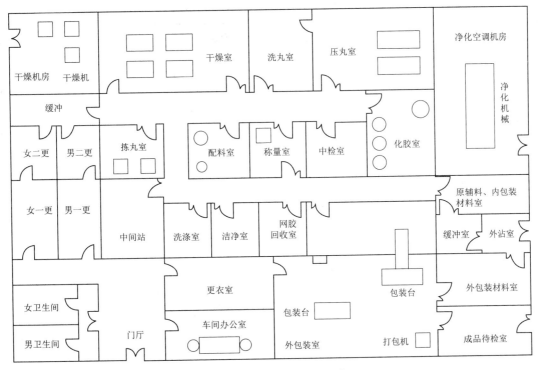

图 3-2-2　软胶囊车间工艺布局

软胶囊制备流程中常见的工序包括溶胶、配料、制丸、干燥、拣丸和包装等。

（1）溶胶。明胶、甘油和水按一定比例混合，加适量抑菌防腐剂如山梨酸钾、尼泊金等，根据生产需要，将以上物料加入化胶罐，使其溶化，成为胶浆备用。

（2）配料。若药物本身为液体，只需加入适量抑菌防腐剂，或再添加一定量的玉米油等混匀即得；若药物为固态，可将其溶解或均匀分散在适宜的赋型剂中制备成溶液、混悬液、乳状液或半固体。

（3）制丸。软胶囊制备方法分为压制法和滴制法。压制法较为常用，将囊材溶解后制成胶板，药物置于两块胶板之间，用钢模压制而成。用滴制法制得的称为无缝胶囊，明胶液与药液按不同速度由同心管喷出，在管下端出口处胶液将一定量药液包裹后滴入另一种不相混溶的冷却液中凝固成软胶囊。制丸是整个软胶囊制备中比较关键的工序。

（4）干燥。压制出的胶丸，先冷却去油固定，再用乙醇洗涤去油，干燥。

（5）拣丸。拣丸是将外形、合缝等不合格的软胶囊拣选出来，将合格品送至下一工序。

（6）包装。经上述过程制成成品后，为了便于储存和运输，需进行适当的包装。包装分为内包装和外包装。根据药物的性质选择包装材料和包装容器。一般常用铝塑包装机，外包装常用纸盒。

应用实例

维生素 AD 胶丸（胶囊）

处方：

维生素 A	3 000 单位
维生素 D	300 单位
明胶	100 份
甘油	55～66 份
水	120 份
鱼肝油或精炼食用植物油	适量

制法：取维生素 A 与维生素 D，加鱼肝油或精炼食用植物油（在 0℃ 左右脱去固体脂肪），溶解，并调整浓度至每丸含维生素 A 为标示量的 90.0%～120.0%，含维生素 D 为标示量的 85.0% 以上，作为药液待用。另取甘油及水加热至 70℃～80℃，加入明胶，搅拌溶化，保温 1～2 小时，除去上浮的泡沫，过滤（维持温度），加入滴丸机滴制，以液体石蜡为冷却液，收集冷凝的胶丸，用纱布拭去黏附的冷却液，在室温下吹冷风 4 小时，置于 25℃～35℃ 下烘 4 小时，再经石油醚洗涤两次（每次 3～5 分钟），除去胶丸外层液体石蜡，再用 95% 乙醇洗涤一次，最后在 30℃～35℃ 烘干约 2 小时，筛选，质检，包装，即得。

注：

①本品中维生素 A、维生素 D 的处方比例为药典所规定。

②本品主要用于防治夜盲、角膜软化、眼干燥、表皮角化及佝偻病和软骨病等，亦用于增长体力，助长发育，但长期大量服用可引起慢性中毒。一般剂量：一次 1 丸，一日 3～4 丸。

③在制备胶液的"保温 1～2 小时"过程中，可采取适当的抽真空的方法以尽快除去胶液中的气泡、泡沫。

【课后思考】

1. 软胶囊制备工艺流程是怎样的？
2. 什么是溶胶（化胶）？
3. 软胶囊制丸方式有哪几种？这几种有何区别？

【技能训练】

1. 维生素 E 软胶囊实验室制备。
2. 穿心莲软胶囊实验室制备。

项目三 软胶囊制备

任务一 化 胶

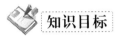 **知识目标**

熟悉胶液配比相关知识；

熟悉化胶岗位生产设备的结构原理及使用养护规程；

熟悉化胶岗位质量控制要点；

熟悉化胶岗位安全生产、环境保护及劳动保护有关知识。

技能目标

能按照工艺要求及标准操作规程熟练完成化胶工作，并能进行生产过程中的质量控制；

能正确地使用和保养化胶岗位相关生产设备；

能及时正确地填写相关生产记录；

能处理生产过程中的突发情况。

一、知识准备

化胶工序的主要工作任务是将不同的明胶原料，以其理化性质为依据，合理地配比溶胶处方，得到符合生产要求并且质量稳定的胶液。

1. 明胶

明胶原料的质量决定了软胶囊的产品质量及各生产工序能否顺利进行，因此要重视明胶原料的质量。明胶原料的主要检验指标有黏度、凝冻能力、含水量、透明度、pH 等，并应保证产出的胶液中间体的微生物在控制范围之内。

【小资料】

在正常情况下，如果网胶不回收再利用的话，二级胶就完全可以使用，但目前明胶供应商往往供给的是黏度大于 8°E 的明胶（恩氏，下同），其凝冻力不能满足要求，这种情况下，可综合考虑 pH。通过黏度、凝冻能力、pH 往往可以初步判断该批胶是否为假胶和对软胶囊制备的适用度。

由于历史原因，我国明胶价格主要是根据黏度指标决定的，而每级胶的价格又相差明

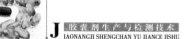

显，生产商与供应商为追求一定的经济效益，以调整黏度为主、外观透明度为第二位的掺和混配情况时有发生，因此，鉴别明胶原料优劣是化胶工的基本技能之一。假胶中有可能使用其他化工品来调整黏度，这样的胶一般黏度下降率都在 GB 的标准底线，溶胶得到的胶液在机上成形后黏度有余而韧劲弹性不足，喷体温度只能在 ±0.5℃ 范围甚至更窄范围内调节，有时无论速度如何调节，都不能找到合适的喷体温度范围，或找到了喷体温度却比正常情况要高出很多，否则就出现漏油、丸形差等状况，始终不能稳定生产。另外一个比较明显的特征就是产出的产品在胶丸输送带上拿不起来，拿起来的丸粒从 1 米高落地不会弹起，丸表面花光等。

2. 胶液配比

软胶囊主要的外观特征是可塑性强、弹性大，这取决于其囊材组成，即胶、增塑剂和水三者的比例。软胶囊用胶基本上以明胶为主，增塑剂以甘油为代表，水则以去离子水或纯化水为好。软胶囊软硬度与干明胶、增塑剂之间的重量比例有关。通常以甘油：明胶为（30～40）：100 来制备常规产品，个别产品使用甘油：明胶为（50～60）：100 的比例来制备。

软胶囊成丸质量也和干明胶与水的重量比例有关。水分太少，则胶太黏稠，胶带难以摊铺成形且制丸速度慢；水分太多，胶带亦难以成形或缺乏弹性和凝冻能力，制丸速度慢，导致最终产品外形差且漏口及怪异丸多，同时网胶带非常容易融断且喷体温度可调范围非常窄。一般都以水：明胶为 100：100 的比例投料，但是对于不同工艺（温度、时间等）和不同溶胶设备（包括真空度等），甚至于不同产品（如透明与遮光型产品等），应对配方与工艺做出同步调整。

其他辅料均应避免与胶相溶及发生反应。处方中应避免含有酸、胺、碱和水溶性重金属盐类等物质，原因是它们能比较强烈或明显地改变软胶囊的许多特征，如使明胶水解、溶化和变性。

【小资料】

甘油：明胶为 25：100 时，干燥后得到的产品（含水量 14%）非常硬，甚至比硬胶囊还坚硬厚实得多；甘油：明胶为 60：100 时，干燥后得到的产品（含水量 14%）非常软，但有形，绵软而富有弹性，甚至用手指就可以拧撕开软胶囊。值得注意的是，南方以甘油：明胶为 25：100 制备成的软胶囊，若冬季储运在北方，往往冷爆，产生"油眼睛"破损现象。所以调整好两者之间的比例关系是非常重要的。

二、生产要素

1. 生产环境

化胶工序于 D 级洁净区完成，环境应保持整洁，门窗、玻璃、墙面和顶棚应洁净完好，设备、管道、管线应排列整齐并包扎光洁，无跑、冒、滴、漏现象发生，且符合相关清洁要求。检查确认生产现场，应无上一批次生产遗留物。环境温度除特殊要求外应控制在 18℃～26℃。环境相对湿度除特殊要求外应控制在 45％～65％。环境灯光不能低于 300 lx，灯罩应密封完好。确保用电安全。

2. 物料

明胶、水、防腐剂、增塑剂、着色剂等。

3. 人员

化胶岗位操作人员称为软胶囊化胶工（或称煮胶工），是指将明胶、水、甘油、防腐剂、色素等辅料，使用规定的化胶设备煮制成适用于制备软胶囊的明胶液的操作人员。

三、化胶岗位常用生产设备

1. HJG‐700A 水浴式化胶罐

该型号化胶罐（图 3‐3‐1）化胶量为 200～700 L，采用水平传动、摆线针轮减速器减速圆锥齿轮变向、结构紧凑、传动平稳；搅拌器采用套轴双桨，由正转的两层平桨和反转的三层锚式桨组成，搅动平稳，均质效果好。罐体与胶液接触部分由不锈钢制成。罐外设有加热水套，用循环热水对罐内明胶进行加热，温升平稳。罐上还设有安全阀、温度计和压力表等。

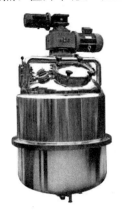

图 3‐3‐1　HJG‐700A 水浴式化胶罐

2. VMP‐60 真空搅拌罐

VMP‐60 真空搅拌罐（图 3‐3‐2）是一种控温水浴式加热搅拌罐，罐内可承受一定的正、负压力。溶胶能力为 2.5～15 kg，可溶胶、储胶，并可实现地面压力供胶。该搅拌罐是用不锈钢焊接而成的三层夹套容器。内桶用于装胶液，夹层装加热用的纯净水。罐体上带有温度控制组件及温度指示表，可准确控制和指示夹层中的水温，以保证胶液需要的工作温度。罐盖上设有气体接头、安全阀及压力表，工作安全可靠，通过压力控制可将罐内胶液输送至主机的胶盒中。

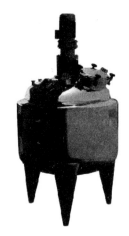

图 3 - 3 - 2　VMP - 60 真空搅拌罐

【知识链接】

HJG - 700A 水浴式化胶罐标准操作规程

目的：建立 HJG - 700A 水浴式化胶罐标准操作规程，使其操作规范化、标准化。

范围：适用于 HJG - 700A 水浴式化胶罐。

职责：操作者、设备工程部、生产技术部对此规程的实施负责。

内容：

1. 开机前检查和准备

使用前应注意检查各气阀有无泄漏，放胶阀是否灵敏可靠，各仪表是否正常，搅拌系统是否能正常运转，各机件有无松脱，发现异常情况应通知维修或设备管理人员，处理后方可使用。

2. 加热操作

2.1　开启循环水泵前，应先检查煮水锅水量是否足够（水位线应在视镜 4/5 处），如水量不足，应开启补水阀，补足水量。

2.2　开启循环水泵。

2.3　开启蒸汽阀门，蒸汽与循环水直接接触并加热循环水。当循环水温度达到 95℃时应适当减小蒸汽阀门的开启度（以排气口没有大量蒸汽溢出为准）。

2.4　经常检查煮水锅的温度，如超出要求及时做出调整。

2.5　经常查看化胶罐夹层入口处安装的压力表，保证化胶罐夹层压力不超过 0.2 MPa。

3. 投料

3.1　往罐内注入本次化胶用的水，同时开启热水循环泵。

3.2　待热水循环泵启动 15 分钟后，启动搅拌桨运转搅拌。

3.3　启动真空泵，利用真空管将各物料吸入化胶罐内，吸料完毕将控制阀门关闭。

4. 抽真空操作

4.1　当化胶罐内胶液温度达 65℃～70℃时，开启缓冲罐的冷却水阀门，然后开启真空泵，对罐内胶液进行脱泡。

4.2 在胶液黏度达到要求且气泡达最少量时，关闭真空泵。

5. 放出胶液

用 60 目双层尼龙滤袋绑紧在化胶罐出液口，出液口下放置胶液保温桶，开启出液阀门，将胶液放出。

6. HJG－700A 水浴式化胶罐安全操作注意事项

6.1 经常检查化胶罐压力表及安全阀是否有效，生产过程中应经常观察化胶罐夹层压力，不可超过 0.2 MPa。

6.2 化胶罐不可超载运行，容量以不超过锅内容积 3/4 为宜。

6.3 开启真空泵脱泡时，化胶罐内胶液液面会上升，应经常观察液面，调节排空阀，不要让液面上升接近真空出口。

6.4 胶液经滤网放出时温度较高，操作时要小心，慎防烫伤。

VMP－60 真空搅拌罐标准操作规程

目的：建立 VMP－60 真空搅拌罐标准操作规程，使其操作规范化、标准化。

范围：适用于 VMP－60 真空搅拌罐。

职责：操作者、设备工程部、生产技术部对此规程的实施负责。

内容：

1. 开机前检查和准备

1.1 使用前应注意检查各气阀有无泄漏，各仪表是否正常，搅拌系统是否能正常运转，各机件有无松脱，发现异常情况应通知维修或设备管理人员，处理后方可使用。

1.2 检查化胶罐夹套是否有水（纯化水），水位应漫至视镜高度 2/3，若低于 1/3，应及时补充。

2. 生产操作

2.1 接通电源，设定加热温度为 80℃。

2.2 按比例称取原料（明胶、纯化水、增塑剂、防腐剂等）。

2.3 将纯净水倒入化胶罐中。

2.4 待桶内温度上升至约 80℃时，加入增塑剂、防腐剂（羟苯乙酯）。

2.5 将明胶投入，边加边用不锈钢棍搅拌均匀，防止结块。

2.6 放入搅拌桨，盖要放平稳并扣紧，防止搅拌桨与桶内壁碰撞。搅拌至完全溶解（注意：应先抽出吸液管，避免与运作的搅拌桨碰撞）。

2.7 接通搅拌机电源，听搅拌桨运转声音是否正常（不正常应断电重盖）。

2.8 80℃保温搅拌至胶液黏度达到 4.5°E～5.2°E（60℃）。

2.9 开启真空阀脱气，脱气过程胶液液面会上升，观察液面，调节排空阀，不要让液面上升接近真空出口。

2.10 脱气后取样检查胶液是否有气泡，检查合格后停止搅拌，设定温度 50℃～55℃保温（若保温时间长，温度设置应稍低，防止黏度被破坏，临用前再升高）。

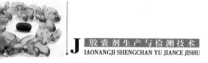

3. 操作注意事项

3.1 严禁搅拌罐在夹套缺水条件下通电加热。

3.2 插入搅拌桨进行搅拌操作前，必须先将吸液管移走，否则搅拌桨会与吸液管发生碰撞而损坏。

3.3 在开启真空阀进行脱气操作时，随时观察胶液液面，调节排空阀防止胶液进入真空口。

4. VMP-60真空搅拌罐清洁规程

4.1 生产使用前清洁。

4.1.1 打开罐盖，用纯化水冲淋罐内壁及罐盖。

4.1.2 用饮用水擦拭罐外壁，至设备外无浮尘、无污渍。

4.2 生产结束清洁。

4.2.1 关闭罐底的出液口，往罐内放入热水，用不掉毛尼龙刷刷洗，直至内部及罐底出液口上无残留胶渍，用纯化水冲淋。

4.2.2 取出搅拌桨和吸液管，用热水冲洗，直至无残留胶渍，然后用纯化水冲淋。

4.2.3 用饮用水擦拭罐外壁，至设备外无浮尘、污渍。

4.2.4 待搅拌桨、吸液管等部件干燥后，安装到罐上。

4.2.5 罐外挂已清洁标识，标识上填写清洗人、清洗日期、有效期等。

四、化胶岗位工艺过程

（1）按化胶间标准操作规程加入处方量的纯化水到化胶罐，边加入边搅拌，预热，使温度达到化胶要求温度50℃左右。

（2）按处方量投入明胶、甘油，待明胶溶化后，搅拌均匀，保温1小时，待泡沫上浮，抽真空脱气泡，过滤，转入明胶液贮槽。

五、化胶岗位职责

严格执行《软胶囊化胶操作法》及《化胶罐标准操作规程》。负责化胶设备的安全使用及日常清洁、保养，保障设备的良好状态，防止生产安全事故的发生。严格按生产指令核对配制胶液物料的名称、数量、规格、外观。认真检查化胶罐是否清洁干净，处于清场状态。自觉遵守工艺纪律，监控化胶罐的正常运行，发现偏差及时上报。认真如实填好生产记录，做到字迹清晰、内容真实、数据完整，不得任意涂改和撕毁，做好交接记录，不合格产品不能进入下道工序。工作结束或更换品种时应及时做好清洁卫生并按有关规程进行清场工作，认真填写相应记录。做到岗位生产状态标识、设备及生产工具所处状态标识清晰明了。

六、化胶岗位质量控制要点

1. 化胶的温度和时间

温度越高、时间越长，胶液的黏度破坏越严重，应根据每批明胶的质量，控制化胶温度及时间，保证胶液黏度、水分、凝冻力满足要求。

2. 加入色素

如加入 Fe_2O_3、Fe_3O_4 等色素，应增加甘油的投料量，以保持制成软胶囊后囊皮的柔软性。

七、化胶岗位标准操作规程

目的：建立化胶标准操作规程，避免出现差错及事故，保证产品质量。

范围：本规程适用于化胶操作。

职责：操作者、工段长、生产督导、QA 对本规程的实施负责。

内容：

1. 生产前准备

（1）复合清场情况。

①检查生产场地，应无上一批生产遗留的胶液、生产工具、物料、废弃物、状态标识等。

②检查化胶工作间的门窗、天花板、墙壁、地面、灯罩、开关外箱、风口是否已清洁，应无浮尘、油污。

③文件检查。无上一批生产记录及与本批生产无关的文件等。

④检查是否有上一次生产的清场合格证，且是否在有效期内，证上所填写的内容应齐全，有 QA 签字。

（2）接收生产指令。

①工艺员发放软胶囊化胶工序生产记录、物料标识、"运行中"标识。

②仔细阅读批生产指令的要求和内容。

③填写"运行中"标识的各项内容。

（3）设备、生产用具的准备。

①按《化胶罐操作规程》进行检查。

②检查化胶罐及其附属设备（煮水锅、真空泵、冷热水循环泵、搅拌机、仪器、仪表工具）是否处于正常状态；化胶罐盖密封情况，开关是否灵敏正常；紧固件是否无松动，零部件是否齐全完好；润滑点是否已加油润滑，且无泄漏。

③检查化胶罐、生产用具是否已清洁，干燥；检查电子秤、流量计的计量范围是否符合生产要求，并清洁完好，有无计量检查合格证，是否在规定的使用期内，并在使用前进行校正。

④检查煮水锅内水量是否足够（水位线应在视镜 4/5 处），如水量不足，应开启补水阀，补足水量。从安全角度考虑，水位不能超过视镜 4/5 处，以防通入蒸汽后锅内压力过大而发生爆炸。

（4）由班组申请 QA 检查，检查合格后领取 QA 签发的准产证。

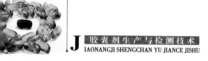

2. 生产操作

（1）将生产时所用的化胶罐挂上"运行中"标识，标识上应具备所生产物料品名、批号、规格、生产日期及填写人签名。

（2）开启循环水泵，然后开启蒸汽阀门，蒸汽与循环水直接接触并加热循环水。当循环水温度达到 95℃时应适当减小蒸汽阀门的开启度（以排气口没有大量蒸汽溢出为准）。

（3）根据胶液配方及配制量，用流量计测量定量纯净水放入化胶罐内。

（4）开启热水循环泵，将煮水锅内热水循环至化胶罐夹层，加热罐内纯净水。

（5）按生产指令准确称量明胶、甘油。各成分比例为明胶：水：甘油为 1∶1∶0.3。

（6）待化胶罐内纯净水温度达 50℃～60℃时，关闭罐上的排气阀和上盖，开启搅拌机和真空泵，将称量好的明胶和甘油等原辅料用吸料管吸入化胶罐内，吸料完毕，关闭真空泵。

（7）待罐内明胶完全吸水膨胀，搅拌均匀。

（8）待罐内胶液达到 65℃～70℃时，开启缓冲罐的冷却水阀门，然后开启真空泵，对罐内胶液进行脱泡。

（9）通过视镜观察罐内胶液的情况，脱泡至最少量为止。关闭真空泵，打开排气阀。

（10）如胶液需加入色素，此时将称量好的色素加入化胶罐内，继续搅拌 15 分钟至均匀后，停止搅拌。

（11）测定黏度和气泡量，均符合要求后，用 60 目双层尼龙滤袋过滤胶液到保温储胶罐中，50℃～55℃保温备用。

3. 生产结束

（1）生产用具按《软胶囊生产用具清洁规程》、设备按《化胶罐清洁规程》、生产环境按《D 级洁净区清洁规程》进行清洁。

（2）按《化胶间清场规程》进行清场，并填写清场记录。

4. 记录

如实填写各生产记录。

【课后思考】

1. 水分对软胶囊成丸质量有何影响？

2. 软胶囊囊皮中甘油、明胶与水的比例通常为多少？

3. 软胶囊岗位质量控制要点有哪些？

【技能训练】

1. 按照 SOP 完成维生素 E 软胶囊化胶工作，并按照 SOP 进行清场及完成生产记录的填写。

2. 按照 SOP 完成穿心莲软胶囊化胶工作，并按照 SOP 进行清场及完成生产记录的填写，见表 3-3-1、表 3-3-2。

表 3 - 3 - 1 化胶生产记录

品名：		批号：	生产日期：	
操作步骤		记录		操作人
1. 生产前检查	现场	已检查，符合要求 □		
	文件	已检查，符合要求 □		
	设备	已检查，符合要求 □		
	物料	已检查，符合要求 □		
2. 检查房间温度、相对湿度		温度____℃ 相对湿度____%		
3. 天平的检查		调水平，符合要求 □ 调零点，符合要求 □		
4. 按生产指令领取物料，复核各物料的品名、规格、数量		物料1____kg 物料2____kg 物料3____kg 物料4____kg 物料5____kg		
5. 液体物料过滤后加入调配罐中		已过滤 □		
6. 将液体物料混匀		物料1、2、3、4、5均已加入 □		
7. 检查明胶液的温度		温度____℃ 已混匀 □		
8. 按要求检查胶液的黏度和水分		黏度 水分		
9. 物料平衡在规定范围内，无偏差，同意移交下一工序 □ 物料平衡超出规定范围，有偏差，需分析偏差原因，填写偏差分析记录并附在记录后 □ QA签名：　　　　　　　　　　　　　　日期：　年　月　日　班				
备注				

表 3 - 3 - 2 化胶岗位清场记录

清场前	品名		清场后	品名	
	规格			规格	
	胶液批号			胶液批号	
清场日期			操作者	复核者	QA检查
一、房间及四周环境的清洁					
1. 工作台面干净，工具箱内物品堆放整齐					
2. 化胶间所有窗、门清洁					
3. 化胶操作台及扶梯不留积水，不留残胶					

续表

4. 化胶间及保温间地面不留积水，不留残胶			
二、设备的清洁			
1. 化胶锅内壁及搅拌桨洁净无异物			
2. 化胶锅外表不留胶液、油迹			
3. 化胶锅四周的管道、管道阀门不留残胶，阀门开关灵活			
4. 胶液桶外表、内壁无余胶、污物			
5. 关闭所有进水、出水阀门			
6. 清场结束后关闭所有阀门、电器开关			
三、容器的清洁			
1. 凡接触胶液的容器都应洗干净，定点放置晾干			
2. 盛放甘油、纯化水的桶洗干净，定点放置			
四、衡器具的清洁			
1. 电子秤切断电源，底座用丝光毛巾擦干净，不留油污			
2. 所有器具定点放置			
QA意见：			
			签名：

任务二 内容物配制

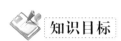

知识目标

熟悉软胶囊内容物配制技术要点；

熟悉内容物配制岗位的工艺过程、岗位职责和质量控制要点；

熟悉内容物配制岗位生产设备的结构原理与使用养护规程；

熟悉内容物配制岗位安全生产、环境保护及劳动保护有关知识。

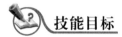

技能目标

能按照工艺要求及标准操作规程熟练完成内容物配制工作，并能进行生产过程中的质量控制；

能正确地使用和保养内容物配制岗位相关生产设备；

能及时正确地填写相关生产记录；

能处理生产过程中的突发情况。

一、知识准备

软胶囊内容物配制是指将药物及辅料利用调配罐、胶体磨、乳化罐等设备制成符合质量标准的溶液、混悬液或乳液形式的内容物的操作。

内容物配制技术要点：

（1）药物本身是油类的，只需加入适量抑菌剂（如山梨酸钾、尼泊金类等），或再添加一定数量的玉米油（或 PEG400），混匀即得。

（2）药物若是固态，首先将其粉碎过 100～200 目筛，再与玉米油等混合，经胶体磨研匀，或用低速搅拌加玻璃砂研匀，使药物以极细腻的质点形式均匀地悬浮于玉米油中。

（3）软胶囊大多填充药物的非水溶液，若要添加与水相混溶的液体如 PEG400、吐温-80 等时，应注意其吸水性，因为囊皮水分会迅速向内容物转移，进而使囊皮的弹性降低。

（4）在长期储存过程中，酸性内容物能使明胶水解造成泄漏，碱性液体能使囊皮溶解度降低，因而内容物的 pH 以控制在 2.5～7.5 为宜。

另外，醛类药物会使明胶固化而影响溶出，遇水不稳定的药物应采用保护措施等，这些均应在内容物配制时考虑。

二、内容物配制岗位常用生产设备

1. 胶体磨

胶体磨如图 3-3-3 所示。流体或半流体物料通过高速相对联动的定齿与动齿之间，受到强大的剪切力、摩擦力及高频振动等作用，被有效地粉碎、乳化、均质，从而成为符合软胶囊要求的内容物。胶体磨主机部分由壳体、动磨片、静磨片、调节机构、冷却机构、机械密封、电动机等组成。

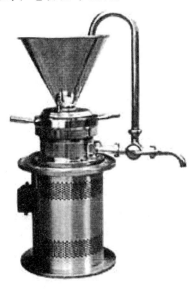

图 3-3-3 胶体磨

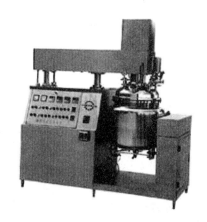

图 3-3-4 真空乳化搅拌机成套设备

2. 真空乳化搅拌机成套设备

真空乳化搅拌机成套设备（图3-3-4）可用于软膏剂的加热、溶解、乳化、均质，主要由预处理锅、主锅、真空泵、液压系统、电气控制系统等组成，乳化、均质采用变频无级调速，加热采用电热和蒸汽加热两种方式，乳化快，操作方便。

【知识链接】

JM-50型胶体磨标准操作规程

目的：杜绝人为操作事故的发生，确保设备按预期使用。

范围：适用于JM-50型胶体磨。

职责：操作人员按本规程使用设备和进行卫生清洁；维修人员按本规程维修和保养设备；生产管理部经理负责监督本规程的执行。

内容：

1. 使用

1.1 检查设备标识牌是否为正常。连接好料斗、出料循环管，检查循环管阀门，确保放料方向关闭，循环方向开通。

1.2 磨片间隙调节。将两手柄旋松（反时针拧），然后顺时针转动调节环，用一只手伸入底座方口内转动电动机风叶，当感到转动调节环有少许摩擦时马上停止。再反转调节环少许，使磨片间隙大于对准数字，然后顺时针旋紧手柄锁紧调节环，使磨片间隙固定。下次使用时，无须再调节。但运转后摩擦声音尖锐时，应立即关机再调节。

1.3 接通电源后，投料入料斗内。通过调节出料阀改变设备运行状况及物料的颗粒细度。使用完毕，打开出料管，待物料出料完毕，关闭电源。

2. 清洁消毒

2.1 取下"正在运行"标识牌进行清洁。接通电源，加入纯化水至料斗内，开机。打开出料口阀门至半开，继续加入纯化水，保持料斗内水不少于料斗高度的一半，半循环冲洗至出料口水干净。关闭出料口阀门，进行循环，循环2分钟，将出料口阀门打开，排尽纯化水。检测排出水是否洁净，拆开料斗、出料管和出料循环管、垫圈。

2.2 用纯化水冲洗内部残留物料，然后用不锈钢钢丝球蘸洗洁液刷洗物料斗、出料管和出料循环管内外壁。

2.3 用纯化水冲洗所有部件，至无洗洁液味。

2.4 将料斗、出料管和出料循环管、垫圈装回。

2.5 开机，用纯化水半循环冲洗至循环纯化水干净，放净磨内纯化水，停机。

2.6 用75%乙醇约1 000 ml循环30秒消毒。放尽磨内75%乙醇，停机。

2.7 用无尘抹布把胶体磨表面擦拭干净，蘸75%乙醇，拧干，擦拭消毒。

2.8 消毒完毕，挂上"正常"标识牌。

2.9 填写相关记录。

2.10 清洁频次。

2.10.1 设备清洁消毒后有效期为8小时。8小时内再使用的，按2.5清洗后即可使用。

2.10.2 设备清洁消毒超过有效期，设备使用、维修后均按2.1～2.9清洁消毒。

3. 注意事项

3.1 设备无料空转时间不得超过5秒。

3.2 设备卫生清洁严禁带电进行，需切断电源。所用抹布应拧干，不得有水流下。

3.3 料斗内严禁掉入硬的物体。严禁将搅拌棒、手等伸到正在运行的胶体磨内腔。

3.4 胶体磨底座放平，保持稳定。不得放在不平稳的物体上。

3.5 启动时，若2次启动无效，应通知工程组处理，不得再强行启动，以免损坏电动机。运转过程中出现漏电、尖锐声、强烈震动等异常情况时，应及时关闭电源，通知工程组处理。

4. 设备保养

4.1 保养周期为每半年保养一次。

4.2 检查各机械部位的配合间隙、主轴运转偏离度。检查轴承磨损情况，加润滑油。

4.3 检查所有电器元件各接头的紧固状况、线路的老化情况，看其有无损坏。检查电器各部位防水情况，接地应良好。

4.4 检查底座水槽内部排水是否通畅。

4.5 检查水封密合情况、弹簧松紧度、齿轮磨损情况。检查主轴密封圈磨损情况。

4.6 必要时做防锈处理。

三、内容物配制岗位工艺过程

以配制混悬型内容物为例，其工艺过程如下：固体物料粉碎混合→过筛→在调配容器中加入液体物料，搅拌均匀→将混合物放入胶体磨或乳化罐中→研磨，乳化研磨至符合软胶囊内容物要求，备用。

四、内容物配制岗位职责

严格执行《软胶囊内容物配制操作法》及配制设备标准操作规程。负责配制设备的安全使用及日常清洁保养，保障设备的良好状态，防止生产安全事故的发生。

五、内容物配制岗位质量控制要点

1. 含量
药液的含量应符合《中国药典》要求或企业内控标准。

2. 粒度或液滴大小
固体粒子过大或液滴大小不均易造成软胶囊含量不均，大粒子也容易造成软胶囊机柱塞泵磨损。因此固体物料粉碎后应用合适规格的筛网控制粒度，研磨或混匀后也应该过合适规格的筛网。

3. 异物
应保证配制的内容物无异物。

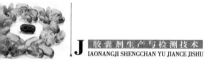

六、内容物配制岗位标准操作规程

目的：建立内容物配制岗位标准操作程序，使该操作过程程序化、规范化、标准化。

范围：适用于内容物配制。

职责：内容物配制岗位操作相关人员对此规程的实施负责。

内容：

1. 生产前准备

进入生产区域前规范穿戴好工作服、鞋。

2. 备料

（1）开配料指令单。

（2）配料操作人员在领取原辅料的同时，检查所有原辅料化验单，确保齐全且合格，核对品名、批号、数量、化验单号并签名。

3. 准备工作

（1）合上配料间电源阀门，打开照明灯。

（2）操作前规范戴好口罩、手套。

（3）检查配料锅内壁及搅拌器，确保清洁、干燥、无异物。

（4）检查所有接触药液的容器，应洁净、干燥并标有已清洗状态牌且在清洁有效期内。

（5）衡器用标准砝码校验后归零。

4. 投料

（1）打开真空阀门，打开吸料管阀门，将已称量的原料和辅料吸入配料锅内。

（2）搅拌一定时间，使原料与辅料充分混合。

（3）达到工艺所规定的要求后，停止搅拌，并通知 QA 抽样。

5. 出料

（1）药液化验结果合格，QA 放行后准备出料。

（2）取干净药液桶用电子秤称出皮重，打印并写入桶卡。

（3）打开配料锅出料口，用已称出皮重的药液桶盛接。

（4）用电子秤称量药液的毛重，计算出净重并填写原始记录及桶卡。

（5）盖上药液桶桶盖，在标有药液品名、规格、批号、毛重、皮重、净重、操作者、放料日期的桶卡上加盖合格章，定点放置，备用。

【课后思考】

1. 液体药物、固体药物在内容物配制时分别如何处理？

2. 软胶囊内容物 pH 应控制在什么范围？

3. 混悬型内容物配制的工艺过程如何？

4. 内容物配制岗位质量控制要点有哪些？

【技能训练】

1. 按照 SOP 完成维生素 E 软胶囊内容物配制工作，并按照 SOP 进行清场及完成生产记录的填写。

2. 按照 SOP 完成穿心莲软胶囊内容物配制工作，并按照 SOP 进行清场及完成生产记录的填写，见表 3－3－3。

表 3－3－3　内容物配制生产记录表

内容物批号		生产日期			
操作步骤		记录		操作人	复核人
1. 生产前检查	文件	已检查，符合要求 □			
	现场	已检查，符合要求 □			
	设备	已检查，符合要求 □			
	物料	已检查，符合要求 □			
2. 检查房间温度、相对湿度		温度：____℃ 相对湿度：____%			
3. 按生产指令领取物料，复核物料品名、规格、数量		物料 1 ____ kg 物料 2 ____ kg 物料 3 ____ kg 物料 4 ____ kg			
4. 将物料分别粉碎，过 100 目筛		已粉碎　□ 已过筛　□			
5. 液体物料过滤后加入调配罐中		已过滤□			
6. 将固体物料按照一定的顺序加入调配罐中，与液体物料混匀		物料 1、2、3、4 均已加入 □ 已混匀 □			
7. 将混合物料加入胶体磨或乳化罐中，进行研磨或乳化		已研磨 □ 已乳化 □			
8. 将研磨或乳化后得到的内容物过滤后用干净的容器盛放，标明品名、规格、批号、数量		已标明 □			
9. 生产结束清洁机器及工作间，清点工具，定位摆放		已清洁 □			
10. 关闭水、电、气		已关闭 □			
备注					

任务三　制　丸

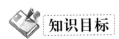
知识目标

熟悉滴制法与压制法制备软胶囊的原理；
熟悉软胶囊生产设备结构、原理及使用维护规程；
熟悉软胶囊制丸质量控制要点及工艺要点；
熟悉软胶囊制丸岗位安全生产、环境保护及劳动保护有关知识。

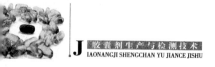

![技能目标]

能按照工艺要求及标准操作规程熟练完成制丸工作，并能进行生产过程中的质量控制；

能正确地使用和保养制丸岗位相关生产设备；

能及时正确地填写相关生产记录；

能处理生产过程中的突发情况。

一、知识准备

软胶囊的制法有两种：压制法和滴制法。

采用滴制机生产软胶囊剂时，将油料加入料斗中；明胶浆加入胶浆斗中，并保持一定温度；盛软胶囊的容器中放入冷却液（必须安全无害，和明胶不相混溶，一般为液体石蜡、植物油、硅油等），根据每一胶丸内含药量多少，调节好出料口和出胶口，胶浆、油料先后以不同的速度从同心管出口滴出，明胶在外层，药液从中心管滴出，明胶浆先滴到液体石蜡上并展开，油料立即滴在刚刚展开的明胶表面上，由于重力加速度的原理，胶皮继续下降，使胶皮完全封口，油料便被包裹在胶皮里面，再加上表面张力作用，使胶皮成为圆球形。由于温度不断下降，其逐渐凝固成软胶囊。将制得的胶丸在室温（20℃～30℃）冷风干燥，再经石油醚洗涤两次，经过95％乙醇洗涤后于30℃～35℃烘干，直至水分合格为止，即得软胶囊。制备过程中必须控制药液、明胶和冷却液三者的密度，以保证胶囊有一定的沉降速度，同时有足够的时间冷却。滴制法设备简单、投资少，生产过程中几乎不产生废胶，产品成本低。

目前软胶囊制备常采用压制机，将明胶与甘油、水等溶解制成胶板或胶带，再将药物置于两块胶板之间，调节好胶皮的厚度和均匀度，用钢模压制而成。连续生产采用自动旋转扎囊机，机器自动制成的两条胶带向相反方向移动，到达旋转模前，一部分已加压结合，此时药液从填充泵中经导管进入胶带间，旋转进入凹槽，而后胶带全部轧压结合，将多余胶带切割即可。制出的胶丸，先冷却固定，再用乙醇洗涤去油、干燥即得。压制法产量大，自动化程度高，成品率较高，计量准确，适合于工业化大生产。

二、生产要素

1. 生产环境

制丸工作在D级洁净区完成，环境应保持整洁。门窗、玻璃、墙面和顶棚应洁净完好；设备、管道、管线应排列整齐并包扎光洁，无跑、冒、滴、漏现象发生，且符合相关清洁要求。检查确认生产现场，应无上一批次生产遗留物。压制软胶囊操作室洁净度符合D级要求。室内相对室外呈正压，温度为20℃～24℃，相对湿度在40％以下。环境灯光不能低于300 lx，灯罩应密封完好。确保用电安全。

2. 物料

化胶工序制备完成的胶液、内容物配制工序制备完成的内容物液。

3. 人员

制丸岗位操作人员称为软胶囊成形工，是指使用规定的模具和软胶囊成形设备将合格的药物油溶液或混悬液制成合格软胶囊的操作人员。

三、制丸岗位常用生产设备

（一）滚模式软胶囊机

滚模式软胶囊机的结构如图3-3-5所示。其配套设备主要有输送机、干燥机、电控柜、明胶桶和药液桶等多个单体设备，如图3-3-6所示。滚模式软胶囊机设备图如图3-3-7所示。

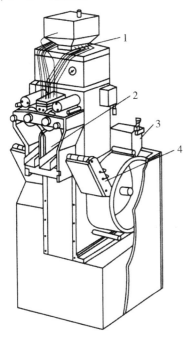

图3-3-5 滚模式软胶囊机结构图
1—供料斗；2—下丸器；3—明胶盒；
4—油辊

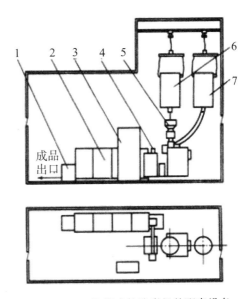

图3-3-6 滚模式软胶囊机的配套设备
1—风机；2—干燥机；3—电控柜；4—链带输送机；
5—主机；6—药液桶；7—明胶桶

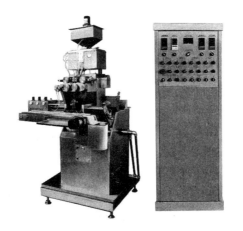

图3-3-7 滚模式软胶囊机设备图（RG2-180A）

药液桶、明胶桶吊置在高处，按照一定流速向主机上的明胶盒和供料斗内流入明胶和药液，其余各部分则直接安置在工作场地的地面上。

1. 胶带成形装置

由明胶、甘油、水及防腐剂、着色剂等附加剂加热熔制而成的明胶液，放置于吊挂着的明胶桶中。明胶液通过保温导管靠自身重力流入位于机身两侧的明胶盒中。明胶盒是长方形的，其结构如图 3-3-8 所示。通过电加热使明胶液恒温，既能保持明胶的流动性，又能防止明胶液冷却凝固，从而有利于胶带的生产。在明胶盒后面及底部各安装了一块可以调节的活动板，通过调节这两块活动板，使明胶盒底部形成一个开口。通过前后移动流量调节板来加大或减小开口，使明胶液流量增大或减小。通过上下移动厚度调节板，可调节胶带成形的厚度。明胶盒的开口位于旋转的胶带鼓轮的上方，随着胶带鼓轮的平稳转动，明胶液通过明胶盒下方的开口，依靠自身重力涂布于胶带鼓轮的外表面上。胶带鼓轮外表面光滑，转动平稳，从而保证生成的胶带均匀。有冷风从主机后部吹入，使得涂布于胶带鼓轮上的明胶液在鼓轮表面上冷却而形成胶带。在胶带成形过程中还设置了油辊系统，保证胶带在机器中连续顺畅地运行。

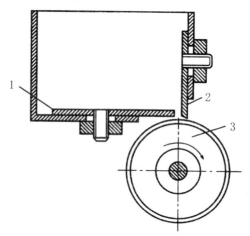

图 3-3-8　明胶盒结构图

1—流量调节板；2—厚度调节板；3—胶带鼓轮

2. 软胶囊成形装置

软胶囊成形装置如图 3-3-9 所示。制备成形的连续胶带被送到两个滚模与软胶囊机上的楔形喷体之间。喷体的曲面与胶带良好贴合，形成密封状态，从而使空气不能够进入到已成形的软胶囊内。在运行过程中，一对滚模按箭头方向同步转动，喷体静止不动。滚模表面有许多凹槽（图 3-3-10），均匀分布在其圆周的表面。当滚模转到对准凹槽与楔形喷体上的一排喷药孔时，药液通过喷体上的一排小孔喷出。因喷体上加热元件的加热，与喷体接触的胶带变软。喷射压力使两条变软的胶带与滚模对应的部位产生变形，并挤到滚模凹槽的底部。为了方便胶带充满凹槽，在每个凹槽底部都开有小通气孔，这样，由于空气的存在而使软胶囊很饱满。当每个滚模凹槽内形成了注满药液的半个软胶囊时，凹槽周边的回形凸台随着两个滚模相向运转，两凸台对合，形成胶囊周边上的压紧力，使胶带被挤压黏结，形成一颗颗软胶囊，并从胶带上脱落下来。

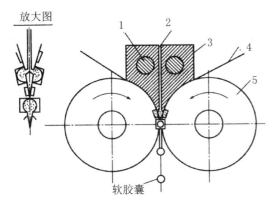

图 3-3-9 软胶囊成形装置示意图　　　　图 3-3-10 滚模结构示意图

1—电热元件；2—药液进口；3—喷体；4—胶带；5—滚模

（二）滴制式软胶囊机

滴制式软胶囊机是将明胶液和药液通过滴丸机头按不同速度喷出，明胶液将药液包裹后，滴入另一种不相混溶的冷却液中。明胶液接触冷却液后，由于表面张力作用而使之形成球形，并逐渐凝固成软胶囊。滴制式软胶囊机结构如图 3-3-11 所示，主要由原料贮槽、定量装置、喷头和冷却器、电气自控系统、干燥部分组成，其中双层喷嘴外层通入明胶溶液，内层通入药液。在生产中，喷头滴制速度的控制十分重要。

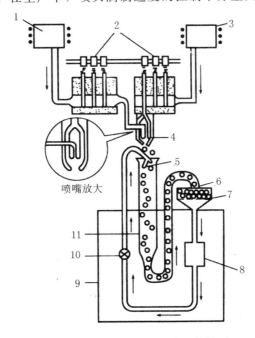

喷嘴放大

图 3-3-11 滴制式软胶囊机结构图

1—原料贮槽；2—定量装置；3—明胶液贮槽；4—喷嘴；5—液体石蜡出口；

6—胶丸出口；7—过滤器；8—液体石蜡贮箱；9—冷却箱；10—循环泵；11—冷却柱

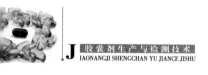

【知识链接】

软胶囊压制机标准操作规程

目的：建立软胶囊压制机的标准操作程序，以规范该机器的操作。

范围：适用于制丸的操作。

职责：制丸岗位操作工及相关人员对此规程的实施负责。

内容：

1. 准备

制丸机间的温度为23℃，湿度为45%～60%，湿度过高，丸易受潮，房间不装水管。

2. 主机的安装

2.1 安装填充泵。

2.2 安装楔形注入器。

2.3 安装模具。

2.4 加液体石蜡，保持机器的润滑，在导管旁的油箱中加入液体石蜡两瓶。

2.5 输料管的保温装置安装好，温度设值为70℃。

3. 输料

用压缩空气输料，此时真空完全关闭，压缩空气要减压，控制在-0.05 MPa。

4. 生产

当胶液到达鼓轮成形时，用测厚仪测囊皮的厚度（左右两边的囊皮都需测厚度）。顺时针是增加胶厚，逆时针是减少胶厚。

4.1 两边用同样长度的囊皮，开始安装囊皮，内对内，外对外。

4.2 安装囊皮完毕，注射器加热（设值为40℃）。

4.3 温度达到后，调小模具间的距离，使囊皮可闭合。

4.4 检查囊皮闭合情况，确认完好后，开启注射器，调节注射器的量，先调零，再一圈一圈调。

4.5 开启输送带，方向调正。

4.6 转笼开，开始生产。

4.7 每隔15分钟称量。

5. 生产结束

生产结束时，先停止加热，再停止注射器。上升注射器。松开滚轮。

6. 停化胶罐

6.1 停压缩空气。

6.2 打开连接大气的大气阀。

6.3 打开物料盖，加水，开始搅拌，加热清洗。

软胶囊机安全操作注意事项

（1）模具及喷体为精密部件，必须轻拿轻放，严禁在模具转动时持硬物在其上方操作；发现喷体出料孔堵塞时，必须停机后方可进行清理，否则容易夹伤手指或损坏模具；如发现模具腔内有囊皮黏附时，不能用手或镊子在模具上方挑出，以防伤及人手或损坏模具。

（2）每次启动主机前确认调速旋钮处于零。

（3）拆装模具及料液泵等部件时，不得两人同时操作，避免因操作不协调而发生伤人或设备事故。

（4）严禁喷体在不接触囊皮的情况下通电加热。

（5）机器运转时操作人员不得离开，经常检查设备运转情况，在压制生产过程中遇到以下情况必须停机处理：

①剥丸器及拉网花轴缠住胶网或囊皮；②喷体堵塞；③在模具上方进行一切持硬物的操作；④囊皮过黏，经调节后仍不能进行正常的生产。

（6）胶罐上机使用时，应常检查罐内压力是否超过规定值，以防因压力过大将罐盖炸飞伤人。

（7）干燥转笼转动换向时，必须等转笼完全静止后方可进行换向操作，严禁突然换向，否则可能导致电气元件损坏。

（8）工作完毕停机后，及时把所有电加热附件的电源插头拔出。

软胶囊机的清洁规程

1. 转换生产品种、规格时清洁程序

1.1 生产结束后，将剩余的明胶及物料等从机器上清除下来，按规定处理。将模具、喷体、泵体、输料柱塞、料斗、胶盒、引胶管、干燥转笼等拆下。

1.2 将拆下的机械部件拆散，用洗涤剂溶液仔细清洗干净，至无生产时的遗留物，然后用大量饮用水冲洗至水清澈无泡沫，再用纯化水冲洗两次；待水挥发后，用75％乙醇溶液浸泡冲洗；挥发多余乙醇后，将泵体、输料柱塞浸入液体石蜡，均匀沾满液体石蜡后，重新装机。其余部件晾干后，按规定收藏，保存于工具间。

1.3 装机后往供料泵壳体内加入液体石蜡，油面应浸没盘形凸轮滑块；往料斗加入少量液体石蜡，开动主机运转，排出空气，避免供料泵柱塞氧化。

1.4 干燥转笼机箱及不可拆卸的设备表面等，用清洁布或不掉毛刷子蘸洗涤剂溶液清洗掉污物、油渍等，用饮用水擦净后，用75％乙醇溶液擦拭，最后按要求装机。

注意：囊皮轮上严禁用锐器铲除残留囊皮，否则轮上易被划伤，影响涂布囊皮质量；引胶管不能放入水中清洗，否则易短路。

2. 生产相同品种转换批号时的清洁程序

2.1 每批产品生产结束后，将已完成的中间产品移交下道工序，清除机器上的残留物料、中间产品。

2.2 用布擦净机器上的污渍。

软胶囊机的维护规程

（1）坚持每班检查和清洁、润滑、紧固等日常保养。

（2）经常注意仪表的可靠性和灵敏性。

（3）每星期更换一次料泵箱体液体石蜡。发现问题应及时与维修人员联系，进行维修，正常后方可继续生产。

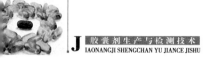

软胶囊生产中常见问题及排除方法见表3－3－4。

表3－3－4　软胶囊生产中常见问题及排除方法

序号	故障现象	发生原因	排除方法
1	喷体漏液	接头漏液	更换接头
		喷体内垫片老化弹性下降	更换垫片
2	机器振动过大或有异常声音	泵体箱内液体石蜡不足，润滑油不足	在泵体箱内添加液体石蜡
3	囊皮有凹沟或割裂	胶盒出口处有异物或硬胶块	清除异物或硬胶块
4	囊皮厚度不稳定	胶盒和上层胶液水分蒸发后与浮子黏结在一起，阻碍浮子运动，使盒内液面高度不稳定	清除黏结的胶液
5	囊皮高低不平，有斑点	囊皮轮上有油或异物	用清洁布擦净囊皮轮，不需停机
		囊皮轮划伤或磕碰	停机修复或更换囊皮轮
6	单侧囊皮厚度不一致	胶盒端盖安装不当，胶盒出口与囊皮轮母线不平行	调整端盖，使胶盒在囊皮轮上摆正
7	囊皮在油滚系统与转模之间弯曲、堆积	囊皮过重	校正囊皮厚度，不需停机
		喷体位置不当	升起喷体，校正位置，不需停机
		囊皮润滑不良	改善囊皮润滑，不需停机
		囊皮温度过高	降低冷风温或胶盒温度
8	囊皮黏在囊皮轮上	冷风量偏小，风温或胶液温度过高	增大冷气量，降低风温及胶盒温度，不需停机
9	胶盒出口处有胶块拖曳	开机后短暂停机胶液结块或开机前胶盒清洗不彻底	清除胶块，必要时停机重新清洗胶盒
10	胶丸内有气泡	料液过稠夹有气泡	排除料液中气泡
		供液管路密封不良	更换密封件
		囊皮润滑不良	改善润滑
		喷体变形，使喷体与囊皮间进入空气	更换喷体
		喷体位置不正确，使喷体与囊皮间进入空气	摆正喷体
		加料不及时，使料斗内药液排空	关闭喷体并加料，待输液管内空气排出后继续压丸

续表

序号	故障现象	发生原因	排除方法
11	胶丸夹缝处漏液	囊皮太厚	减少囊皮厚度
		转模间压力过小	调节加压手轮
		胶液不合格	更换胶液
		喷体温度过低	升高喷体温度
		两转模模腔未对齐	停机，重新校对滚模同步
		内容物与胶液不适宜	检查内容物与胶液接触是否稳定并做出调整
		环境温度太高或湿度太大	降低环境温度和湿度
12	胶丸夹缝质量差（夹缝太宽、不平、张口或重叠）	转模损坏	更换转模
		喷体损坏	更换喷体
		囊皮润滑不足	改善囊皮润滑
		囊皮温度低	升高喷体温度
		转模模腔未对齐	停机，重新校对转模同步
		两侧囊皮厚度不一致	校正两侧囊皮厚度，不需停机
		供料泵喷注定时不准	停机，重新校正喷注同步
		转模间压力过小	调节加压手轮
13	囊皮过窄引起破囊	胶盒出口有阻碍物	除去阻碍物
		囊皮轮过冷	降低空调冷气，以增加囊皮宽度
14	胶丸形状不对称	两侧囊皮厚度不一致	校正两侧囊皮厚度，使之一致
15	胶丸表面有麻点	胶液不合格，存在杂质	更换胶液
		囊皮轮划伤或磕碰	停机修复或更换囊皮轮
16	胶丸崩解迟缓	囊皮过厚	调整囊皮厚度
		干燥时间过长，使胶壳含水量过低	缩短干燥时间
17	胶丸畸形	囊皮太薄	调节囊皮厚度
		环境温度低，喷体温度不适宜	调节环境温度，调节喷体温度
		内容物温度高	调节内容物温度
		内容物流动性差	改善内容物流动性
		转模模腔未对齐	停机，重新校对转模同步

序号	故障现象	发生原因	排除方法
18	胶丸装量不准	内容物中有气体	排除内容物中的气体
		供液管路密封不严，有气体进入	更换密封件
		供料泵泄漏药液	停机，重新安装供料泵
		供料泵柱塞磨损，尺寸不一致	更换柱塞
		料管或喷体有杂物堵塞	清洗料管、喷体等
		供料泵喷注定时不准	停机，重新校对喷注同步
19	囊皮缠绕下丸器六方轴或毛刷	囊皮温度过高	降低喷体温度
20	胶网拉断	拉网轴压力过大	调松拉网轴固定螺钉
		胶液不合格	更换胶液
21	转模对线错位	主机后面对线机构紧固螺钉未锁紧	停机，重新校对转模同步，并将螺钉锁紧
22	胶丸干燥后丸壁过硬/过软	配制明胶液时增塑剂用量不足/过多	调整增塑剂用量

四、制丸岗位职责

严格执行《压制软胶囊岗位操作法》及《软胶囊压制设备标准操作规程》。负责压制软胶囊所用设备的安全使用及日常清洁、保养，保障设备的良好状态，防止生产安全事故的发生。严格按照生产指令核对压制软胶囊所有物料名称、数量、规格、外观。认真检查软胶囊机是否清洁干净，处于清场状态。自觉遵守工艺纪律，监控软胶囊机的运行，确保压制软胶囊岗位不发生混药、错药或对药品造成污染。发现偏差及时上报。

五、制丸岗位质量控制要点

（1）外观（软胶囊是否对称）及夹缝质量（是否粗大、有无漏液）。

（2）内容物重及装量差异。

（3）左右囊皮厚度。

六、制丸岗位工艺要点

（1）生产场地的地面比较光滑，应随时保持地面清洁，在行走时动作要轻，跨步不要太大，严禁跑跳，慎防滑倒；生产过程中使用台阶加料前，必须先检查是否有滑动现象，要慢上慢落，避免因台阶滑动或鞋底打滑而摔倒。

（2）禁止水洗或用较湿的布清洁电器元件，以免发生短路。

（3）经常检查明胶液保温罐夹层水位是否保持正常高度。

七、制丸岗位标准操作规程

目的：建立制丸岗位标准操作规程，以规范该岗位的操作。

范围：适用于制丸的操作。

职责：制丸岗位操作工及相关人员。

内容：

1. 准备工作

进胶丸间前先检查制冷机组是否已完全打开，转笼风机运转是否正常，压丸间的温度和湿度是否在规定范围内。检查转笼内有无异物，打开转笼电源，转笼应运转正常；开启干燥转笼鼓风马达，马达应鼓风正常。以上所有检查工作完毕后，胶丸进笼干燥。

2. 加料

（1）用加料勺将药液倒入盛料斗，注意不要加得过满，盖上盖子。

（2）打开胶罐的放料口适当放出胶液，以保证胶液流出顺畅。

（3）将胶罐的放料口用胶管与主机连接，胶管外包裹胶套用于保温，胶盒温度设置为50℃～60℃。

（4）胶罐进气口连接压缩空气接口，压缩空气压力可根据胶液的黏稠度做适当调整。

3. 压制软胶囊

（1）按《软胶囊机标准操作规程》进行软胶囊机调试操作。

（2）根据工艺规程规定对喷体进行加热。

（3）调整转模压力，以刚好压出胶丸为宜，压力过大会损坏模具。

（4）根据工艺规程规定进行装量调节。取样检测压出胶丸的夹缝质量、外观、内容物重量，及时做出调整，直至符合工艺规程为止。

（5）正常开机，每小时每排胶丸取样，检查夹缝质量、外观、内容物重量，每班检测囊皮厚度，并在批生产记录上记录，如有偏离控制范围的情况，应及时调整药液泵和囊皮涂布器。

（6）若在压制过程中出现故障或意外停机后再开，必须重复（4）的操作。

（7）开启转笼开关，边压制软胶囊边进行转笼定型干燥。

（8）生产过程中，定时将生产的胶网用胶袋盛装，放于指定地点，等待进一步处理。

4. 生产结束

（1）全批生产结束后，收集产生的废丸，称重并记录数量，用胶袋盛装，放于指定地点，作废物处理。

（2）按清洁清场标准操作规程操作。

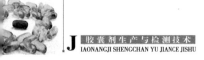

①连续生产同一品种时，在规定的清洁周期将生产用具按软胶囊生产用具清洁规程进行清洁，设备按软胶囊机清洁规程、干燥转笼清洁规程进行清洁，生产环境按 D 级洁净区清洁规程进行清洁；非连续生产时，在最后一批生产结束后按以上要求进行清洁。

②每批产品生产结束后按制丸间清场规程进行清场，并填写清场记录。

③将本批产品生产的清场合格证、中间产品递交许可证、准产证贴在批生产记录规定位置上。

④出现偏差，执行《生产过程偏差处理管理规程》。复查本批的批生产记录，检查是否有错记漏记。

【课后思考】

1. 软胶囊制丸方法有哪些？这些方法各有何特点？

2. 软胶囊制丸岗位质量控制要点有哪些？

3. 软胶囊制丸岗位物料有哪些？

【技能训练】

1. 按照 SOP 完成维生素 E 软胶囊制丸工作，并按照 SOP 进行清场及完成生产记录的填写。

2. 按照 SOP 完成穿心莲软胶囊制丸工作，并按照 SOP 进行清场及完成生产记录的填写，见表 3－3－5、表 3－3－6。

表 3－3－5　制丸生产记录

品名		规格		产品批号		序号		
班次		日期		操作者				
进入生产区域前规范穿戴好工作衣、帽、鞋					操作者		复核者	
设备运转情况								
压丸主机	正常		异常					
定型、干燥转笼	正常		异常					
上下班交接药液，称量前用标准砝码校正衡器，归零								
收药量	毛重/kg		毛重/kg		毛重/kg			
药液重量								
称量结束，衡器归零								
胶液情况								

溶胶者	
溶胶日期	
调胶者	
调胶时间	
胶液温度	
胶液流速	
胶液批号	
备注:	

表 3－3－6 制丸过程中各控制点记录

指标＼记录时间								
鼓轮温度/℃								
展布箱温度/℃								
注射器温度/℃								
囊皮厚度/mm								
制丸间	室温/℃							
	相对湿度/%							
烘房（ ）	室温/℃							
	相对湿度/%							
烘房（ ）	室温/℃							
	相对湿度/%							
胶液保温温度/℃								
记录人								
胶丸在转笼中定型								
本班药液用量/kg			余药液量/kg					
备注:								

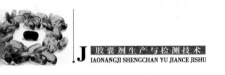

任务四　干燥洗丸

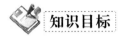

掌握软胶囊干燥的目的与步骤；

熟悉软胶囊清洗的目的及常用清洗剂性能；

了解软胶囊干燥洗丸常用的设备结构原理及使用保养规程；

熟悉软胶囊干燥洗丸岗位职责与质量控制要点；

熟悉软胶囊干燥洗丸岗位安全生产、环境保护及劳动保护有关知识。

技能目标

能按照工艺要求及标准操作规程熟练完成软胶囊干燥洗丸工作，并能进行生产过程中的质量控制；

能正确地使用和保养软胶囊干燥洗丸岗位相关生产设备；

能及时正确地填写相关生产记录；

能处理生产过程中的突发情况。

一、知识准备

1. 软胶囊的干燥

软胶囊在压制成形后囊皮水分含量较高，胶丸没有固定形状，为使软胶囊外壳定型，必须进行初步干燥（定型）工序。定型后的软胶囊水分含量仍在30%以上（因企业和工艺等不同存在差异），如果直接干燥，由于软胶囊外表附有一层油膜，水分穿透比较困难，干燥的速度慢，不利于整理，所以干燥前应先脱脂洗丸。

软胶囊干燥整理的目的是：快速有效地将制备出的半成品软胶囊囊皮中的多余水分脱去，达到12%～14%的含水量成品标准，并使产品内在和外在质量符合相应的质量标准。

2. 软胶囊的清洗

软胶囊在压制工艺过程中，其胶丸表面会黏附润滑剂液体石蜡，必须在干燥后清洗干净。清洗工序最早常使用过四氯乙烯，现在一般都使用石油醚和乙醇，近年来不脱脂技术诞生，主要使用挥发性清洗剂。

这几种溶剂中，石油醚脱脂效果最好，容易回收再使用，回收的质量也很不错。目前软胶囊行业基本都使用60度级石油醚，它属于国家一级A类易燃易爆危险品。石油醚常温下可挥发，与空气混合，达到一定浓度时，遇到电火花等明火，就会发生燃烧爆炸。乙醇脱脂效果比石油醚差，晾干挥发的速度也相对慢些，且乙醇回收后一般纯度明显降低，质量也逐步变差，但危害性相对较低。乙醇属于国家一级B类易燃易爆危险品，所以使用以上两者作脱脂溶剂时，应按国家消防及厂房建设标准进行防爆间设计和施工，并通过相应验收。

为保证洗丸工序的安全，应注意以下几点：

(1) 防爆设备设施应符合国家有关标准，防止敲击出火花。原因是软胶囊囊皮的主要成分是明胶，明胶是蛋白质类物质，与塑料器具等摩擦将产生静电，成为火源。

(2) 通风设施应注重风源组织和风量平衡问题，且进出口大小应合理。

(3) 晾桌台等均安装接地装置，以引走静电。

(4) 器具应专配专用，注意大小尺寸。若干着火与爆炸事故都是在洗丸后将丸倒入晾桌台时发生的。如果仅是1粒或1千克软胶囊，摩擦产生静电很微小，不会摩擦出火花，但是一大盆或一大桶软胶囊一下子倾倒，其积蓄的静电可能会引发起火爆炸事故。

3. 软胶囊的灯检

软胶囊干燥洗丸后还应进行灯检。灯检拣丸的目的主要是将软硬度不符、油腻不光滑，大小异常、形状异常、接缝异常，有黑点、明显皮泡和油泡、粘连的丸及瘪丸，杂品、异物（包括可能的混批品）等剔除。

灯检有上照明和下照明泛光两类。灯检上照明，就是在一个工作台上较低的位置安置一个日光灯型白光光源，将丸铺摊在工作台面上，手工挑拣和翻动，达到剔出废次品获得合格品的目的。灯检下照明泛光，就是在一个工作台的台面下安置一个日光灯型白光光源，工作台台面镂空，覆以透明玻璃或白色半透明玻璃，透明玻璃朝下一面蒙上白布或白色半透光层，亮而不刺眼也没有颗粒光影，丸在玻璃上，能看出是否有细小的杂质或微小的皮泡丸与油泡丸等，同样也是手工分离挑拣。

二、生产要素

1. 生产环境

转笼和干燥车干燥条件：温度20℃～25℃，相对湿度＜20％。隧道干燥条件：温度18℃～26℃，相对湿度25％～40％。洗丸间是防爆作业区，属化学危险区。因工艺需要使用浓度较高的乙醇，故应按每日使用量领用，且只能放置在有防爆功能的洗丸间内；使用过的废乙醇应及时清离；停产前应将所有乙醇退回物资部危险品仓库。洗丸间与车间走廊有一缓冲间间隔，且洗丸间内相对车间走廊呈负压，压差＞10 Pa，防止乙醇蒸发后外溢。洗丸间有乙醇存放时，不可维修任何设备，进行洗丸时应避免金属物件的直接碰撞，以防产生火花引燃乙醇。

2. 物料

压制的合格胶丸、脱脂剂等。

3. 人员

软胶囊干燥及清洗工是指将压制成形后的软胶囊置于干燥定型转笼以及干燥车上进行干燥，待软胶囊定型后，使用软胶囊清洗机将囊皮表面的液体石蜡清洗干净并挥干清洗剂的操作人员。

三、干燥洗丸岗位常用生产设备

1. 软胶囊干燥机

软胶囊干燥机的机型有定型和预干转笼干燥机以及履带式终干燥机。如软胶囊干燥机（图 3 - 3 - 12）是由四节转笼、四个风机及电控系统组成的，每节可以单独正、反转，可以在定型与主机联机时由 PLC 自动控制，也可以在预干时手动控制。定型时可以将软胶囊囊皮含水量由 45% 降至 35% 左右，在预干时可以将囊皮含水量降至 25% 左右。干燥方式为沸腾干燥。可以将软胶囊吹成流化状态，减少丸与丸之间、丸与转笼内壁的摩擦，提高干燥速度。

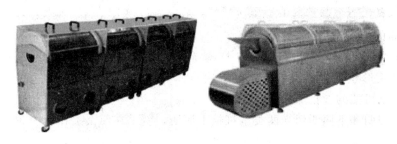

图 3 - 3 - 12　软胶囊干燥机

LWJ - I 型履带式干燥机是软胶囊的终干燥设备，自带除湿系统、制冷系统，可降低对软胶囊干燥车间的环境要求，整个干燥过程完全自动，干燥均匀，低温低湿，无破损，无粘连，干燥速度快。

2. XWJ - II 型超声波软胶囊清洗机

XWJ - II 型超声波软胶囊清洗机如图 3 - 3 - 13 所示，可对软胶囊进行一次性清洗，并且整个过程不会出现挤压现象。清洗过程分为超声波浸洗、浸泡、丸体与乙醇分离、喷淋 4 个步骤。

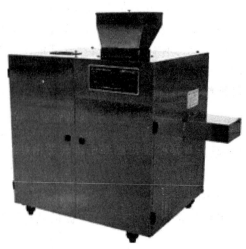

图 3 - 3 - 13　XWJ - II 型超声波软胶囊清洗机

【知识链接】

RGY6X15F 软胶囊机配套干燥转笼操作规程

目的：建立 RGY6X15F 软胶囊机配套干燥转笼操作规程，使其操作规范化、标准化。

范围：适用于 RGY6X15F 软胶囊机配套干燥转笼。

职责：操作者、设备工程部、生产技术部对本规程的实施负责。

内容：

1. 开机前检查和准备工作

1.1　确认准备使用的转笼已清洁，符合生产卫生要求。

1.2　将转笼按顺序放置在机座上，确认转笼上的大光轮及大齿轮已完全和机座上的小光轮和小齿轮啮合。

1.3　检查转笼活门上的螺母是否已上紧。

1.4　盖上转笼护罩（注意护罩上的感应器要与机座上的感应开关相对应）。

1.5　检查电箱上的风机、转笼旋钮是否在关闭位置。

1.6　在末端转笼的出丸口盖上不锈钢盖。

2. 开机操作

2.1　将电源开关置于开启位置。

2.2　开启风机，使风机开始送风。

2.3　将控制转笼转向的旋钮置于"L"，转笼此时反转，从转笼入口处倒入待干燥的软胶囊。此时软胶囊滞留在笼中进行干燥。

2.4　待达到干燥时间后，在转笼出口放置清洁的胶盘，将转向旋钮置于停止位置上，等转笼停定后，再调至"R"位置，转笼此时正转，软胶囊自动排出转笼，跌入胶盘中。

如采用较大型的数节干燥转笼串联的干燥机，将胶丸送入笼中操作如下（假设有五节转笼串联）：

2.4.1　将 5# 转笼的转向旋钮置于反转位置，1#～4# 转笼的转向旋钮置于正转位置。

2.4.2　从转笼入口倒入待干燥软胶囊，此时软胶囊会经过 1#～4# 转笼，送入 5# 转笼内。

2.4.3　当 5# 转笼内软胶囊装至笼内容积约 80% 时，将 4# 转笼开关置于停止位置上。

2.4.4　等数秒后使 4# 转笼反转，此时倒入的软胶囊经过 1#～3# 转笼进入 4# 转笼内。

2.4.5　按上述方法将软胶囊依次送入 3#～1# 转笼内。

2.4.6　当达到干燥时间后，依次将 1#～5# 转笼开关从正转位置旋到停止位置。

2.4.7　取下 5# 转笼出口处的封盖，在出口下方放置清洁的胶盘。

2.4.8　依次将 5#～1# 转笼开关置于正转位置上，软胶囊会依次通过转笼，最后经过 5# 转笼进入胶盘内。

2.5　完成出胶丸后，将粘在转笼内壁的胶丸手工取出。操作如下：先取下笼护罩，拧下活门上的螺母，打开活门取出胶丸。

2.6　完成后将活门合上并拧紧螺母。

2.7　将转笼取下进行清洁。

XWJ-Ⅱ型超声波软胶囊清洗机操作规程

目的：建立 XWJ-Ⅱ型超声波软胶囊清洗机操作规程，使其操作规范化、标准化。

范围：适用于 XWJ-Ⅱ型超声波软胶囊清洗机。

职责：操作者、设备工程部、生产技术部对本规程的实施负责。

内容：

1. 开机前准备

1.1 打开设备后盖板。

1.2 在两乙醇缸内分别倒入约 40 L 乙醇，观察左侧液位计，以到 3/5 为宜。

1.3 将设备后盖板盖上。

1.4 根据软胶囊的大小调整加料斗闸板的位置。

1.5 在出料口放置装料容器。

1.6 打开乙醇缸冷却水管阀门。

1.7 将设备面板各阀门置于工作位置。

2. 开机

2.1 打开"浸泡"旋钮，观察超声波桶液位上升情况，不要让乙醇溢出，如乙醇溢出，应立即关闭"浸泡"开关，通过调节"液位"阀门，控制液位的高低。

2.2 启动"浸泡"旋钮，并确认浸洗系统工作正常。

2.3 启动"喷淋"旋钮，喷淋系统开始工作，将"喷淋速度"阀门调至合适位置，使喷淋速度适中。

2.4 启动"超声波"旋钮，听到尖锐的声音，同时检查传送带，确认系统正常。

2.5 将软胶囊倒入料斗内，开始洗丸。

2.6 观察软胶囊在输送带上的输送情况，应使软胶囊既能铺满输送带，又不会从输送带上跌落。如未能满足以上条件，可通过调节料斗闸板来实现。

2.7 检查冷却水量是否合适，通过冷却水管阀门来调节水流量大小。

2.8 及时将装料容器中的软胶囊转移到干燥车上。

3. 换液

3.1 系统乙醇变浑浊时应及时更换。

3.2 将浸洗系统浑浊乙醇排出。

3.2.1 在设备左侧"排液"管口接上软管，软管的另一侧接到乙醇容器内。

3.2.2 将"浸洗"、面板下部的工作状态阀门置于"排旧液"状态。

3.2.3 将"浸泡"旋钮置于开位置，打开后盖板观察浑浊乙醇排出设备情况，待缸内乙醇即将排尽时（注意：不可将乙醇排尽），将"浸泡"旋钮置于关位置。

3.2.4 用抹布将缸内残留乙醇吸收，并用干净乙醇清洁缸体内壁。

3.2.5 将"浸洗"、工作状态阀门置于工作状态。

3.3 将喷洗系统乙醇注入浸洗系统。

3.3.1 将"浸洗"阀门置于"吸新液"状态，"喷洗"、工作状态阀门置于"排旧液"

状态。

3.3.2 将"喷淋"旋钮置于开位置，打开后盖板观察乙醇从喷淋缸注入浸洗缸情况，待缸内乙醇即将排尽时（注意：不可将乙醇排尽），将"喷淋"旋钮置于关位置。

3.3.3 用干净抹布将缸内残留乙醇吸收，并用干净乙醇清洁缸体内壁。

3.3.4 将"浸洗""喷洗"及工作状态阀门置于工作状态。

3.4 往喷洗缸内加入新乙醇约40L。

4.关机

按超声波→浸洗→喷淋顺序依次关闭系统。

软胶囊干燥及清洗设备安全操作注意事项

1. 干燥转笼

当转笼转动换向时，必须等转笼完全静止后方可进行换向操作，严禁突然换向，否则可能导致电器元件损坏。

2. 超声波软胶囊清洗机

2.1 真空泵严禁空转。

2.2 超声波桶内无乙醇时，严禁开启超声波，避免损坏设备。

2.3 开机前必须检查各阀门，保证其处于工作位置，检查各管路、电路、网路，保证其均处于正常状态，方可开机。

2.4 如有紧急情况，应首先关闭电源。

2.5 乙醇缸内冷却水管阀门在工作时必须打开，使乙醇温度保持在25℃～30℃。

2.6 如设备长时间停用，必须把缸内乙醇全部排出，并将缸内壁擦洗干净。

2.7 经常清洗各过滤网，经常检查各管路是否泄漏，一经发现泄漏应及时维修。

软胶囊干燥及清洗设备清洁规程

1. 清洁时间

1.1 使用前且超过清洁有效期时进行清洁。

1.2 同品种、同规格连续生产时，每周进行清洁。

1.3 非连续生产时，每批产品生产结束后进行清洁。

1.4 换品种、换规格生产前进行清洁。

1.5 维修后进行清洁。

2. 软胶囊干燥转笼清洁规程

2.1 与软胶囊直接接触的部分在清洗间进行清洗，不可拆卸移动的部分在操作间进行清洁。

2.2 用蘸有清洁剂溶液的刷子反复刷洗转笼上残留的油渍、污垢，用饮用水冲洗至无滑腻感，再用纯化水冲洗2分钟。

2.3 用洗洁精溶液擦抹转笼护罩表面、机底、机外壁，直至无污物残留，再用饮用水擦抹至无滑腻感。

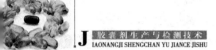

2.4 用75％乙醇溶液或0.2％新洁尔灭溶液擦抹消毒。

2.5 清洁效果评价：无油污、无软胶囊残留、无污物、无积垢。

2.6 废物要及时装入洁净的胶袋中，密闭放在指定地点，生产结束及时清离洁净区。

2.7 清洁合格，机外挂"已清洁"标识，并填写清洁人、清洁日期、清洁有效期。

XWJ-Ⅱ型超声波软胶囊清洗机清洁规程

1. 生产使用前清洁

1.1 设备内乙醇缸、废丸斗、传送带、出料口及进料斗等用75％乙醇溶液擦拭。

1.2 设备外部用饮用水擦净，如沾有油污，用清洁剂溶液擦净并用饮用水擦拭至无滑腻感。

2. 生产结束清洁

2.1 吸除清洗机内的废乙醇：调节排旧液开关阀，把浸洗缸、喷淋缸内的废乙醇吸到存放容器内，放置在规定地点，清洁完毕后清离洁净区（注：吸乙醇时，应保留少许乙醇在缸内，避免损坏真空泵）。

2.2 关闭旋钮，关闭冷水阀及电源总开关。

2.3 用干净毛巾吸收浸洗缸、喷淋缸内剩余乙醇，清除缸内杂物，清除隔网筛的废丸。

2.4 擦洗设备表面至无油污。

2.5 用75％乙醇溶液擦拭消毒。

3. 清洁效果评价：无浮尘、无污渍、无未清洁死角、无积垢。

4. 废物要及时装入洁净的胶袋中，密闭放在指定地点，生产结束及时清离洁净区。

5. 清洁合格，机外挂"已清洁"标识，并填写清洁人、清洁日期、清洁有效期。

四、干燥洗丸岗位职责

严格按工艺要求和操作规程进行软胶囊产品的干燥、清洗工作，保证质量，防止差错。按生产计划，积极与上下工序进行沟通，按时按量完成生产。按生产指令及时正确填写领料单，按时领入本工序所需的原辅料（乙醇等）；生产结束，及时填写退料单，将物料退仓。做好中间产品进出站的清点、复核工作，认真填写中间站台账。负责保管进入车间的乙醇溶液。认真如实填好生产记录，做到字迹清晰、内容真实、数据完整，不得任意涂改和撕毁，做好交接记录。按要求做好清场和清洁工作。负责本工序设备和工具的清洁、养护、保管、检查，发现问题及时上报。负责本工序各工作间的清洁。工作结束或更换品种时应及时做好清洁卫生并按有关规程进行清场工作，认真填写相应记录。做到岗位生产状态标识、设备及生产工具所处状态标识清晰明了。

五、干燥洗丸岗位质量控制要点

（1）干燥：外观、温度、湿度。

（2）洗丸：清洁度。

六、干燥洗丸岗位标准操作规程

（一）干燥工序标准操作规程

目的：建立干燥标准操作规程，避免出现差错及事故，保证产品质量。

范围：本规程适用于软胶囊干燥操作。

职责：操作者、工段长、生产督导、QA 对本规程的实施负责。

内容：

1. 生产前准备

（1）复核清场情况。

①检查生产场地是否有上一批生产遗留的软胶囊、物料、生产用具、状态标识等。

②检查干燥操作间和洗丸操作间的门窗、天花板、墙壁、地面、地漏、灯罩、开关外箱、出风口是否已清洁、无浮尘、无油污。

③检查是否有上一批生产记录及与本批生产无关的文件等。

④检查是否有上一次生产的清场合格证，且是否在有效期内，证上所填写的内容应齐全，有 QA 签字。

（2）接收生产指令。

①工艺员发生产记录、物料标识、"运行中"标识（皆为空白）。

②仔细阅读批生产指令的要求和内容。

③填写"运行中"标识的各项内容。

（3）设备、生产用具准备。

①按生产指令准备所需干燥车、不锈钢勺、装丸盘等用具。

②检查生产用具、干燥转笼是否清洁、完好、干燥。

③按《干燥转笼操作规程》检查设备是否运作正常。

④检查电子秤是否计量范围符合要求、清洁完好，有无计量检查合格证，是否在规定的使用期内，并在使用前进行校正。

（4）领取软胶囊中间产品。从压制工序领取批生产指令所要求的软胶囊中间产品，复核品名、规格和 QA 签发的中间产品递交许可证。

（5）生产环境的工艺条件检查。检查干燥间的温度、相对湿度是否符合工艺规程要求，并记录。

（6）检查操作人员是否穿戴整齐，服装是否干净。

（7）由班组申请 QA 检查，检查合格后领取 QA 签发的准产证。

2. 生产操作

（1）将压制完毕的胶丸放入干燥转笼进行干燥。

①按《干燥转笼操作规程》启动转笼，从转笼放丸口倒入胶丸，装丸最大量为转笼的 3/4。

②设备外挂上"运行中"标识，填写名称、规格、批号、日期，操作者签名。每班检查两次室温、室内相对湿度，并记录。

③干燥7~16小时，准备好胶盘放在胶丸出口处，将干燥转笼旋转方向调至右转，放出胶丸。

（2）将转笼放出的胶丸放上干燥车进行干燥。

①将胶丸分置于干燥车上的筛网上（每个筛不宜放入过多，以2~3层胶丸为宜），并摊平。干燥车外挂已填写各项内容的"运行中"标识。

②将盛有胶丸的干燥车推入干燥间静置干燥。

③干燥时每隔3小时翻丸一次，使干燥均匀和防止粘连，尤其注意翻动筛盘边角位置的胶丸。

④干燥期间每2小时记录一次干燥条件。

⑤达到工艺规程所要求的干燥时间（8~16小时）后，每车按上、中、下层随机抽取若干胶丸进行检查，胶丸坚硬不变形，即可送入洗丸间，或用胶桶装好密封并送至洗前暂存间。

（3）洗后软胶囊干燥操作。

①将洗后的软胶囊放上干燥车，分置于筛网上（每筛以2~3层胶丸为宜），并摊平。干燥车外挂已填写各项内容的"运行中"标识。

②将干燥车推入干燥隧道，挥去乙醇。

③干燥期间每隔3小时翻丸一次，使干燥均匀和防止粘连，尤其注意翻动筛盘边角位置的胶丸。

④每2小时记录一次干燥条件。

⑤达到工艺规程所要求的干燥时间（5~9小时）后，抽取若干胶丸进行检查，丸形坚硬不变形，即可收丸。

⑥将干燥好的胶丸放入内置洁净胶袋的胶桶中，扎紧胶袋，盖好桶盖，防止吸潮。

⑦装桶后的干丸用电子秤称量净重。桶外挂物料标志，注明品名、批号、规格、生产日期、班次、净重、数量。

（4）生产过程中及时填写各种生产记录。

3. 生产结束

（1）将本批生产的清场合格证、中间产品递交许可证、准产证贴在批生产记录规定位置上。

（2）若出现偏差，按照《生产过程偏差处理管理规程》执行。

（3）清洁及清场。

①连续生产同一品种时，按规定的清洁周期将生产用具按《软胶囊生产用具清洁规程》进行清洁，设备按《干燥转笼清洁规程》《干燥车清洁规程》进行清洁，生产环境按《D级洁净区清洁规程》进行清洁；若非连续生产同一品种，在最后一批生产结束后按以上要求进行清洁。

②按《软胶囊干燥间清场规程》进行清场，并填写清场记录。

（二）洗丸岗位标准操作规程

目的：建立洗丸工段手工洗丸标准操作程序，使手工洗丸操作标准化、程序化、规范化。

范围：本规程适用于软胶囊洗丸操作。

职责：操作者、工段长、生产督导、QA对本规程的实施负责。

内容：

1. 生产前准备

（1）复核清场情况。

①检查生产场地是否有上一批生产遗留的软胶囊、物料、生产用具、状态标识等。

②检查压丸操作间的门窗、天花板、墙壁、地面、地漏、灯罩、开关外箱、出风口是否已清洁、无浮尘、无油污。

③检查是否有上一批生产记录及与本批生产无关的文件等。

④检查是否有上一次生产的清场合格证，且是否在有效期内，证上所填写的内容应齐全，有QA签字。

（2）接收生产指令。

①工艺员发生产记录、物料标识、"运行中"标识（皆为空白）。

②仔细阅读批生产指令的要求和内容。

③填写"运行中"标识的各项内容。

（3）设备、生产用具准备。

①按生产指令准备所需干燥车、不锈钢勺、装丸盘。

②检查生产用具、干燥车、超声波软胶囊清洗机是否清洁、完好，生产用具是否干燥。

③按《超声波软胶囊清洗机操作规程》检查设备是否运作正常。

（4）核对软胶囊中间产品的生产指令与产品上标识的品名、规格是否相符。

（5）领用清洗软胶囊用的乙醇（浓度95%），同时核对其品名、规格、质量合格证、重量。领用的乙醇必须放置在有防爆功能的洗丸间。

（6）生产环境的工艺条件检查。

①检查压差计数值是否符合规定。

②检查洗丸间的室内温度、相对湿度。

（7）检查操作人员是否穿戴整齐，服装是否干净。

（8）由班组申请QA检查，检查合格后领取QA签发的准产证。

2. 洗丸操作

（1）调节频率，打开电源总开关。

（2）打开浸洗缸、喷淋缸的缸盖，倒入一定量（各约40 L）乙醇，盖上缸盖，打开冷水阀（用于释放洗丸时产生的热量）。

（3）调节各开关阀至工作状态，倒入胶丸于料斗中至略满，盖上斗盖。

（4）调节出丸口大小，以传送带上出丸顺畅不漏丸为宜。

（5）按顺序开动按钮，进行洗丸。

（注：超声波按钮必须待乙醇充满机内胶管后才可开启。）

（6）经浸洗、喷淋后出丸，已清洗的胶丸表面无油腻感，即可放置于干燥车并摊平。

（7）洗完胶丸后，关闭各按钮和电源总开关。

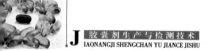

胶囊剂生产与检测技术
JIAONANGJI SHENGCHAN YU JIANCE JISHU

3.生产结束

（1）按《超声波软胶囊清洗机清洁规程》《软胶囊生产用具清洁规程》《D级洁净区清洁规程》进行清洁。

（2）填写生产记录。

（3）按《洗丸间清场规程》进行清场，并填写清场记录。

（4）将本批生产的清场合格证、中间产品递交许可证、准产证贴在批生产记录规定位置上。

【课后思考】

1.软胶囊干燥过程及每一步干燥后囊皮的含水量是如何要求的？

2.常用的软胶囊清洗剂有哪些？各有何特点？

3.洗丸间有何设计要求？

4.洗丸间与车间走廊间有何压力要求？

【技能训练】

1.按照SOP完成自制维生素E软胶囊干燥洗丸工作，并按照SOP进行清场及完成生产记录的填写。

2.按照SOP完成自制穿心莲软胶囊干燥洗丸工作，并按照SOP进行清场及完成生产记录的填写，见表3-3-7至表3-3-9。

表3-3-7 转笼干燥记录

品名		规格		批号	
开始时间	年 月 日 时		结束时间	年 月 日 时	
生产前检查：					
文件 □ 设备 □ 现场 □ 物料 □ 检查人：					
日期/班次	记录时间	室温/℃	相对湿度/%	操作者	
日 班					
日 班					
日 班					
日 班					
日 班					
干燥开始时间	月 日 时 分		记录人		
干燥结束时间	月 日 时 分		记录人		

164

	检查项目	清场要求	完成情况	清场人	QA 检查
清场	工艺文件	与下批次产品无关的清离现场	☐		☐
	中间产品	送下道工序，挂状态标识	☐		☐
	生产设备	将转笼中胶丸清除并洗净	☐		☐
	工作场地	无关物品清离	☐		☐
	废弃物	清离现场，放置规定地点	☐		☐
	清洁工具	清洗干净，放置规定点干燥	☐		☐
QA 签名：			年　月　日　班		

表 3 - 3 - 8　上车干燥记录

品名		规格		批号		
自开始时间每 2 小时记录一次						
记录时间 （时：分）		室温/℃		相对湿度/%	记录人	
干燥开始时间		年　月　日　时　分			记录人	
干燥结束时间		年　月　日　时　分			记录人	
清场	检查项目	清场要求	完成情况	清场人	QA 检查	
	工艺文件	与下批次产品无关的清离现场	☐		☐	
	中间产品	送下道工序，挂状态标识	☐		☐	
	生产设备	将转笼中胶丸清除并洗净	☐		☐	
	工作场地	无关物品清离	☐		☐	
	废弃物	清离现场，放置规定地点	☐		☐	
	清洁工具	清洗干净，放置规定点干燥	☐		☐	
QA 签名：			年　月　日　班			

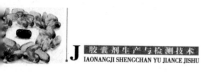

表3-3-9 洗丸、隧道生产记录

品名		规格		产品批号	
温度/℃					
进入生产区域前规范穿戴工作衣、帽、鞋					
确认无上一批号产品，核对本批号产品卡，做到卡物相符，并确认品名、规格、数量					
操作者带好手套及防毒面具，打开排气阀和吸风罩					
取适量洗涤剂置于洁净的洗丸桶中					
在吸风罩下进行洗丸操作，沥干洗涤剂					
洗涤操作完毕，进干燥转笼吹干					
收取胶丸					
检查有无本批产品遗留，并做好清洁工作					
洗涤液名称		来源		编号	
序号		净重		总计箱数	
				总重/kg	
备注：					

隧道干燥记录　　　　自开始时间每2小时记录一次

记录时间（时：分）	室温/℃	相对湿度/%	记录时间
干燥开始时间	年　月　日　时　分	记录人	
干燥结束时间	年　月　日　时　分	记录人	

	检查项目	清场要求	完成情况	清场人	QA检查
清场	工艺文件	与下批次产品无关的清离现场	☐		☐
	中间产品	送下道工序，挂状态标识	☐		☐
	生产设备	将转笼中胶丸清除并洗净	☐		☐
	工作场地	无关物品清离	☐		☐
	废弃物	清离现场，放置规定地点	☐		☐
	清洁工具	清洗干净，放置规定点干燥	☐		☐
QA签名：			年　月　日　班		

知识目标检测

一、单项选择题

1. 以下适宜制成软胶囊剂的是（　　）。
   A. 药物的水溶液　　　　　　　　B. 易溶的刺激性药物
   C. 风化性药物　　　　　　　　　D. 含油量高的药物

2. 下列宜制成软胶囊剂的是（　　）。
   A. O/W 乳剂　　　　　　　　　　B. 硫酸锌
   C. 维生素 E　　　　　　　　　　D. 药物的稀乙醇溶液

3. 软胶囊剂俗称（　　）。
   A. 滴丸　　　　　　　　　　　　B. 微囊
   C. 微丸　　　　　　　　　　　　D. 胶丸

4. 软胶囊的囊皮处方中，增塑剂：明胶：水较适宜的重量比是（　　）
   A.（0.4～0.6）：1：1　　　　　B. 1：（0.4～0.6）：1
   C. 1：1：1　　　　　　　　　　D. 0.5：1：1

5. 软胶囊的制备方法有压制法和（　　）。
   A. 滴制法　　　　　　　　　　　B. 泛制法
   C. 乳化法　　　　　　　　　　　D. 熔融法

6. 十滴水软胶囊的制备方法是（　　）。
   A. 灌装法　　　　　　　　　　　B. 压制法
   C. 滴制法　　　　　　　　　　　D. 挤压法

7. 滚模式软胶囊压制机中，楔形喷体内有（　　）个圆柱孔。
   A. 4　　　　　　　　　　　　　　B. 6
   C. 8　　　　　　　　　　　　　　D. 2

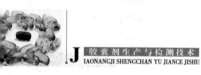

8. 软胶囊油状介质常用 10%～30% 的 （　　）作助悬剂。

    A. 滑石粉   B. 去离子水

    C. 稀乙醇   D. 油蜡混合物

9. 软胶囊的非油状介质常用 1%～15% 的 （　　）作助悬剂。

    A. 乙基香草醛   B. 油蜡混合物

    C. PEG 4000   D. 表面活性剂或 PEG 6000

二、多项选择题

1. 影响滴制法制备软胶囊的因素有 （　　）。

    A. 明胶、甘油、水三者的比例   B. 胶液黏度

    C. 药液、胶液及冷却液三者的密度   D. 药液滴速

    E. 胶液、药液、喷头、冷却液的温度

2. 不宜制成软胶囊的是 （　　）。

    A. 维生素 E 油液   B. 维生素 AD 乳状液

    C. 牡荆油   D. 复合维生素油混悬液

    E. 维生素 A 油液

3. 软胶囊的丸粒大小由 （　　）来确定。

    A. 基质吸附率   B. 滴头大小和温度

    C. 药液的温度和黏度   D. 滴制速度

    E. 以上均是

4. 滚模式软胶囊压制机中，可以通过调节 （　　）来调节胶液流量大小。

    A. 温度   B. 明胶盒   C. 流量调节板   D. 旋钮

    E. 风速

5. 软胶囊的囊皮处方由 （　　）组成。

    A. 明胶   B. 甘油   C. 水   D. 乙醇

    E. PEG

6. 下列关于软胶囊剂的叙述正确的是 （　　）。

    A. 软胶囊的囊壁是由明胶、增塑剂、水三者所构成的

    B. 软胶囊的囊壁具有可塑性与弹性

    C. 对蛋白质性质无影响的药物和附加剂均可填充于软胶囊中

    D. 可填充各种油类和液体药物、药物溶液、混悬液，少数为固体物

    E. 液体药物若含水 5% 或为水溶性、挥发性、小分子有机物均可制成软胶囊

7. 下列关于软胶囊的滴制装置的说法正确的是 （　　）。

    A. 明胶与油状药液分别由栓塞泵压出

    B. 双层喷头外层通 75℃～80℃ 药液，内层通 60℃ 明胶溶液

    C. 药液由喷头上部喷出，明胶从套管中心喷出

    D. 调节柱塞行程，可调节供药量大小

    E. 药液喷出时间相对于明胶喷出时间较短

8. 维生素 AD 胶丸的处方为：维生素 A 3 000 U，维生素 D 300 U，明胶 100 份，甘油 55～66 份，水 120 份，鱼肝油或精炼食用植物油适量。下列有关该胶丸的处方工艺的叙述，正确的是（　　）。

    A. 采用滴制法制备，以液状石蜡为冷却液

    B. 药液和胶液必须分别配制

    C. 配制胶液后保温 1～2 小时，目的是除去胶液中的气泡以及泡沫

    D. 收集得到的胶丸，必须立即放于 25℃～35℃ 环境下烘干

    E. 胶丸应分别用石油醚、95％乙醇洗涤，最后在 30℃～35℃ 环境烘干

9. 生产滴制胶丸时，理想的操作条件应包括（　　）。

    A. 车间温度 20℃ 以下　　　　　　　B. 车间温度 25℃ 以下

    C. 车间相对湿度 75％ 以下　　　　　D. 滴头温度 40℃～50℃

    E. 滴头温度 60℃～70℃

10. 下列关于软胶囊剂的叙述，正确的是（　　）。

    A. 软胶囊剂又称为胶丸

    B. 滴制法制备的是无缝胶囊，压制法制备的是有缝胶囊

    C. 被包封的液态药物含水量不得超过 10％

    D. 囊型组成：干明胶：干增塑剂＝1.0：（0.4～0.6）；干明胶：水＝1：1

    E. 圆形或卵形软胶囊可包制液态介质 8～10 ml

11. 软胶囊填充物若为混悬液，可以选用的混悬介质是（　　）。

    A. 醛类物质　　　　B. 胺类物质　　　　C. 植物油　　　　　D. 丙酮

    E. 聚乙二醇

12. 软胶囊丸粒大小可取决于（　　）。

    A. 有效治疗量　　B. 模具大小　　　　C. 滴头大小　　　　D. 基质吸附率

    E. 制备方法

13. 影响软胶囊填充混悬液的基质吸附率大小的因素包括（　　）。

    A. 固体颗粒大小　　　　　　　　　　B. 药物剂量大小

    C. 药物颗粒的密度　　　　　　　　　D. 药物颗粒的形状

    E. 软胶囊的制备量

三、处方分析

    满山红油胶丸：

    满山红油 100 g；明胶 100 份；甘油 55～66 份；蒸馏水 120 份；精炼食用植物油适量。

四、判断题

1. 软胶囊囊壁由明胶、甘油、水三者组成。（　　）

2. 软胶囊中的液态药物的 pH 以 2.5～7.5 为宜，否则易使明胶水解或变性。（　　）

3. 软胶囊囊壁的组成通常是干明胶：干增塑剂：水＝1：（0.4～0.6）：1。（　　）

4. 软胶囊填充固体药物时，药粉应过五号筛。（　　）

模块四　胶囊剂包装技术

项目一　药品包装认知

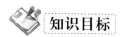 **知识目标**

了解药品包装的作用；
熟悉常用包装材料的分类及容器的分类；
掌握常用药品包装材料的特性。

技能目标

能根据药品理化特性选择合适的包装材料；
能为产品设计合适的包装形式。

药品包装是指为药品在运输、储存、管理过程和使用中提供保护、分类和说明作用，选用适宜的包装材料或容器，采用适宜的包装技术对药品或药物制剂进行分（罐）、封、装、贴签等加工过程的总称。广义的药品包装包括对药品包装材料的研究、生产和利用包装材料实施包装过程所需要进行的一系列工作。药品包装主要分为单剂量包装、内包装和外包装三类。

一、药品包装的作用

1. 药品包装的保护作用

合适的包装对于药品的质量起到关键性的保证作用。

（1）防止有效期内药品变质。一般情况下，药品暴露在空气中易氧化、染菌，某些药物见光会分解、变色，遇水和潮气会造成剂型破坏和变质，遇热易挥发、软化，激烈的振动会致使制剂变形、碎裂等。药品的物理或化学性质的改变，会导致药品失效，有时不仅不能治病，甚至会导致疾病。

（2）防止药品在运输、储存过程中受到破坏。药品在运输、储存过程中，要受到各种外力的作用，如振动、挤压和冲击，从而造成药品的破坏。

2. 药品包装的标识作用

（1）标签与说明书。标签是药品包装的重要组成部分，而且每个单剂量包装上都应具备标签，内包装中应当有单独的药品说明书。

（2）包装标识。包装标识是为了药品在分类、运输、储存和临床使用时便于识别和防止用错。

3. 便于使用和携带

（1）单剂量包装。从方便患者使用及药房销售角度出发，采用单剂量包装，可以减少药品的浪费。

（2）配套包装。此类包装包括使用方便的配套包装和达到治疗目的的配套包装。前者如输液药物配带输液管和针头；为达到治疗目的可将数种药物集中于一个包装盒内便于旅行和家用，例如，旅行保健药盒内装风油精、索米痛片、小檗碱等常用药。

（3）小儿安全包装。小儿安全包装是为配合儿童用药方便和安全而设计的包装，使用经过特殊处理的包装容器或材料，既方便给药，又使儿童打不开，防止小儿误食。

二、常用药品包装材料及容器的分类

1. 按材料的类别分类

按材料的类别可分为塑料、玻璃、橡胶、金属及复合材料。

2. 按包装形式分类

按包装形式可分为容器（如口服固体药用高密度聚乙烯瓶等）、硬片或袋（如 PVC 固体药用硬片，药品包装用复合膜、袋等）、塞（如药用氯化丁基橡胶塞）、盖（如口服液瓶撕拉铝盖）、辅助用途（如输液接口）五类。

3. 按药品包装作用分类

（1）内包装。内包装系指直接与药品接触的包装（如输液瓶、注射剂瓶、泡罩等）。内包装必须能保证药品在生产、运输、储存及使用过程中的质量，且便于临床应用。药品内包装材料、容器的更改，应根据药品的理化性质及所选用材料的性质，进行稳定性试验，考察所选材料与药品的相容性。

（2）外包装。将已完成内包装的药品装入箱中或袋、桶和罐等容器中的过程称为外包装。进行外包装的目的是将小包装的药品进一步集中于较大的容器内，以便于药品的储存和运输。

三、常用药品包装材料

（一）纸类药品包装材料

纸作为传统的包装材料，至今仍在药品包装中占有重要地位，部分药物及制剂的内包装以及几乎所有的标签与说明书、药品包装中的装潢和运输包装均采用纸质材料。

1. 纸类药包材的特点

（1）原料广泛、价格低廉。

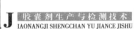

（2）安全卫生，纸和纸板包装材料无毒、无味、无污染。

（3）加工性能好，纸和纸板的成形性和折叠性优良，便于剪裁、折叠、黏合、钉接，易于手工、机械化和自动化生产。

（4）易制成复合材料，与塑料、金属箔等制成复合包装材料改善性能。

（5）装潢适应性好，纸和纸板具有良好的印刷性能，字迹、图文清晰牢固。

（6）绿色环保，纸可自然降解，不污染环境，可再生利用，是一种典型的绿色包装材料。

纸的缺点是透过性大、防潮防湿性能差、易燃、力学强度不高。虽然纸制品是一种源于自然又能回归自然的绿色包装材料，但传统造纸工艺对环境的污染较大，应积极开展环保的造纸新工艺与新技术的研究与应用。

2. 常用纸类药包材

（1）蜡纸，如图4-1-1所示。药用蜡纸主要采用亚硫酸盐纸浆生产的纸为基材，再涂布食品级石蜡或硬脂酸等而成。蜡纸具有防潮、防止气味渗透等特性，可作防潮纸，国内部分企业用于大蜜丸等的内包装。

（2）玻璃纸，如图4-1-2所示。玻璃纸属于再生纤维膜，是一种高度透明的高级包装用纸，常用于医药、食品、化妆品等包装纸盒外以及包装的开窗部分，内装物清晰可见。

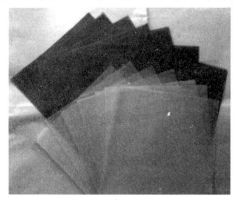

图4-1-1 蜡纸

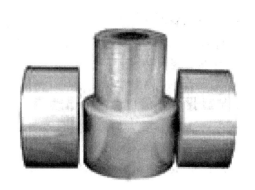

图4-1-2 玻璃纸

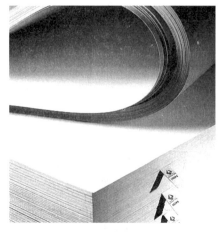

图4-1-3 白纸板

（3）药品包装用纸板。通常这类纸板不直接接触药品，主要用途是制作纸盒、纸箱，用于药品销售包装和运输包装。常用的纸板有以下几类：

①白纸板，如图4-1-3所示。白纸板是销售包装的重要包装材料，主要用途是经单面彩色印刷后制成纸盒，起保护、装潢、美化和宣传商品的作用。

②箱纸板，如图4-1-4所示。箱纸板是用于制造运输包装纸箱的主要材料，箱纸板包括普通箱纸板、牛皮挂面箱纸板和牛皮箱纸板。牛皮箱纸板质量最好，是运输包装用高级纸板，具有较高的耐折性、耐破性、挺度和抗压性，物理强度高，防潮性好，外

观质量好，多用于外贸商品及珍贵药品的包装。

③瓦楞纸板，如图4-1-5所示。瓦楞纸板是由箱纸板和瓦楞（芯）纸黏合而成的，瓦楞（芯）纸是由瓦楞原纸轧制而成的，纸板中层呈空心结构，质轻，瓦楞的波形宛如一排小小的拱形门彼此相连、互相支撑，与纸板连接形成三角结构体，使瓦楞纸板具有较高的强度，其挺度、硬度、耐压性、耐破性、延伸性均比一般纸板高，由它制成的瓦楞纸板箱更有利于保护所包装的商品。

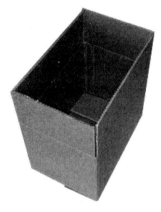

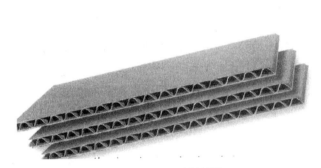

图4-1-4　箱纸板　　　　　　　　　图4-1-5　瓦楞纸板

3. 纸类药包材的应用

（1）纸袋。纸袋是至少一端封合的单层或多层扁平管状纸包装制品，作为药包材用于散剂、颗粒剂、原料固体药物的包装，在医院药房和社会零售药房中也广泛用于各种固体制剂的临时分装，便于零售。

（2）纸盒。纸盒一般以白底白板纸、灰底白板纸制成，多作为中包装、销售包装，分为折叠纸盒和固定纸盒两种。

（3）瓦楞纸箱。瓦楞纸箱是采用具有空心结构的瓦楞纸板经成形加工制成的包装容器，多作为运输包装。药品纸箱常用一整块纸板制成，通过黏合或钉合将接缝封合制成纸箱，外盖一般对接。为保证安全和卫生，外盖也可以完全搭叠。

（4）其他应用。除制备药品包装容器外，纸在药品生产中还用于药瓶封口纸、药瓶填充纸、印刷标签和说明书等。

（二）玻璃药品包装材料

药用玻璃即玻璃药包材，是玻璃制品的一个重要组成部分，其性能及质量都要求优于普通的玻璃制品。药用玻璃包装材料具有良好的化学稳定性、气密性以及光洁透明、耐高温、易消毒等性质，是药品包装的首选材料。

1. 玻璃药包材的特点

（1）化学稳定性高，耐药物腐蚀，与药物相容性较好。

（2）卫生安全，无毒无异味，吸附小。

（3）阻隔性优良、不透气、不透湿。

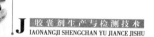

（4）光洁透明，造型美观。

（5）棕色玻璃能阻挡 470 nm 的光透过。

（6）可回收利用，成本低。

玻璃药包材的缺点是质重、质脆、能耗大；需注意耐酸耐碱性和耐水性能，质量较差的玻璃易析出游离碱和产生脱片现象，可能改变药液 pH，影响澄明度。玻璃脱片是形成血栓的隐患，危害人们的健康。

2. 常用玻璃药包材

玻璃按成分可分为钠钙玻璃、硼硅酸盐玻璃、铝玻璃及高硅氧玻璃等，其中玻璃药包材主要是钠钙玻璃和硼硅酸盐玻璃。

3. 玻璃药包材的应用

大多数无菌注射剂和部分口服制剂均采用玻璃药包材作为直接接触药品的包装材料（除了现在发展较快的软包装输液），与玻璃药包材配套的还有密封的塞、盖等。常用的包装容器有：安瓿瓶、输液瓶、模制注射剂瓶和管制注射剂瓶、玻璃药瓶等。

（三）金属类药品包装材料

1. 金属药包材的特点

（1）机械性能优良，具有良好的强度和刚性，其容器可薄壁化或大型化，并适合危险品的包装。

（2）阻隔性优良、密闭性好、货架期长。

（3）加工成形性能好，金属药包材具有良好的延展性，可轧成各种板材、箔材，制备各种形状的容器，可与纸、塑复合应用。

（4）具有特殊的金属光泽，装潢华贵美观，适印性好，各种金属箔和镀金属薄膜可作理想的商标材料。

金属药包材的缺点是耐腐蚀性能低，金属材料中含有的铅、锌等重金属离子可影响药品质量、危害人体健康，金属药包材需镀层或涂层，且材料价格较高。

2. 常用金属药包材

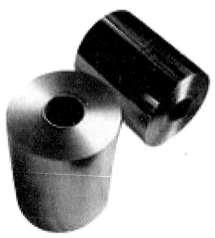

图 4-1-6 铝箔

（1）锡。锡的稳定性好，有良好的冷锻性，且可牢固地包附在很多金属的表面，可用于食品和药品包装，如部分眼膏剂的包装，但因锡资源较少，价格昂贵，如今药品包装极少用纯锡，而采取镀锡的方式。

（2）马口铁。马口铁是镀锡薄钢板，本身有很好的刚性，镀锡后增强了抗腐蚀能力，一般用作中包装的桶、盒、罐。

（3）铝。铝材是产量仅次于钢铁的一种金属，具有一系列的优良性能，在药品包装中常用的有铝板、铝箔、镀铝薄膜等。铝箔（图 4-1-6）是用高纯度铝经过多次压延制得的极薄（厚度为 0.005～0.2 mm）的基材产品，具有优良的防潮性和漂亮的金属光泽。

3. 金属药包材的应用

（1）包装容器。

①铝管。药用铝管分为软质铝管和硬质铝管，软质铝管可用于霜剂、凝膏剂等半固体制剂的包装。硬质铝管则是未经软化处理的硬管或硬罐，因气密性和遮光性胜过玻璃和塑料，在国外得到了广泛应用，因防潮性强尤其适用于泡腾片的包装，制成喷雾罐装上喷雾头即可用于喷雾剂包装。

②铝瓶。药用铝瓶在制药行业中广泛用于抗生素原料粉末包装，常用的有 3 L 和 5 L 两种规格。

（2）瓶盖。瓶盖大多由塑料或金属（铝、马口铁）制成。玻璃瓶一般用金属盖、塑料盖封口包装，塑料瓶主要用塑料盖封口包装。

铝盖应用广泛，种类繁多，如开花铝盖、易插型铝盖、拉环式铝盖、撕拉型铝盖、两件套组合型铝盖、扭断式防盗螺旋铝盖。

马口铁螺旋盖一般用于固体制剂等的玻璃药瓶。

（四）塑料类药品包装材料

与玻璃相比，塑料具有重量轻、不易碎、易于制造、便于封口和成本低等特点，在药品包装方面发展迅速，逐步形成以塑料代替玻璃的趋势。塑料已经成为一种主要的药品包装材料。

1. 塑料药包材的特点

①密度小，重量轻；②可透明，也可不透明；③阻隔性良好，耐水耐油；④化学性质优良，耐腐蚀；⑤有适当的机械强度，韧性好，结实耐用；⑥易热封和复合，便于成形、加工；⑦价格较便宜。塑料药包材的缺点是耐热性差，在高温下易变形，易于磨损和变脆，废弃物不易分解或处理，易造成对环境的污染，因此，应加强塑料的回收利用和可降解塑料的研究。

2. 常用塑料类药包材

通常按树脂的类型对塑料药包材进行分类，如聚乙烯（PE）塑料、聚丙烯（PP）塑料、聚氯乙烯（PVC）塑料、聚酯（PET）等。按热性能塑料可分为热塑性塑料及热固性塑料。热塑性塑料为链状线形结构，成形后可被熔化、再成形；热固性塑料为立体网状结构，成形后不可通过压力和加热使之再成形。大多数塑料药包材属于热塑性塑料。

3. 塑料类药品包装材料的应用

（1）塑料薄膜与塑料片材。塑料薄膜主要用于生产塑料袋和贴体包装等。塑料片材如图 4-1-7 所示，主要用于生产泡罩包装。泡罩包装是指塑料硬片先加热制成小泡，泡内装 1 粒胶囊或 1 片片剂，然后以铝箔作为覆盖材料加以密封的包装形式，一般称为 PTP 包装。

（2）塑料容器。塑料容器包括塑料袋、塑料瓶（图 4-1-8）、塑料软管等。常用材料有 PVC、PE、PP、PET 等。其中，PE、PP 和 PET 所占比例较大，PVC 的用量在减少。塑料容器根据药品剂型特点可分为固体用、液体用、软膏用、药用塑料瓶（袋、管），根据制剂的使用可分为外用、口服、滴眼用、输液用等。常见的塑料容器有塑料瓶、塑料输液瓶、PVC 软袋、非 PVC 输液袋、塑料软管等。

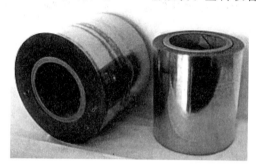

图 4-1-7　塑料片材

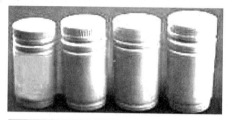

| A-01 | A-02 | A-03 | A-04 |
| 80 g | 80 g | 150 g | 110 g |

图 4-1-8　塑料瓶

（3）塑料瓶盖。药用塑料盖采用 PE、PP 为主要原料，常添加二氧化钛和其他增白剂、着色剂。主要品种有普通螺纹盖、防盗保险盖（扭断式）、按压式瓶盖。

（4）其他应用。

①接口，如多层共挤膜输液袋用接管、输液袋用聚丙烯接口；②密封材料，包括密封剂和瓶盖衬、垫片等，如无毒软聚氯乙烯密封垫片；③带状材料，包括打包带、撕裂膜、胶粘带、绳索等，如聚丙烯捆扎带、聚酯捆扎带；④防震缓冲包装材料等，如聚苯乙烯、低密度聚乙烯、聚氯乙烯制成的泡沫塑料等。

四、胶囊剂常用的药用包装材料

常用胶囊剂包装材料见表 4-1-1。

表 4-1-1　常用胶囊剂包装材料

常用胶囊剂包装材料或容器名称	备　注
口服固体药用塑料瓶、玻璃药瓶	
聚氯乙烯固体药用硬片	铝塑泡罩包装
聚乙烯、聚偏二氯乙烯固体药用复合硬片	铝塑泡罩包装
冷冲压成形固体药用复合硬片	材料有尼龙、铝、聚氯乙烯
双铝包装	
药品包装用铝箔	

【课后思考】

1. 药品包装的作用有哪些？

2. 列举常用药品包装材料及其性能。

3. 胶囊剂的常见包装形式有哪些？

【技能训练】

1. 为自制尼莫地平胶囊、维生素 E 软胶囊设计包装形式，选择适宜包材。
2. 为自制一清胶囊、穿心莲软胶囊设计包装形式，选择适宜包材。

项目二 胶囊剂包装操作

胶囊剂易受温度和湿度的影响，因此包装材料宜选用密封性能良好的玻璃容器、透湿系数小的塑料瓶或铝塑泡罩式包装。

任务一 胶囊剂的内包装

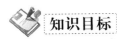 **知识目标**

了解胶囊剂内包装常用材料；

熟悉胶囊剂内包装常用设备结构的原理及使用保养规程；

熟悉胶囊剂内包装岗位的职责及质量控制要点。

技能目标

能按照工艺要求及标准操作规程熟练完成胶囊剂内包装工作，并能进行生产过程中的质量控制；

能正确地使用和保养胶囊剂内包装岗位相关生产设备；

能及时正确地填写相关生产记录；

能处理生产过程中的突发情况。

一、知识准备

内包装系指直接与药品接触的包装，内包装必须能保证药品在生产、运输、储存及使用过程中的质量，且便于临床应用。药品内包装材料、容器的更改，应根据药品的理化性质及所选用材料的性质，进行稳定性试验，考察所选材料与药品的相容性。

二、生产要素

（一）生产环境

内包装操作室洁净度一般要求达到 D 级。室内相对室外呈正压，并安装除尘装置。洁净区温度为 18℃～26℃，相对湿度为 45%～65%。

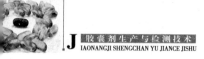

（二）物料

1. 铝箔

在现代包装中，几乎所有要求不透光或高阻隔复合材料的产品都采用铝箔作为包装制品的阻隔层。作为包装材料用的铝箔，分为硬铝和软铝两种，硬铝为薄片状，常用于胶囊剂的泡罩包装（PTP 包装）。

2. 塑料片材

塑料片材主要用于生产泡罩包装。常用的片材有药用聚氯乙稀（PVC）硬片，PVC 硬片易于成形，透明性好，但对水蒸气阻隔性较差，因此又有 PP、PET 硬片以及 PVC/PVDC、PVC/PE/PVDC 等药用复合硬片。

3. 塑料瓶

塑料瓶用于药品包装历史不太长，但发展迅猛，几乎全部取代了黄圆玻璃药瓶。药用塑料瓶一般用 PP、HDPE、LDPE 等制成，可加入钛白粉作着色剂，使产品呈乳白色，起到避光、防紫外线的作用，也有用 PET 等制成无色透明或棕色透明塑料瓶的。

4. 玻璃瓶

以前玻璃瓶被广泛地用作胶囊的包装容器。近年来，玻璃瓶不断地被塑料瓶、铝塑包装替代，玻璃瓶已经很少用作胶囊剂的储存容器。

5. 瓶盖

瓶盖大多由塑料或金属（铝、马口铁）制成。玻璃瓶一般用金属盖、塑料盖封口包装，塑料瓶主要用塑料盖封口包装。

（三）人员

实施内包装操作过程的人员称为内包装人员。人员数量根据产量和设备配置安排。通常设组长一名和包装操作工若干名。

1. 组长

组长负责领取所需包装材料，核对所包装药品数量与实际数量是否相符，做到准确无误；把好内包装质量关，组织好本组生产；每批生产结束后，统计用料情况，若发现短缺，及时查明原因，同时整理好记录；搞好本班组的安全工作，下班后注意关好水、电、门、窗等。

2. 包装工人

包装工人的主要任务是认真进行铝塑泡罩包装、瓶装材料的补充及生产器械的操作，做到数量准确；检查所包装药品质量是否合格，外观是否达到标准。

三、胶囊剂常用内包装设备

包装是固体制剂生产的最后一道工序。胶囊剂的内包装类型主要有两类：①泡罩式包装（PTP），又称为水泡眼包装或压穿式包装；②瓶包装，瓶包装包括玻璃瓶包装和塑料瓶包装。

（一）泡罩式包装

1. 加料填充装置

向成形后的泡罩窝中填充药物有多种形式的加料器，并可以同时向一排（若干行）凹窝中装药。常用的加料器有旋转隔板加料器（图4-2-1）、弹簧软管加料器（图4-2-2）和行星软刷推扫器（图4-2-3）。

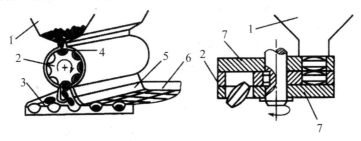

图 4-2-1　旋转隔板加料器

1—加料斗；2—旋转隔板；3—泡罩片；4—刮板；5—软板；6—围框；7—固定隔板

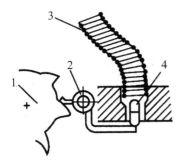

图 4-2-2　弹簧软管加料器

1—棘轮；2—卡簧片；3—弹簧软管；4—待装药物

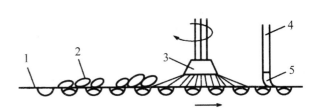

图 4-2-3　行星软刷推扫器

1—泡罩片；2—药物；3—旋转软刷；4—围板；5—软皮板

旋转隔板加料器分为辊式和盘式，通过严格的机械控制，间歇地下料于泡窝内；也可以一定速度均匀地铺散式下料，同时向若干排凹窝中加料。旋转隔板的旋转速度应与泡窝片的移动速度匹配，保证泡窝片上每排凹窝均落入单粒药物。

弹簧软管多用不锈钢细丝缠绕的密纹软管，常用于硬胶囊的铝塑泡罩包装，软管的内径略大于胶囊外径，以保证管内只容许单列胶囊通过。应注意保证软管不发生大曲率弯曲或死弯，能保证胶囊在管内流动通畅。软管借助于设备的振动而自行抖动，使胶囊能堆储于软管下端出口处。胶囊在出管口落料是利用棘轮间歇拨动卡簧启闭，每次只放出一粒胶囊，并且一排软管由一个间歇机构保证同时联动。

行星软刷推扫器是利用调频电机带动简单行星轮系的中心轮，再由中心轮驱动三个下部安装有等长软毛刷的等径行星轮做既有自转又有公转的回转运动。行星运动的毛刷将落料器落下的药片或胶囊推扫到间歇移动到位的泡罩片凹窝带中完成布料动作，如图4-2-4

所示。落料器出口有回扫毛刷轮和挡板，防止推扫时药物散到泡罩带宽以外。这种结构能适应药片或胶囊的填充，得到了广泛应用。

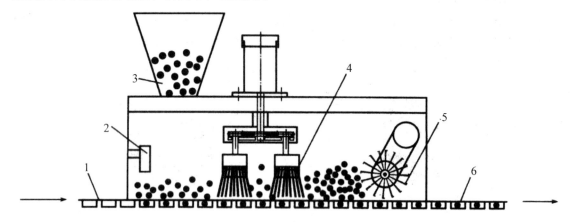

图 4-2-4　落料器

1—PVC 凹泡；2—下料传感器；3—料斗；4—布料毛刷；5—扫料辊；6—已填药物泡片

2. 热封设备

泡窝内填充好药物，然后覆盖铝箔膜于其上，再将承载药物的底材和盖材封合。其基本原理是使内表面加热，然后加压使其紧密接触，形成完全焊合，在很短的时间内完成热封动作。为确保压合表面的密封性，结合面上以菱形密点或线状网纹封合。热封有辊压式（图 4-2-5）和板压式（图 4-2-6）两种形式。

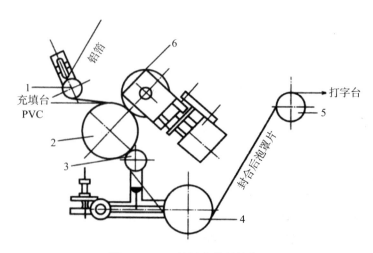

图 4-2-5　辊压式热封设备

1、3、5—导向辊；2—驱动辊；4—重力游辊；6—热封辊

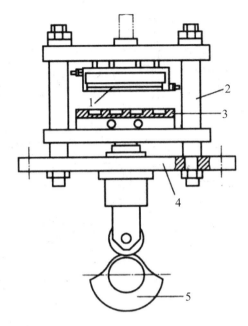

图 4-2-6 板压式热封设备
1—上热封板；2—导柱；3—下热封板；4—底板；5—凸轮

（1）辊压式。将准备封合的材料通过转动的两辊之间，使之连续封合。热封辊的圆周表面有网纹，在压力封合时还需伴随加热过程，与热封辊（无动力驱转，可随气动或液压缸控制支持架有一定摆角的接触或脱开，有保持恒温的循环冷却，须预热）及主动辊（有动力，有载药窝孔，无网纹，无冷却）靠摩擦力做纯滚动，两辊间接触面积很小，盖材和底材进入两辊间，边压合边牵引，故热压封合所需要的正压力较低。

（2）板压式。当准备封合的材料到达封合工位时，通过加热的热封板和下模板与封合表面接触，将其紧密压在一起进行焊合，然后迅速离开，完成一个包装工艺循环。板式模具热封包装成品比辊式模具的成品平整，但由于封合面积较辊式热封面积大得多，故封合所需的压力往往很大。

3. 泡罩式包装机的结构

泡罩式包装机根据自动化程度、成形方法、封接方法和驱动方式等不同可分为多种机型。泡罩式包装机按结构形式可分为平板式、辊筒式和辊板式三大类。但它们的组成部件基本相同。

平板式泡罩包装机是目前应用较为广泛的铝塑包装机，如图 4-2-7 所示。

（1）工作原理。PVC 片通过预热装置预热软化，在成形站中吹入高压空气或先以冲头预成形再加高压空气成形为泡窝；PVC 泡窝片通过上料器时自动填充药品于泡窝内，在驱动装置作用下进入热封装置，使得 PVC 片与铝箔在一定温度和压力下密封；最后由冲裁站冲剪成规定尺寸的板块。

（2）特点。①各工位都是间歇运动；②热封时上、下模具平面接触，要有足够的温度和压力以及封合时间；③不易高速运转，热封合消耗功率大，封合的牢固程度和效果逊于辊筒

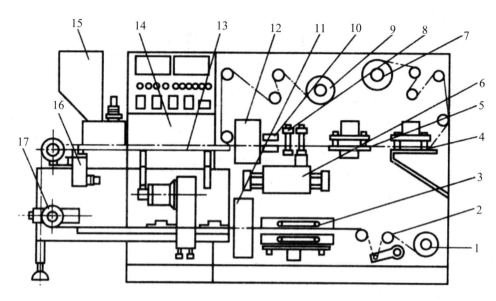

图 4-2-7 平板式泡罩包装机

1—PVC 片辊；2—张紧辊；3—加热装置；4—冲裁站；5—压痕装置；6—进给装置；7—废料辊；8—气动夹头；
9—铝箔辊；10—导向板；11—成形板；12—封合站；13—检整台；14—控制盘；15—上料器；16—压紧辊；
17—成形泡带导向辊

式，适用于中小批量药品包装和特殊形状物品的包装；④泡窝拉伸比大，深度可达 35 mm。平板式泡罩包装机满足大蜜丸、医疗器械行业的需求。

（二）装瓶生产线

装瓶生产线一般包括理瓶机构、输瓶轨道、计数机构、理盖机构、旋盖机构、封口装置、贴签机构、打批号机构、电器控制部分等。下面主要介绍计数机构、输瓶机构、拧盖机构、封口机构和贴标机构。

1. 计数机构

数粒（片、丸）计数机构主要有圆盘计数机构和光电计数机构。

（1）圆盘计数机构。圆盘计数机构如图 4-2-8 所示，有一个与水平呈 30°倾角的带孔转盘，盘上开有几（3～4）组小孔，每组的孔数依每瓶的装量数决定。在转盘下面装有一个固定不动的扇形（落片处有缺口）托板，托板不是一个完整的圆盘，而是具有一个扇形缺口，其扇形面积只容纳转盘上的一组小孔。缺口下紧连一落片斗，落片斗的下口直抵装药瓶口。转盘的围墙筒板有一定高度，其高度要保证倾斜转盘内可存积一定量的药片或胶囊。转盘上小孔的形状应与待装药粒形状相同，且尺寸略大，转盘的厚度要满足小孔内只能容纳一粒药的要求。转盘转速不能过高（0.5～2 r/min），要与输瓶带上瓶子的移动频率相匹配，转盘转速太快，将产生过大离心力，不能保证转盘转动时药粒在盘上靠自重而滚动。

当每组小孔随着转盘旋转至最低位时，药粒埋住小孔，并落满小孔。当小孔随着转盘转向高处时，未落孔的堆叠的药粒靠自重沿斜面滚落到转盘的最低处。为了保证每个小孔

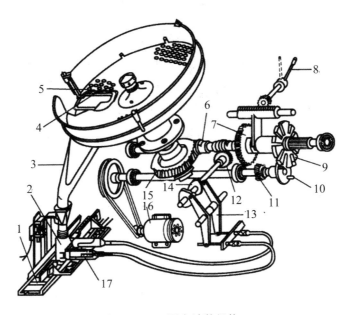

图 4 - 2 - 8　圆盘计数机构

1—输瓶带；2—药瓶；3—落片斗；4—托板；5—带孔转盘；6—传动蜗杆；7—大直齿轮；
8—变速手柄；9—槽轮；10—主动拨销；11—小直齿轮；12—凸轮轴蜗轮；13—摆动从动杆；
14—控制凸轮；15—转盘轴蜗轮；16—电动机；17—定瓶器

均落满药粒和使多余的药粒自动滚落，使转盘保持非匀速旋转，将图 4 - 2 - 8 中的变速手柄扳向实线位置，使槽轮沿花键滑向左侧，与主动拨销配合，同时将大直齿轮及小直齿轮脱开。拨销轴受电动机驱动匀速旋转，而槽轮则间歇变速旋转，因此使转盘抖动旋转，有利于落粒计数。此外，为了使输瓶带上的瓶口和落片斗下口准确对位，利用控制凸轮带动一对定瓶器钢丝，经软管传力，使定瓶器动作，将到位的药瓶挡住定位，以防药粒散落瓶外。当凸轮凸缘驱动时，挡针内缩，放行负荷药瓶。当改变装瓶粒数时，需更换带孔转盘，调整落片斗下口位置和定瓶器位置等。

（2）光电计数机构。光电计数机构利用一个旋转平盘，将药粒抛向转盘周边，在周边围墙开缺口处，药粒被抛出转盘。光电计数机构如图 4 - 2 - 9 所示，当药粒由转盘滑入药粒溜道时，溜道上设有光电传感器，通过光电系统将信号放大并转换成脉冲电信号，输入到具有"预先设定"及"比较"功能的控制器中。当输入的脉冲数等于预设的数目时，控制器向磁铁发出脉冲电压信号，磁铁得电动作，将通道上的翻板翻转，药粒通过光电传感器并被引导入瓶。

根据光电系统的精度要求，只要药粒尺寸足够大（大于 8 mm），反射的光通量足以启动信号转换器就可以工作。这种装置的计数范围远大于模板计数装置，在预选设定中，可以在 1～999 范围任意设定，不需更换设备零件，即可完成不同装量的调整。

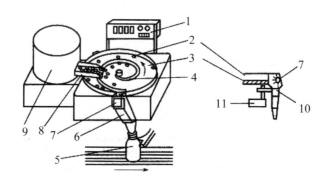

图 4-2-9　光电计数机构

1—控制器面板；2—围墙；3—旋转平盘；4—回形拨杆；5—药瓶；6—药粒溜道；

7—光电传感器；8—下料溜板；9—储片筒；10—翻板；11—磁铁

2. 输瓶机构

　　装瓶生产线上的输瓶机构是由理瓶机和输瓶轨道组成的，多采用直线、匀速输送带，带速可调。由理瓶机送至输送带上的瓶相互具有间隔，在落料口前不会堆积。在落料口处设有挡瓶定位装置，间歇地挡住待装的空瓶和放走装完药物的满瓶。也有许多装瓶机采用梅花轮间歇旋转输送机构输瓶，如图 4-2-10 所示。梅花轮间歇转位，停位准确。数片盘及运输带连续运转，灌装时弹簧卡顶住梅花轮不运转，使空瓶静止装药。装药后，数片盘上的凸块转位控制钢丝弹簧松开棘爪，梅花轮运动，带走瓶子。

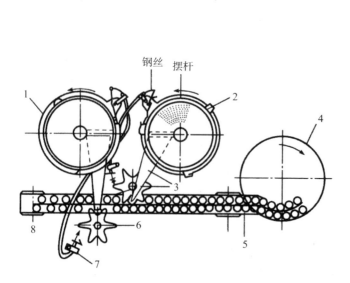

图 4-2-10　梅花轮间歇旋转输送机构示意图

1—数片盘；2—凸块；3—漏斗；4—送瓶盘；

5—挡瓶板；6—梅花轮；7—弹簧棘爪；8—运输带

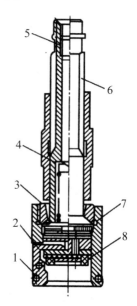

图 4-2-11　三爪式旋盖机头示意图

1—收缩弹簧；2—张闭爪；3—球铰链；

4—压缩弹簧；5—调节螺钉；6—传动轴；

7—摩擦片；8—橡皮头

3. 拧盖机构

拧盖机构（图 4-2-11）在输瓶轨道旁，设置机械手将到位的药瓶抓紧，由上部自动落下扭力扳手，先衔住对面机械手送来的瓶盖，再快速将瓶盖拧在瓶口上，当旋拧至一定松紧时，扭力扳手自动松开，并回升到上停位。当轨道上无药瓶时，抓瓶定位机械手抓不到瓶子，扭力扳手不下落，送盖机械手也不送盖，直到机械手有瓶可抓时，旋盖头又下落旋盖。

4. 封口机构

药瓶封口分为压塞封口和电磁感应封口两种类型。

（1）压塞封口装置。压塞封口是将具有弹性的瓶内塞在机械力作用下压入瓶口，依靠瓶塞与瓶口间的挤压变形而达到瓶口的密封。瓶塞常用的材质有橡胶和塑料等。压塞封口过程一般由瓶塞供给和压入两步组成，首先将瓶塞送至瓶口，然后由压头将瓶塞压入瓶口。瓶塞的压入可利用凸轮或滚轮压塞装置进行。滚压式压塞机如图 4-2-12 所示。

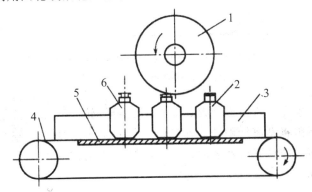

图 4-2-12　滚压式压塞机示意图

1—滚压轮；2—已压塞瓶；3—挡瓶板；4—输瓶带；

5—承压托板；6—未压塞瓶

（2）电磁感应封口装置。近年来，人们对瓶口的密封提出了更高的要求，在瓶口表面密封一层铝箔或纸塑等复合材料可提高容器的气密性、防潮性，并具有防伪防盗功能。采用复合铝箔封口取得了很好的效果，其封口方法有热封、脉冲、超声波、高频、电磁感应等，其中电磁感应封口质量较高。

用于药品封口的铝箔复合层由纸板－蜡层－铝箔－聚合胶层组成，如图 4-2-13 所示。

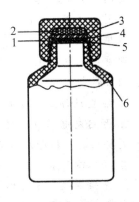

图 4-2-13　电磁感应封口结构示意图

1—瓶盖；2—纸板；3—蜡层；

4—铝箔；5—聚合胶层；6—瓶

5. 贴标机构

目前使用较广泛的标签有压敏（不干）胶标签、热黏性标签、收缩筒形标签等。

压敏胶通称不干胶，系黏弹性体。压敏胶是由聚合物、填料及溶剂等组成的，用于胶带、标签的聚合物多为天然橡胶、丁苯橡胶等，通称为橡胶型压敏胶。涂有压敏胶的标签由黏性纸签与剥离纸构成。应用于贴标机的压敏胶标签在印刷厂以成卷的形式制作完成，即在剥离纸上定距排列标签，然后绕成卷状，使用时将标签与剥离纸分开，标签即可贴到瓶上，图 4-2-14 为压敏胶贴标机原理示意图。

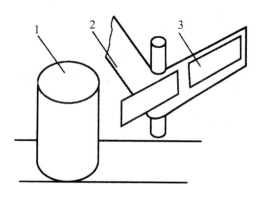

图 4-2-14　压敏胶贴标机原理示意图
1—瓶体；2—剥离纸；3—压敏胶标签

　　其主要组成有标签卷、带供送装置、剥标刃、卷带轮、贴标轮、光电检测装置等。贴标主要过程为：剥标刃将剥离纸剥开，标签由于较坚挺不易变形，与剥离纸分离，径直前行与容器接触，经滚压被贴到容器表面。压敏胶贴标机结构简单，生产能力大，且可满足不同形状容器的贴标。

【知识链接】

DDP 型铝塑泡罩包装机标准操作规程

　　目的：正确操作机器，防止发生事故。

　　范围：适用于 DDP 型铝塑泡罩包装机。

　　依据：《药品生产质量管理规范》。

　　职责：内包组组长、操作工。

　　内容：

　　1. 检查设备是否挂有设备状态标识牌。

　　2. 开启总电源（观察指示灯），再将压合、批号等加热开关打开，所有指示灯、温度表升到要求时，按顺序打开手动开关，工作压力达到标准即可。

　　3. 开车前 5 分钟，打开压缩空气和冷却水阀门，检查回水是否畅通，运转部位注润滑油。

　　4. 先检查吹泡是否均匀，铝箔与 PVC 薄膜热封是否严密，裁剪距离、并口、批号是否符合要求，正常后方可打开下片开关。

　　5. 正常开车后，要随时检查机器各部位的运转情况，及时排除故障。

　　6. 操作时，二人分工：前机人员负责下片、补片、调整 PVC 薄膜和铝箔；后机人员负责上片、批号及有效期调整、成品质量和热合板清理。换批号及有效期时需二人核对。

7. 随时清理废料，保持生产场地清洁。

8. 停车前先关闭下片开关，让带片子的水泡眼走完方可停车。

9. 生产结束时，应先关闭各分机的电源，最后关闭主机电源，停水，停气，通知泵房关泵。

10. 卸下 PVC、铝箔，严格按照《DPP 型铝塑泡罩包装机清洁消毒规程》进行设备清洁。

四、胶囊剂内包装岗位职责

生产操作开始前，应对生产准备情况进行检查并记录。更换生产品种、规格及批次前检查是否按清场要求清场，前次清场是否有清场合格证，未取得清场合格证不得进行另一品种生产。对设备状况进行严格检查，挂有"合格"标识及"已清洁"标识方可使用，正在检修或停用的设备上应有明显状态标识。根据生产指令，领取所用内包装材料、中间产品，并核对所领取内包装材料、中间产品的品名、批号、数量、规格等内容是否与生产指令相符，并应有物料检验合格单，盛装容器要有明显标识。检查打印批号是否与生产指令相符合，装量是否符合规定。注意内包产品外观质量，保证产品外观整洁、美观，不应有走版、切斜、连包、漏气等现象。按清场操作规程做好清场及清洁工作，并做好记录。对设备进行清洁、消毒、维护和保养。下班之前检查水、电源是否断开。

五、胶囊剂内包装质量控制要点

（1）铝塑数量、密封度、文字、批号。

（2）瓶装数量、说明书、标签、封口。

六、胶囊剂铝塑泡罩包装岗位标准操作规程

目的：使铝塑泡罩工序操作过程规范化，确保产品质量，特制定该工序标准操作规程。

范围：适用于胶囊泡罩工序。

职责：胶囊泡罩班操作人员、QA 人员、生产技术员。

内容：

（1）生产前检查生产现场是否清洁，是否有状态标识，注明品名、批号、规格等。

（2）清理设备、模具、容器、工具、工作台，并按《DPP170 型铝塑泡罩包装机消毒规程》消毒。

（3）从暂存室领取所需的 PVC 和 PTP，从中间站领取待包装的中间体（胶囊），注意核对品名、批号、规格、净重、检验报告单等。

（4）换模具、批号，并按工艺要求的温度升温，上好 PVC、PTP 和填充好的胶囊试机，观察设备是否正常，若有一般故障则自己排除，自己不能排除则通知维修人员进行维修。

（5）待工序的温度和相对湿度达到标准规定时，戴好手套，上料开始泡罩，并严格按《DPP170 型铝塑泡罩机安全标准操作规程》操作。

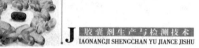

（6）在泡罩过程中要注意冲切位置要正确、批号要清晰、压合要严密，点线密合纹清晰，QA人员、车间技术员要随时抽查泡罩的质量。

（7）在生产中有异常情况则应由班长报告车间技术员，并会商解决。

（8）下班前将泡罩好的药板装好，通过缓冲间传入外包班时注意不要过分挤压，以免刺破铝箔，填写好生产记录。搞好设备、工具、容器等的清洁卫生并按定置管理要求摆放。

（9）换品种或规格时要按现场要求清场，填写好清场记录。

（10）按《DPP170型铝塑泡罩机维修保养程序》维护保养好该设备。

（11）及时填写工序操作记录。

铝型包装常见故障及排除方法见表4-2-1。

表4-2-1　铝塑包装常见故障及排除方法

故　障		原　因	排　除　方　法
泡罩成形不良	泡罩底模穿孔	1. 成形温度太高 2. PVC质量不好，本身有孔 3. 吹气气压太高	1. 调低温度 2. 调换PVC塑片 3. 降低吹气气压
	成形不完整	1. 成形温度太低 2. 上下模不平行 3. O形密封圈损坏 4. 吹气孔和排气孔堵塞 5. 空气压力不宜 6. 吹气时间不对	1. 调高温度 2. 调节立柱盖型螺母，使上下模吻合时密封良好 3. 更换O形密封圈 4. 用钢针疏通排孔 5. 调节减压阀，压力一般为0.5～0.6 MPa 6. 调节吹气凸轮位置（待成形模关闭即行放气）
塑片泡罩未能准确进入热封模孔	走过或未到位	1. 行程未调好 2. 成形至热封之间程不好	1. 测量每版行程长度，如有差距，可调节调节手柄，顺时针旋转行程缩小，逆时针旋转行程增大 2. 调节成形部分，使PVC前进或后退
	横向偏位或者单边紧松	1. 成形模下热封模安装不准确（中心不对或有倾斜） 2. 轨道调整不当 3. 成形模或热封模冷却不良，导致PVC温度升高或延伸 4. PVC质量不好，加热后两边收缩率不一致	1. 调节成形模及热封模 2. 调整轨道 3. 加大冷却水流量 4. 调换PVC塑片

故 障		原 因	排 除 方 法
热封 不良	粘合不牢	1. 温度太低，铝箔表面的胶未能溶开 2. 热封压力不够	1. 调高温度，使温度恒定，保持在150℃左右（确切温度与机速和室温有关） 2. 增加热封压力
	网纹不均	1. 网纹生锈或有脏物 2. 热封温度太低 3. 网纹与下模吻合不良 4. 成形温度太低，泡罩成形时拉薄了泡与泡之间的厚度 5. 压力不足 6. 上下模不平行	1. 用钢丝刷或钢针、锯条磨尖清理干净 2. 调高热封温度 3. 用油石局部打磨下模平面（将红丹或印油涂在下模平面后与网纹板吻合移动，将接触点磨掉） 4. 调高成形温度 5. 调高压力 6. 调对平行度
	铝箔被压透	1. 热封温度太高 2. 热封压力太大 3. 网纹板网纹太尖	1. 降低热封温度 2. 降低热封压力 3. 磨平网纹板尖点
铝箔 起皱	斜皱（皱纹全部倾斜方向）	1. 铝箔单边紧松 2. 铝箔压辊不平行 3. 热封模或成形模安装不正确（倾斜）	1. 调节前调程板，向前或向后扳动，改变转节辊平行度 2. 调节滚花调节手柄，使压辊与轨道平面平行 3. 装正热封模或成形模（中心对正后再调整平行）
冲裁 不良	直向偏位	行程未调动	调节冲裁移动手柄，使冲裁机构向前或向后移动
	横向偏位	成形（热封）模或轨道不正	重新调整成形模或轨道
加料 不良	跳片（热封脱模时药片跳出）	热封模或热封位置未调好	调对热封位置使铝塑泡眼准确落在模孔内
	压痕跳片	刀片磨损卷锋	更换刀片，减轻压力

【课后思考】

1. 胶囊剂内包装常用材料有哪些？

2. 胶囊剂内包装常见形式有哪几种？

3. 瓶装生产线中计数器的类型有哪几种？

4. 胶囊剂内包装质量控制要点有哪些？

【技能训练】

1. 按照SOP完成尼莫地平胶囊内包装工作，并按照SOP进行清场及完成生产记录的填写。

2. 按照SOP完成维生素E软胶囊内包装工作，并按照SOP进行清场及完成生产记录

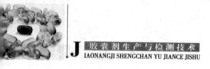

的填写，见表 4-2-2。

表 4-2-2 胶囊剂内包装生产记录（铝塑包装）

品名		规格		批号		内包规格	
室内温度		相对湿度		日期		班次	
清场标识	□ 符合 □ 不符合		执行	□ 铝塑包装标准操作程序 □ 双铝包装标准操作程序			
内包材料/kg							
内包材名称	批号	上班结余数	领用数	实用数	本班结余数	损耗数	
胶囊包装/万粒							
领料数量		实包装数量	结余数量		废损数量	热封温度	
操作人		包装质量检查			检查人		
物料平衡计算							
内包收得率＝							
收得率范围：98%～100%		结论：		检查人			
备注				工艺员			

任务二　胶囊剂的外包装

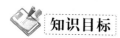 **知识目标**

熟悉胶囊剂外包装生产物料；
熟悉胶囊剂外包装常用设备的结构原理及使用保养规程；
熟悉胶囊剂外包装岗位职责、质控要点。

技能目标

能按照工艺要求及标准操作规程熟练完成胶囊剂外包装工作，并能进行生产过程中的质量控制；
能正确地使用和保养胶囊剂外包装岗位相关生产设备；
能及时正确地填写相关生产记录；
能处理生产过程中的突发情况。

一、知识准备

外包装系指内包装以外的包装，由里向外分为中包装和大包装，即把已完成内包装的药品装入箱中或其他袋、桶和罐等容器中的过程。进行外包装的目的是将小包装的药品进一步集中于较大的容器内，以便于药品的储存和运输。外包装应根据内包装的包装形式、材料特性，选用不易破坏的包装，以保证药品在运输、储存和使用过程中的质量。

二、生产要素

（一）生产环境

药品外包一般在生产区完成。原则上同一区域不得同时包装不同品种或不同规格的药品，以防止发生混药事故，必要时应设置围栏隔离。

（二）生产物料

外包用物料包括包装材料、包装标识物及待包装物料。包装材料主要包括包装盒、包装箱、包装袋、收缩膜、封口胶等；包装标识物包括药品说明书、标签、封口签、合格证、操作人员工号、必要的开启工具等；待包装物料指根据生产指令需要实施外包的药品。

以上物料均由外包岗位人员按生产指令要求从仓库或药品中间站领取并送达包装间，经质量监督员核查无误后才能实施包装操作。

（三）人员

实施外包的人员称为包装工。人员数量根据产量和设备配置安排。通常设组长一名和包装操作工若干名，具体如下：

（1）组长。组长负责领取所需包装材料，核对药品标签、使用说明书、包装材料是否相符，做到准确无误；把好外包装质量关，组织好本组生产；每批生产结束后，统计用料情况，发现短缺及时查明原因，同时整理好记录；搞好本班组的安全工作，下班后注意关好水、电、门、窗等。

（2）批号打印岗位人员。批号打印岗位人员是包装操作工的一部分，主要负责打印批号。要求：打印的批号与药品批号必须一致；按产量打印批号，以免多打造成浪费；使用标签数及报废标签数，应和领取的标签数相符，若有不符，应寻找原因，直到无误为止；打印过程中报废的标签、纸盒，应有登记，交标签、使用说明书管理员销毁。

（3）包装工人。包装工人的主要任务是认真装盒、装箱，做到数量准确；纸箱批号端正清晰，标签、封口签贴正，位置适中；需放说明书的，说明书要叠放整齐；装箱、装盒数量准确，注意加入装箱单或合格证。

三、常用胶囊剂外包装设备

（1）打印设备。除手工打码外，打印设备的功能是在包装盒、标签上喷上药品批号、生产日期、有效期等药品相关信息。常用设备有喷码机、热打码机，如图4-2-15所示。

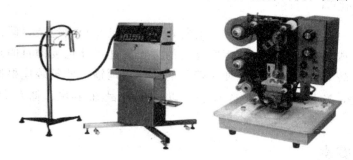

图4-2-15　喷码机、热打码机

（2）贴标机。贴标机的主要功能是在药品的内包装上粘贴标签，如图4-2-16所示。

（3）自动装盒机。自动完成说明书的纸盒折叠、药品装盒和纸盒舌封等工序，如图4-2-17所示。

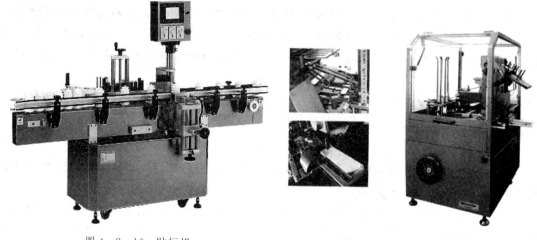

图4-2-16　贴标机　　　　　　　　　　　图4-2-17　自动装盒机

（4）多功能药品包装全自动生产线。能连续完成铝塑泡罩包装、自动折叠药品说明书、自动装盒等工序，如图4-2-18所示。

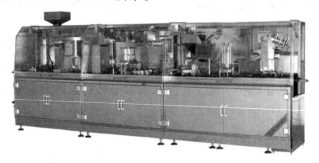

图4-2-18　多功能药品包装全自动生产线

四、胶囊剂外包装岗位职责

对各种包装材料的印刷文字、色泽、材质、尺寸、数量及文字内容等在使用时应详细检查。对包装过程中打印批号、生产日期操作要严格检查，不能有脱印。对产品包装前检查包装品与包装材料所印制的品名、批号、规格、批准文号、生产日期是否一致负责。对批号打印错误或打印不明的包装材料不能添改后使用负责。对按产品工艺要求包装，药品不能多装或少装，说明书不能多装漏装负责。对在产品装箱前检查单元包装状态及中包装状态是否与工艺要求一致负责。对按清场操作规程做好清场及清洁工作，并记录负责。对下班之前检查水、电源是否断开负责。

五、胶囊剂外包装岗位质量控制要点

（1）装盒：数量、说明书、标签。
（2）标签：内容、数量、使用记录。
（3）装箱：数量、装箱单、印刷内容。

六、胶囊剂外包装岗位标准操作规程

目的：为了使外包装工序规范进行，确保产品质量，特制定外包装工序标准操作规程。
范围：适用于外包装工序。
职责：车间技术员、外包装班操作人员、QA 人员负责实施。
内容：
（1）根据外包装指令，核对待包装药品的品名、批号、规格、检验报告单等。
（2）从暂存室领取合格的外包装材料，注意核对品名、批号、数量、规格。
（3）包装顺序：折小盒，根据产品工艺要求将药品和说明书装入小盒，用热收缩膜进行装膜缩膜，装纸箱，放合格证（装箱单），封口，打包。
（4）合格证（装箱单）上要注明品名、批号、规格、生产日期、质检员姓名、封口责任者代号等。
（5）用半自动捆扎机打包，并称量与记录。
（6）每个批号的产品包装完毕后由外包班长根据成品检验合格报告单填写成品入库单，仓库根据成品检验报告单办理成品入库手续。未检验的产品暂存仓库，并办理寄存手续，待检验合格后，重新办理入库手续。
（7）外包装时要注意剔除不合格的外包装材料，并在 QA 人员的监督下销毁。
（8）说明书以及含功能主治的外包装材料要求使用数、残损数、剩余数三者之和等于领用数，如果数目不符，要查明原因并做出合理解释，并做好记录。
（9）下班前清理外包装现场，并搞好卫生，做好批包装记录。换品种、规格或批号时要按《清场管理制度》清场，确认无上批包装材料、药品遗存时才能进行下批产品的包装。
（10）外包装班班长、QA 人员、车间技术员要经常检查外包装质量，对不规范行为要及时纠正。

【课后思考】
1. 胶囊剂外包装用物料有哪些？

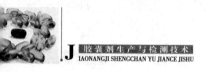
2. 胶囊剂外包装岗位质量控制要点有哪些?

3. 胶囊剂外包装生产区域设置有何要求?

【技能训练】

1. 按照 SOP 完成尼莫地平胶囊外包装工作,并按照 SOP 进行清场及完成生产记录的填写。

2. 按照 SOP 完成维生素 E 胶囊外包装工作,并按照 SOP 进行清场及完成生产记录的填写,见表 4-2-3。

表 4-2-3 外包装生产记录

产品名称					规格		
产品批号					包装日期		年 月 日
物料使用情况							
待包装产品数量:			已包装产品数量:			剩余数量:	
包装	序号	包材名称	领用量	使用量	剩余量	残损量	备注
其他附加说明:							
操作人					复核人		
检查核对		项目	检查结果	检查人		备注	
		包装完整					
		置放符合标准					
		印刷正确					
		印刷清晰					
收率计算	收率=成品数÷(投料量-剔废数)×100%						
车间主任				QA			

知识目标检测

一、单项选择题

1. 在药品包装材料中，玻璃容器的主要成分是（　　）。
   A. 氧化钠　　　B. 二氧化硅　　　C. 氧化硼　　　D. 二氧化铁

2. 下列材料中不属于常用塑料品种的为（　　）。
   A. 聚乙烯　　　B. 聚丙烯　　　C. 聚苯乙烯　　　D. 硅橡胶

3. 塑料包装材料聚乙烯的英文缩写为（　　）。
   A. PP　　　B. PE　　　C. PVC　　　D. PS

4. 按规定要求，自动包装机在运行时，其噪声不应大于（　　）分贝。
   A. 100　　　B. 85　　　C. 65　　　D. 45

5. 按国家、行业标准，制药设备分为（　　）。
   A. 7 类　　　B. 6 类　　　C. 8 类　　　D. 9 类

6. 以下不属于制剂机械的一项是（　　）。
   A. 片剂机械　　　B. 丸剂机械　　　C. 胶囊机械　　　D. 饮片机械

7. 泡罩式包装机的工作过程是（　　）。
   A. 成形→加料→检整→密封→压痕→冲裁
   B. 检整→成形→加料→密封→压痕→冲裁
   C. 加料→成形→检整→密封→压痕→冲裁
   D. 压痕→成形→加料→检整→密封→冲裁

8. 泡罩式包装又称为（　　）。
   A. PVC　　　B. PA　　　C. PE　　　D. PTP

9. 聚氯乙烯的英文缩写是（　　）。
   A. PVDC　　　B. PVC　　　C. PE　　　D. PA

10. 热塑性包装材料吸收（　　）μm 波长红外线发射的能量。
    A. 2.0～3.0　　　B. 2.5～3.5　　　C. 3.0～3.5　　　D. 3.0～4.0

11. PVC 硬片软化成形的温度范围为（　　）。
    A. 100℃～110℃　　B. 110℃～120℃　　C. 110℃～130℃　　D. 110℃～20℃

12. 一般胶囊剂包装储存的环境温度、相对湿度分别为（　　）。
    A. 30℃、<60%　　　　　　B. 25℃、<75%
    C. 30℃、<75%　　　　　　D. 25℃、<60%

二、多项选择题

1. 药品包装的功能有（　　　　）。

   A. 保护功能　　　　　　　　　B. 方便性功能

   C. 传达信息功能　　　　　　　D. 降低分配成本功能

   E. 方便消费功能

2. 按包装容器结构，人们把包装分为（　　　　）。

   A. 可折叠包装　B. 可拆卸包装　　C. 防伪包装　　　　D. 多用途包装

   E. 经济实惠包装

3. 下列关于药品包装叙述正确的是（　　　　）。

   A. 药品包装起到保护药品价值和使用价值、储存等作用

   B. 药品包装可提高药品的稳定性，延缓药品的变质

   C. 药品包装材料包括玻璃容器、高分子材料、金属材料等

   D. 药品包装在一定条件下可以污染药品

   E. 药品包装按包装技术方法分为泡罩包装、真空包装、无菌包装等

4. 泡罩成形的方法有（　　　　）。

   A. 吸塑成形（负压成形）　　　B. 吹塑成形（正压成形）

   C. 冲头辅助吹塑成形　　　　　D. 凹凸模冷冲压成形

   E. 凹模冷冲压成形

5. 瓶装机后封口方法有（　　　　）。

   A. 热封　　　　B. 脉冲　　　　C. 超声波　　　　D. 高频　　　　E. 电磁感应

6. 贴标机的工艺过程包括（　　　　）。

   A. 取标　　　　B. 标签传送　　C. 涂胶　　　　D. 贴标　　　　E. 滚压熨平

7. 压敏胶贴标机的组成有（　　　　）。

   A. 标签卷带供送装置　　　　　B. 剥标器

   C. 卷带器　　　　　　　　　　D. 贴标器

   E. 光电检测装置等

8. 胶囊剂的包装类型主要有（　　　　）。

   A. 条带状包装　B. PTP　　　　C. 散包装　　　D. SE　　　　E. 水泡眼包装

9. 泡罩包装机按结构形式可分为（　　　　）。

   A. 双泡罩眼　B. 双铝泡罩　　C. 平板式　　　D. 辊筒式　　　E. 辊板式

10. 标签内容包括注册商标、品名和（　　　　）。

   A. 主要成分含量、装量　　　　B. 主治、用法、用量、禁忌

   C. 厂名　　　　　　　　　　　D. 批准文号、批号、有效期

   E. 警告标志

三、实例分析

1. 某药铝塑包装机在生产中出现冲裁异常现象。请根据所学内容，分析产生冲裁异常的原因，并找出解决方法。

2. 某药铝塑包装过程中出现泡罩成形不良。分析产生泡罩成形不良的原因，找出解决方法。

四、简答题

1. 简述理想的药品包装材料应具有哪些特性。

2. 简述包装机械的基本结构。

模块五　胶囊剂质量检查技术

项目一　空胶囊的质量检查

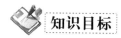 **知识目标**

熟悉空胶囊的规格、组成、制备工艺及质量检查项目；

熟悉空胶囊的储存条件；

掌握空胶囊质量检查方法和原理，以及检查仪器的结构原理。

技能目标

能根据产品处方正确选用空胶囊；

能按照法定方法进行空胶囊的质量分析活动；

能正确使用和保养空胶囊质量检查所用仪器；

能正确进行实验记录的填写、实验数据的处理并出具检验报告。

一、知识准备

（一）空胶囊的规格

目前市售的空胶囊有普通型和锁口型两类，锁口型的囊帽、囊体各在开口附近有环形闭合槽圈，套合后不易松开，以防胶囊在运输和储存过程中漏粉。空胶囊有不同颜色，帽与体的颜色也可不同，以区别不同的硬胶囊剂品种。

空胶囊的规格从小到大分为 5 号、4 号、3 号、2 号、1 号、0 号、00 号、000 号共 8 种，其容积为 0.15～1.4 ml，通常可填充 0.05～1 g 的粉末，主要由粉末的密度所决定。比较常用的空胶囊规格是 0～5 号。由于填充胶囊时多以药物体积控制，而药物的密度、晶态、颗粒大小等不同，所占的体积也不同，故应在正式填充前认真选择空胶囊的大小，以符合胶囊装量差异限度的规定。通常选择一个剂量能将一个胶囊装满的规格。

（二）空胶囊的组成

胶囊壳的主要成分是明胶，为淡黄色至黄色、半透明、微带光泽的粉粒或薄片，无臭。按水解方法不同，明胶可分为碱法水解明胶（B 型，等电点 pH 为 4.7～5.3）和酸法水解明胶（A 型，等电点 pH 为 6～9）。明胶不溶于冷水，但能吸水膨胀呈胶体状态，具有一定黏度。明胶的很多理化性质如黏度、等电点、凝胶强度（冻力）、凝冻点等，都与其原料来源和制备工艺有关，以骨骼为原料制得的骨明胶质地硬、脆而透明度差，以猪皮为原料制得的猪皮明胶可塑性、透明度好，两者混合使用较为理想。

制备空胶囊时，往往在明胶中加入适量的增塑剂、遮光剂和防腐剂等，以改善胶囊性能。例如，加入羧甲基纤维素钠、羟丙基纤维素、山梨醇或甘油等可增加胶囊的可塑性和弹性，防止其脆裂；加入琼脂能增加胶液的凝冻力；加入十二烷基硫酸钠能增加胶囊的光泽；加入适量的防腐剂可以防止胶囊在储存中发生霉变；光敏性药物可使用含有二氧化钛作遮光剂的空胶囊。此外，胶囊中还可加入芳香矫味剂、食用色素等。

（三）空胶囊的制备工艺

空胶囊的制备过程大体包括溶胶、蘸胶、干燥、拔壳、裁割、整理等工序。溶胶时一般配制的胶液浓度为 24％～30％，蘸胶系用不锈钢胶囊模杆浸取配好的胶液，在模杆前端形成囊胚。操作环境的温度应为 10℃～25℃，相对湿度为 35％～45％，一般由专业厂家生产。

◀小知识

有些人不能服用动物材料的药品，此外，动物材料可能造成一些病原的交叉传染，如疯牛病。因此，美国率先开发了使用植物胶生产胶囊的技术和设备。但与传统软胶囊相比，目前的植物软胶囊还有不尽如人意的地方，如韧性不如动物软胶囊，胶囊的尺寸也没有动物明胶囊那么多种多样，容易因挤压而导致泄漏、变形等。

生产植物性或非动物性软胶囊所使用的原材料如下：

提供胶囊韧性的主要成分：卡拉胶、淀粉（纯淀粉或改性过的淀粉）、麦芽糖、各种纤维素、藻酸盐类；其他次要成分：纤维素、蜂胶、硅胶；增塑剂：甘油、山梨醇、丙二醇等。

（四）空胶囊的储存

除另有规定外，空胶囊应密封储存，其存放温度不宜高于 30℃，防止受潮、发霉。

（1）空胶囊出厂的水分应控制在 12.5％～17.5％，含水量过高会导致空胶囊软化变形，含水量过低会导致空胶囊易碎。

（2）装有空胶囊的容器应放置于货架上，避开窗户和管道，使其处于阴凉通风处，避免阳光照射和靠近热源。不可随意放置和重压。

（3）空胶囊未使用前包装容器应密封，开封后，需采取相应灭菌措施，防止细菌污染。

（4）不可储存于高温条件下，否则空胶囊受热后会发生粘连和变形；亦不可放置于温度过低或过于干燥的环境中，否则空胶囊会碎裂。

按上述条件储存，空胶囊壳能保存 9 个月以上。

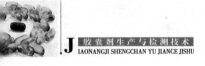

二、检验仪器

（一）崩解仪

升降式崩解仪，主要结构为一能升降的金属支架与下端镶有筛网的吊篮，并附有挡板。升降的金属支架上下移动距离为（55±2）mm，往返频率为每分钟30～32次。

（1）吊篮。玻璃管6根，管长（77.5±2.5）mm，内径21.5 mm，壁厚2 mm；透明塑料板2块，直径90 mm，厚1 mm，板面有6个孔，孔径26 mm；不锈钢板1块（放在上面一块塑料板上），直径90 mm，厚1 mm，板面有6个孔，孔径22 mm；不锈钢丝筛网1张（放在下面一块塑料板下），直径90 mm，筛孔内径2.0 mm；以及不锈钢轴1根（固定在上面一块塑料板与不锈钢板上），长80 mm。将上述6根玻璃管垂直置于2块塑料板的孔中，并用3个螺丝将不锈钢板、塑料板和不锈钢丝筛网固定，如图5-1-1所示。

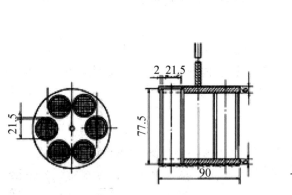

图5-1-1　升降式崩解仪吊篮结构（单位：mm）

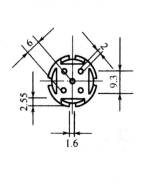

图5-1-2　升降式崩解仪挡板结构（单位：mm）

（2）挡板。挡板为一平整光滑的透明塑料块，相对密度1.18～1.20，直径（20.7±0.15）mm，厚（9.3±0.15）mm；挡板共有5个孔，孔径2 mm，中央1个孔，其余4个孔距中心6 mm，各孔间距相等；挡板侧边有4个等距离的V形槽，V形槽上端宽9.5 mm，深2.55 mm，底部开口处的宽与深度均为1.6 mm，如图5-1-2所示。

【知识链接】

ZB-IB型智能崩解仪标准操作规程

目的：规范ZB-IB型智能崩解仪的操作。

范围：检验室ZB-IB型智能崩解仪。

职责：检验室操作人员对该规程的实施负责，检验室主任对本规程的有效执行承担监督检查责任。

内容：

1.操作方法

1.1　打开总电源，面板显示"000"，时间显示窗的指示灯每秒闪亮一次，表示仪器处于正常等待状态，否则按复位键，使之处于上述状态。

1.2 在正常等待状态下按"上行""下行"键，进行时间设定。

1.3 温度预置的五个指示灯表示预置的不同温度，按"预置"键可以循环预置，若预置36.5℃时该灯呈不亮状态，其他四个灯亮，按"启动"键后，36.5℃的指示灯呈亮状态，其他灯不亮，此时水箱温度自动加温调整，温度显示窗的数值是水箱的实际温度，到达预置温度时自动停止加温。

1.4 时间设定后，按"启动"键，电动机开始工作，显示器恢复显示"000"，系统处于计时工作状态，工作至预定时间，发出蜂鸣信号，电动机停止工作，显示器显示时间，只要按任意一键，蜂鸣信号停止。

1.5 在工作状态时，按"重显"键，此时，显示预定时间，再按"重显"键，显示器显示工作时间。

1.6 在工作状态时，按"重显"键，此时，显示预定时间，再按"重显"键，显示器显示"000"，系统重新从"000"开始工作，工作至预定时间停止。

1.7 在工作状态时，按"暂停"键，工作暂停，显示器显示"P"。再按"启动"键，系统从刚才的工作时间累计重新开始工作。

1.8 在工作状态时，按"复位"键，两个系统同时复位，至正常等待状态，时间显示窗显示的是原预置的时间。

1.9 工作正常至预定时间后，继续按"启动"键，系统继续工作，累计预置时间。

1.10 进行重复检测，先同时按"上行"和"清零"键，此时，检查预置时间是否正常，否则修正预置时间，再按"启动"键即可。

2. 样品的测定

2.1 取样品6个，分别置于洁净的吊篮玻璃管中，每管各放一个。

2.2 需加挡板的各管加1块挡板。

2.3 将装有供试品的吊篮浸入已达到温度为（37±1）℃的介质溶液中，按"启动"键，电动机开始工作，系统处于计时工作状态，工作至预定时间，发出蜂鸣信号，预定时间内应注意供试品的崩解情况。

2.4 测试完毕，关上总电源，拔下插头。

3. 注意事项

3.1 严禁无水升温，该仪器使用前一定要检查电源插头的地线是否可靠接地，连接加热器再开总电源。

3.2 该仪器请勿置于潮湿处。

3.3 水箱上方有连接塑料管的尼龙单向阀，防止水箱的水虹吸。

3.4 橡胶垫非包装用，使用仪器时应将其置于有机玻璃水箱底部。

3.5 若数码显示管不亮，请先检查保险管及电源。

3.6 若温度显示窗显示"U"并蜂鸣报警，则说明传感器或加热器断线没有接好。

（二）电子分析天平

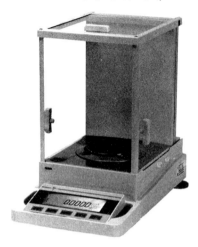

电子分析天平种类很多，但结构大同小异，图5-1-3为FA1604型电子分析天平外形图，各功能键的作用如下：

（1）ON（开启显示器键）。轻按ON键，显示器全亮，对显示器功能检查后，进入称量模式。

（2）OFF（关闭显示器键）。轻按OFF键，显示器熄灭。若长时间不使用天平，应拔去电源线。

（3）CAL（天平校准键）。因存放时间、位置移动、环境变化或为了获得精确测量，天平在使用前，需进行校准，校准操作按说明书进行。

（4）TAR（清零、去皮键）。将容器置于秤盘上，显示容器重量，然后轻按TAR键，出现全零状态，即去除了皮重。当取出容器，显示器显示容器重量的负值，再轻按TAR键，显示器为全零，即天平清零。

图5-1-3　FA1604型电子分析天平

（5）UNT（量制单位转换键）。按住UNT键不松手，显示器不断循环显示，当显示所需量制单位时，松手即可。

（6）INT（积分时间调整键）。积分时间有4个依次循环的模式可供选择，按下该键，当显示器显示所需模式时，松手即可。

（7）ADS（灵敏度调整键）。灵敏度也有依次循环的4个模式，选定方法同UNT键。

（8）PRT（输出模式设定键）。按住PRT键，也有4个模式循环出现，可随意选择。

（9）RNG（称量范围转换键）。在FA/JA系列天平中，有的有两个称量范围，即0～30 g、0～160 g。在0～30 g范围内，读数精度为0.1 mg，若质量超过30 g，天平就自动转为1 mg的读数精度。选择时，需按住RNG键，当显示器显示所需范围时即松手，随即出现等待状态，最后出现称量状态。

（三）称量方法

（1）直接称量法。先称出干燥洁净的表面皿（或称量纸）的重量，按去皮键TAR，显示"0.0000"后，打开天平门，缓缓往表面皿中加入试样，当达到所需重量时，停止加样，关闭天平门，显示平衡后，记录试样的重量。

（2）差减称量法。此法常用于称取连续多份吸水、易氧化或易与空气中CO_2反应的物质。称量时，先将试样装入称量瓶中，称取试样时，左手用纸条套住称量瓶，将其放在天平托盘中央，取下纸条，准确称量后再用纸条套住称量瓶，从天平中取出，在要放试样的容器（烧杯或锥形瓶）上方，右手用小纸片夹住瓶盖柄，打开瓶盖，将称量瓶慢慢向下倾斜，用瓶盖轻轻敲击瓶口上方，使试样缓缓落入所盛容器内，注意不要撒在容器外，当倾出的试样接近所要称取的质量时，将称量瓶慢慢竖起，同时用称量瓶盖继续轻敲瓶口，使黏附在瓶口的试样落入瓶内，再盖好瓶盖。然后将称量瓶放回分析天平上称量，两次称量之差即为试样的重量。

也可以在称出称量瓶（装有试样）的重量后，按去皮键 TAR，再取出称量瓶，向容器中敲出一定重量的试样，将称量瓶放在天平上称量，如天平所示重量（是"-"号）达到要求范围，即可记录数据。再按去皮键 TAR，称取第二份试样。

注意：称量瓶使用前须洗干净，放在 105℃ 左右的烘箱内烘干后，放入干燥器内冷却。烘干后的称量瓶不能用手直接拿取，而要用干净的纸条套取（或带指套、手套拿取），取盖时应垫上干净纸片。用差减法称量，在倒出试样时尽量要一两次就成功，避免多次反复或倒出过多。若倒出过多，只能弃去重称。

【知识链接】

电子分析天平标准操作规程

目的：规范电子分析天平的操作。

范围：适用于电子分析天平。

职责：检验室主任及检验人员对本规程的实施负责，检验室主任对本规程的有效执行承担监督检查责任。

内容：

1. 使用操作

1.1 接通电源，打开电源开关和天平开关，预热至少 30 分钟以上。也可于上班时预热至下班前关断电源，使天平处于稳定的预热状态。

1.2 参数选择。预热完毕后，轻轻按一下天平面控制上的开关键，天平即开启，并显示 "0.0000"；按下开关键松手，直至出现 "Int-x-" 后立即松开，并立即轻轻按一下即可选择积分时间，选择积分时间，选择挡为 "1.2.3."，一般选 "2" 挡；选好后，按住开关不松开直到出现 "Asd-x-" 后立即松开，并立即轻轻按动即可选择稳定度，选择挡为 "1.2.f" 三挡，一般选 "2" 挡。以上两个参数选好后，如无必要可不再改变，每次开启后即执行选定参数。

1.3 天平自检。电子分析天平设有自检功能，进行自检时，天平显示 "CAL……"，稍待片刻，闪显 "100"，此时应将天平自身配备的 100 g 标准砝码轻推入，天平即开始自校，片刻后显示 "100.0000"，稍后显示 "0"，此时应将 100 g 标准砝码拉回，片刻后天平显示 "00.0000"。天平自检完毕，即可称量。

1.4 放入被称物。将被称物预先放置，使之与天平室的温度一致（过冷、过热物品均不能放在天平内称量），必要时先用台式天平称出被称物的大约重量。开启天平侧门，将被称物置于天平载物盘中央，放入被称物时应戴手套或用带橡皮套的镊子镊取，不应直接用手接触，并且必须轻拿轻放。

1.5 读数。天平自动显示被测物质的重量，等稳定后（显示屏左侧亮点消失）即可读数。

1.6 关闭天平，填写使用登记。

2. 注意事项

2.1 电子分析天平不要放置在空调器下的边台上。搬动过的电子分析天平必须重新

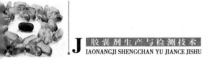
校正好水平，并对天平的计量性能做全面检查，确认无误后才可使用。

2.2 称取吸湿性、挥发性或腐蚀性物品时，应用称量瓶盖紧后称量，且尽量快速，注意不要将被称物（特别是腐蚀性物品）洒落在称盘或底板上。称量完毕，应将被称物及时带离天平，并搞好称量室的卫生。

2.3 同一个实验应使用同一台天平进行称量，以免因称量而产生误差。

3. 维护与保养

3.1 分析天平应按计量部门规定定期校正，并有专人保管，负责维护保养。

3.2 经常保持天平内部清洁，必要时用软毛刷或绸布抹净，或用无水乙醇擦净。

3.3 天平内应放置干燥剂（常用变色硅胶，应定期更换）。

3.4 称量不得超过天平的最大载荷。

三、明胶空胶囊检验标准操作规程

目的：规范空胶囊检验的操作。

范围：适用于空胶囊的检验。

职责：检验室检验人员按本规程操作，检验室主任监督本规程的执行。

内容：

本品系用明胶加辅料制成。

1. 性状

本品呈圆筒状，系由帽和体两节套合的质硬且具有弹性的空囊，囊体应光洁，色泽均匀，切口平整，无变形，无异臭。本品分透明、半透明、不透明三种。

2. 鉴别

（1）仪器及用具：分析天平、电炉、试管、刻度吸管、移液管。

（2）试剂及试液：蒸馏水、重铬酸钾试液-稀盐酸（4∶1）的混合液、鞣酸试液、钠石灰、红色石蕊试纸。

（3）测定法。

①鉴定方法一：取本品 0.25 g，加水 50 ml，加热使溶化，放冷，取溶液 5 ml，加重铬酸钾试液－稀盐酸（4∶1）的混合液数滴，即生成橙黄色絮状沉淀。

②鉴定方法二：取鉴定方法一项下剩余的溶液 1 ml，加水 50 ml，摇匀，加鞣酸试液数滴，即发生浑浊。

③鉴定方法三：取本品约 0.3 g，置试管中，加钠石灰少许，加热，产生的气体能使湿润的红色石蕊试纸变成蓝色。

3. 检查

（1）仪器及用具：气相色谱仪、分析天平、干燥箱、崩解仪、马弗炉、平氏黏度计、长颈圆底烧瓶、冷凝管、弯口接管、电炉、水浴锅、烧杯、分液漏斗、具塞锥形瓶、木板（厚 2 cm）、表面皿、干燥器、玻璃管（内径为 24 mm，长为 200 mm）、圆柱形砝码［材质为聚四氟乙烯，直径为 22 mm，重（20±0.1）g］、蒸发皿、称量瓶、量筒、量瓶、坩埚。

（2）试剂及试液：滑石粉、硝酸镁饱和溶液、磷酸、碳酸氢钠、0.1 mol/L 碘溶液、标准硫酸钾溶液、25％氯化钠溶液、氯乙醇、正己烷、硫酸、硝酸铵试液、酚酞指示液、醋酸盐缓冲液（pH3.5）、标准铅溶液、蒸馏水、硫代乙酰胺试液。

（3）测定法。

①松紧度：取本品 10 粒，用拇指和食指轻捏胶囊两端，旋转拔开，不得有黏结、变形或破裂，然后装满滑石粉，将帽、体套合，逐粒在 1 m 高度处直坠于厚度为 2 cm 的木板上，应不漏粉，如有少量漏粉，不得超过 2 粒。如超过，应另取 10 粒复试，均应符合规定。

②脆碎度：取本品 50 粒，置表面皿中，移入盛有硝酸镁饱和溶液的干燥器内，置（25±1）℃恒温 24 小时，取出，立即分别逐粒放入直立在木板（厚度 2 cm）上的玻璃管（内径为 24 mm，长为 200 mm）内，将圆柱形砝码［材质为聚四氟乙烯，直径为 22 mm，重（20 ±0.1）g］从玻璃管口处自由落下，视胶囊是否破裂。如有破裂，不得超过 5 粒。

③崩解时限：取本品 6 粒，装满滑石粉，照崩解时限按检查胶囊剂项下的方法检查，各粒均应在 10 分钟内全部溶化或崩解。如有 1 粒不能全部溶化或崩解，应另取 6 粒复试，均应符合规定。

④亚硫酸盐（以 SO_2 计）：取本品 5.0 g，置长颈圆底烧瓶中，加热水 100 ml 使之溶化，加磷酸 2 ml 与碳酸氢钠 0.5 g，即时连接冷凝管，以 0.1 mol/L 碘溶液 15 ml 为接收液，收集馏出液 50 ml，加水至 100 ml，摇匀，量取 50 ml，置水浴上蒸发，随时补充水适量，蒸至溶液几乎无色，加水至 40 ml，照《硫酸盐检查法标准操作规程》检查，如显浑浊，与标准硫酸钾溶液 7.5 ml 制成的对照液比较，不得更浓（0.02％）。

⑤干燥失重：取本品 1.0 g，将帽、体分开，在 105℃ 干燥 6 小时，减失重量应为 12.5％～17.5％。

计算公式：

$$干燥失重 = \frac{干燥前样品与称量瓶的质量 - 干燥后样品与称量瓶的质量}{干燥前样品与称量瓶的质量 - 称量瓶的质量} \times 100\%$$

⑥炽灼残渣：取本品 1.0 g，依《炽灼残渣检查法标准操作规程》检查，遗留残渣分别不得过 2.0％（透明）；3.0％（半透明或一节透明，另一节不透明）；4.0％（一节半透明，另一节不透明）；5.0％（不透明）。

计算公式：

$$炽灼残渣 = \frac{炽灼后样品与坩埚的重量 - 坩埚的重量}{炽灼前样品与坩埚的重量 - 坩埚的重量} \times 100\%$$

⑦重金属：取炽灼残渣项下遗留的残渣，依法检查（第二法），含重金属不得过百万分之五十。

⑧黏度：取本品 4.50 g，置已称定重量的 100 ml 烧杯中，加温水 20 ml，置 60℃ 水浴中搅拌，使溶化，取出烧杯，擦干外壁，加水使胶液总重量达到下列计算式的重量（含干燥品 15.0％）。将胶液搅匀后倒入干燥的具塞锥形瓶中，密塞，置（40±0.1）℃水浴中，约 10 分钟后，移至平氏黏度计内，照《黏度测定法标准操作规程》第一法测定，毛细管内径为 2.0 mm，于（40±0.1）℃水浴中测定。

本品运动黏度不得低于 60 mm^2/s。

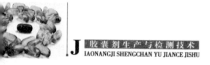
计算公式：

$$胶液总重量（g）=\frac{（1-干燥失重）\times 4.50 \times 100}{15.0}$$

$$运动黏度（mm^2/s）=Kt$$

式中：K——已知黏度的标准液测得的黏度，计常数，mm^2/s。

　　　t——测得的平均流出时间，秒。

⑨微生物限度检查按《微生物限度检查法标准操作规程》操作。

四、检验原始记录

某药业公司的原辅料检验原始记录见表 5-1-1。

表 5-1-1　原辅料检验原始记录

原辅料品名	明胶空胶囊	规　格	
来料批号		供货单位	
供货数量	kg　　　件	物料编号	
送检部门		收检日期	年　　月　　日
检验项目	部分项目	检验日期	年　　月　　日
检验依据	《中国药典》（2010 年版）二部		

【性状】

本品呈＿＿＿＿＿＿＿＿＿＿＿＿＿＿＿＿＿＿＿＿＿＿＿＿＿。（应呈圆筒状，为体和帽两节套和的质硬且具有弹性的空囊。囊体应光洁，色泽均匀，切口平整，无变形，无异臭。）本品为＿＿＿＿＿＿＿＿＿＿＿＿＿＿＿空囊。（分透明、半透明、不透明三种）

结论：＿＿＿＿＿＿＿＿＿＿＿＿＿＿＿＿＿＿＿＿＿＿＿。

【鉴别】

(1) 取本品＿＿＿＿g，加水 50 ml，加热使溶化，放冷，取溶液 5 ml，加重铬酸钾试液－稀盐酸（4:1）的混合液＿＿＿＿＿＿滴，即生成＿＿＿＿＿＿＿＿。

结论：＿＿＿＿＿＿＿＿＿＿＿。

(2) 取鉴别 (1) 项下剩余的溶液 1 ml，加水 50 ml，摇匀，加鞣酸试液＿＿＿＿＿＿滴，即＿＿＿＿。结论：＿＿＿＿＿＿＿＿＿＿＿。

(3) 取本品约＿＿＿ g，置试管中，加钠石灰少许，加热，产生的气体能使湿润的红色石蕊试纸＿＿＿＿＿＿＿。

结论：＿＿＿＿＿＿＿＿＿＿＿＿＿。

【检查】

1. 松紧度：取本品 10 粒，用拇指和食指轻捏胶囊两端，旋转拔开，＿＿＿＿＿＿黏结、变形或破裂，然后装满滑石粉，将帽、体套合，逐粒在 1 m 高度处直坠于厚度为 2 cm 的木板上，＿＿＿＿＿＿＿＿＿＿＿＿＿＿＿＿＿＿。（漏粉不得过 2 粒）

　结论：＿＿＿＿＿＿＿＿＿＿＿＿＿。

2. 脆碎度：取本品 50 粒，置表面皿中，移入盛有硝酸镁饱和溶液的干燥器内，置 25℃ 恒温 24 小时，取出，立即分别逐粒放入直立于木板（厚度为 2 cm）上的玻璃管内（内径为 24 mm，长为 200 mm），将圆柱形砝码 [材质为聚四氟乙烯，直径为 22 mm、重（20±0.1）g] 从玻璃管口处自由落下，＿
_____。（破裂不得超过 5 粒）
   结论：_____。

3. 崩解时限：取本品 6 粒，装满滑石粉，照崩解时限检查法检查。
   温度：_____℃　　湿度：_____%
   仪器：_____
   介质：_____　　测温：_____℃
   _____内全部溶化崩解。（应在 10 分钟内全部溶化崩解）
   结论：_____。

4. 黏度：取本品_____g，置 100 ml 具塞锥形瓶中，加水使胶液总重量达到下列计算公式的重量（含干燥品 15.0%），密塞，置 60℃ 水浴中不时振摇使溶化。移至（40±0.1）℃ 水浴中，约 10 分钟后，移至平氏黏度计内，照黏度测定法（检查第一法，毛细管内径为 2.0 mm），于（40±0.1）℃ 水浴中测定。

$$胶液总重量（g）= \frac{（1-干燥失重）\times 4.50 \times 100}{15.0}$$

   黏度计 K 值：_____
   流出时间 t（s）：(1) _____
   　　　　　　　　(2) _____
   　　　　　　　　(3) _____
   t（s）平均值：_____
   运动黏度（mm²/s）：_____（不得低于 60 mm²/s）
   结论：_____。

5. 亚硫酸盐（以 SO_2 计）：取本品_____g，置长颈圆底烧瓶中，加热水 100 ml 使溶化，加磷酸_____ml 与碳酸氢钠_____g，即时连接冷凝管，加热蒸馏，以 0.1 mol/L 碘溶液 15 ml 为接收液，收集馏出液 50 ml，用水稀释至 100 ml，摇匀，量取 50 ml，置水浴上蒸发，随时补充水适量，蒸至溶液几乎无色，用水稀释至 40 ml，照硫酸盐检查法（ⅧB）检查，如显浑浊，与标准硫酸钾溶液 7.5 ml 制成的对照液比较。对照管制备：精密量取标准硫酸钾溶液 7.5 ml，加水使成约 40 ml，加稀盐酸 2 ml；样品管制备：加入蒸至几乎无色的馏出液，加水使成约 40 ml，加稀盐酸 2 ml；两管同时加 25% 氯化钡溶液 5 ml，加水稀释至 50 ml，振摇，同置黑色背景上，由管口向下观察；比较结果：_____。（不得更深）
   结论：_____。

6. 氯乙醇：
   仪器：GC-9790-Ⅱ型气相色谱仪
   试剂：氯乙醇（分析纯）、纯化水、正己烷（色谱纯）
   色谱条件：
   　　色谱柱：AT. PEG-20M（30 mm×0.32 mm×0.5 μm）
   　　柱温：_____℃
   　　进样口温度：_____℃
   　　检测器 FID 温度：_____℃
   　　氢气压力：_____MPa
   　　空气：_____MPa
   　　氮气（载气）：_____MPa
   　　进样体积：_____μl

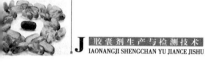

对照液制备：取氯乙醇 22.0 mg，精密称定，置 50 ml 容量瓶中，加正己烷溶解并稀释至刻度，摇匀，作为对照储备溶液；精取储备液 1 ml，置 20 ml 容量瓶中，加正己烷溶解并稀释至刻度，摇匀，作为对照溶液。精取对照溶液 2 ml 置盛有正己烷 23 ml 的分液漏斗中，精密加水 2 ml，振摇提取，取水溶液作为对照溶液。

供试品溶液制备：取剪碎的空心胶囊_____ g，精密称定，置具塞锥形瓶中，精密加正己烷 25 ml 浸渍过夜，将正己烷液移至分液漏斗中，精密加水 2 ml，振摇提取，取水溶液作为供试品溶液。

结果判断：_____。（供试品溶液中氯乙醇的峰面积不得大于对照品溶液峰面积）

结论：_____。

7. 环氧乙烷：

仪器：GC-9790-Ⅱ 型气相色谱仪
　　　DK-3001A 顶空进样器

试剂：环氧乙烷（分析纯）、纯化水

色谱条件：

色谱柱：AT.PEG-20M（30 mm×0.32 mm×0.5 μm）

柱温：_____ ℃

进样口温度：_____ ℃

检测器 FID 温度：_____ ℃

氢气：_____ MPa

空气：_____ MPa

氮气（载气）：_____ MPa

顶空瓶平衡温度：80℃　平衡时间：15 分钟

对照液制备：取外部干燥的 100 ml 容量瓶，加水约 60 ml，加瓶塞，称量，用注射器注入环氧乙烷对照品约 0.3 ml，不加瓶塞，振摇，盖好瓶塞，称量，前后两次称量之差即为溶液中环氧乙烷的重量，用水稀释至刻度，摇匀，精密量取适量，用水定量稀释制成每毫升中约含 2 μg 溶液，精密量取 1 ml，置 20 ml 顶空瓶中，精密加水 9 ml，密封，作为对照品溶液。

供试品溶液制备：取本品 2.0 g，精密称定，置 20 ml 顶空瓶中，精密加 60℃的水 10 ml，密封，不断振摇使之溶解，作为供试品溶液。取供试品溶液与对照品溶液依法分别顶空进样，顶空瓶平衡温度 80℃，平衡时间为 15 分钟。

结果判断：_____。（供试品溶液中环氧乙烷的峰面积不得大于对照品溶液主峰面积）

结论：_____。

8. 干燥失重：取本品_____ g，将帽、体分开，在 105℃ 干燥 6 小时。仪器为 BS124S 电子天平，单位为____ g，初读数为_____。DHR-9070A 电热恒温干燥箱，控温 105℃。

计算公式：干燥失重 $= \dfrac{W_0 + W - W_1}{W} \times 100\%$

空瓶恒重 W_0：(1) _____　　　(2) _____

样重 W：_____　　　（瓶+样）重 W_1：_____

干燥失重（%）：_____　　（应为 12.5%～17.5%）

结论：_____。

续表

9. 炽灼残渣：取本品_____g，依法检查（ⅧN），仪器为 BS124S 电子天平，单位为____g，初读数
为_____。SX$_2$-4-10 箱式电炉，控温 105℃。

计算公式：炽灼残渣 $= \dfrac{W_1 - W_0}{W} \times 100\%$

空坩埚恒重 W_0：(1) _____ (2) _____

样重 W：_____

（埚+渣）重 W_1：(1) _____ (2) _____

炽灼残渣（%）：_____ 〔不得过 2.0%（透明），3.0%（半透明或只有一节透明），4.0%
（一节半透明，另一节不透明）〕

结论：_____。

10. 铬：取本品____g，置聚四氟乙烯消解罐内，加硝酸_____ml，混匀，浸泡过夜，盖上内盖，旋紧
外套，置微波消解炉内，进行消解。消解完全后，取消解内罐置电热板上缓缓加热至红棕色蒸气挥
尽并近干，用 2% 硝酸转移至 50 ml 容量瓶中，并用 2% 硝酸稀释至刻度，摇匀，作为供试品溶液；
同法制备试剂空白溶液；另取铬单元素标准溶液，用 2% 硝酸稀释制成每毫升含铬 1.0 μg 的铬标准
储备液，临用时，分别精密量取铬标准储备液适量，用 2% 硝酸溶液稀释制成每毫升分别含铬
_____ng、_____ng、_____ng、_____ng 的对照品溶液，取供试品溶液与对照品溶液，
以石墨炉为原子化器，照原子吸收分光光度法，在 357.9 nm 的波长处测定。仪器：AA1700 原子
吸收光谱仪。检测结果：_____。（不得过百万分之二）

结论：_____。

11. 重金属：取炽灼残渣（500℃～600℃），加硝酸 0.5 ml，蒸干至氧化氮蒸气除尽，放冷，加盐酸
2 ml，水浴蒸干，加水 15 ml，滴加氨试液至酚酞指示液显中性，加缓冲液 2 ml 微热溶解后，移至
比色管中，加水成 25 ml。对照品溶液制备：取配制供试品溶液的试剂置瓷皿中蒸干，加缓冲液
2 ml，水 15 ml，微热溶解，移至比色管中，加标准铅溶液（每毫升相当于 10 μg 的 Pb）4.0 ml，加
水稀释成 25 ml。在上述各管中加入硫代乙酰胺试液 2 ml，摇匀，放置 2 分钟，观察。供试管与对
照管比较_____。（不得更深）

结论：_____。

结论：				
检验人：	日期：	复核人：		日期：

五、检验报告单

某药业公司原辅料检验报告单如表 5-1-2 所示。

表 5-1-2 原辅料检验报告单

报告编号 共 页，第 页

原辅料名称	明胶空心胶囊	规格	
来料批号		供货单位	
供货数量		物料编号	
送检部门		送检日期	

续表

检验目的		报告日期	
检验依据	《中国药典》（2010 年版）二部		

<table>
<tr><td colspan="3" align="center">检验项目及结果</td></tr>
<tr><td>检验项目</td><td>标准规定</td><td>检验结果</td></tr>
<tr><td>【性状】</td><td>应呈圆筒状，为体和帽两节套和的质硬且具有弹性的空囊。囊体应光洁，色泽均匀，切口平整，无变形，无异臭。分为透明、半透明、不透明三种</td><td>呈圆筒状，为体和帽两节套和的质硬且具有弹性的空囊。囊体光洁，色泽均匀，切口平整，无变形，无异臭，半透明</td></tr>
<tr><td>【鉴别】</td><td></td><td></td></tr>
<tr><td>（1）</td><td>应呈正反应</td><td>呈正反应</td></tr>
<tr><td>（2）</td><td>应呈正反应</td><td>呈正反应</td></tr>
<tr><td>（3）</td><td>应呈正反应</td><td>呈正反应</td></tr>
<tr><td>【检查】</td><td></td><td></td></tr>
<tr><td>松紧度</td><td>应符合规定</td><td>符合规定</td></tr>
<tr><td>脆碎度</td><td>应符合规定</td><td>符合规定</td></tr>
<tr><td>崩解时限</td><td>应在 10 分钟内全部溶化或崩解</td><td>3 分 49 秒</td></tr>
<tr><td>黏度</td><td>应不低于 60 mm²/s</td><td>80 mm²/s</td></tr>
<tr><td>亚硫酸盐</td><td>应符合规定</td><td>符合规定</td></tr>
<tr><td>氯乙醇</td><td>应符合规定</td><td>符合规定</td></tr>
<tr><td>环氧乙烷</td><td>应符合规定</td><td>符合规定</td></tr>
<tr><td>干燥失重</td><td>应为 12.5%～17.5%</td><td>符合规定</td></tr>
<tr><td>炽灼残渣</td><td>不得过 2.0 %（透明），3.0%（半透明或只有一节透明），4.0%（一节半透明，另一节不透明）</td><td>2.1%（不透明）</td></tr>
<tr><td>铬</td><td>应不得过百万分之二</td><td>符合规定</td></tr>
<tr><td>重金属</td><td>应不得过百万分之四十</td><td>符合规定</td></tr>
<tr><td>微生物限度</td><td>每 1 g 供试品中细菌数应不得过 1 000 个，霉菌及酵母菌应不得过 100 个，应不得检出大肠埃希菌；每 10 g 供试品中不得检出沙门菌</td><td>符合规定</td></tr>
<tr><td>检验结论</td><td colspan="2">本品按《中国药典》（2010 年版）二部检验，结果符合规定</td></tr>
<tr><td colspan="3">负责人：　　　　复核者：　　　　检验者：</td></tr>
</table>

【课后思考】

1. 重金属检查的原理是什么？有哪些注意事项？

2. 脆碎度检查的注意事项有哪些?

【技能训练】

1. 按照法定标准对药房销售空胶囊进行质量检查并出具检验记录和检验报告单。

2. 对实验室 FA1004 电子天平进行维护保养。

项目二 纯化水的质量检查

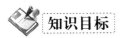

知识目标

熟悉工艺用水的分类、用途及质量要求;

熟悉各类工艺用水的质量检查项目、方法和原理及检查仪器的结构原理。

技能目标

能按照法定方法进行纯化水质量分析活动;

能正确使用和保养纯化水质量检查所用仪器;

能正确进行实验记录的填写、实验数据的处理并出具检验报告。

一、知识准备

(一) 制药用水分类

药品生产工艺中使用的水统称工艺用水。一般药厂工艺用水分饮用水、纯化水和注射用水三类。其中,饮用水水质必须符合国家《生活饮用水水质标准》的要求。纯化水为蒸馏法、离子交换法、反渗透法及其他适宜的方法制得的供制药用的水,不含任何附加剂,水质应符合《中国药典》(2010 年版)的要求。注射用水为纯化水经蒸馏所得的水,水质应符合《中国药典》(2010 年版)的注射用水标准。不同工艺用水的主要用途见表 5 - 2 - 1。

表 5 - 2 - 1 不同工艺用水的主要用途

水质类别	应 用 范 围
饮用水	药品包装材料粗洗用水,中药材和中药饮片的清洗、浸润、提取等用水
纯化水	非无菌药品的配料,直接接触药品的设备、器具和包装材料最后一次洗涤用水,非无菌原料药精制工艺用水,制备注射用水的水源,直接接触非最终灭菌棉织品的包装材料粗洗用水等
注射用水	直接接触无菌药品的包装材料的最后一次精洗用水,无菌原料药精制工艺用水,直接接触无菌原料药的包装材料的最后洗涤用水,无菌制剂的配料用水等

(二) 纯化水制备技术

制备纯化水所用的水源在制药行业中称为原水,通常为自来水公司供应的饮用水或深井水。全国各地的原水质量有差异,所以纯化水的制备流程必须根据其水质的特性及供应

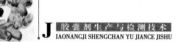

对象来设计。常见如下几种制备流程：

(1) 预处理＋离子交换（适用于含盐量小于 500 mg/L 的进水）。

(2) 预处理＋电渗析＋离子交换。

(3) 预处理＋反渗透＋离子交换。

(4) 预处理＋二级反渗透。

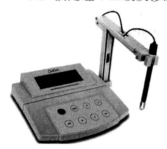

图 5-2-1　DDS-11A 型数显型电导率仪

二、检验仪器（电导率仪）

电导率是以数字表示溶液传导电流的能力。水的电导率与其所含无机酸、碱、盐的量有一定的关系，当它们的浓度较低时，电导率随着浓度的增大而增加，因此，该指标常用于推测水中离子的总浓度或含盐量。电导率测量仪的测量原理是将两块平行的极板放入被测溶液中，在极板的两端加上一定的电势（通常为正弦波电压），然后测量极板间流过的电流。图 5-2-1 为 DDS-11A 型数显型电导率仪。

【知识链接】

DDS-11A 型数显型电导率仪使用标准操作规程

目的：建立 DDS-11A 型数显型电导率仪使用标准操作规程。

范围：适用于 DDS-11A 型数显型电导率仪的操作。

职责：纯化水操作员、QC 检验员、QC 主任负责实施。

内容：

1. 准备

1.1　接通过电热，预热 10 分钟。

1.2　将电极浸入被测溶液，电极插头插入电极插座。

2. 电导率测量方法

2.1　将"量程"开关扳向"检查"，调节"常数"钮使显数与使用电极常数标称值一致（DJS-1C 的电极常数为 1 000）。

2.2　将"量程"开关扳在合适的量挡，待显示稳定后，仪器显示的值即为测量时的值。

3.　仪器维护及注意事项

3.1　电极应保持插接良好，防止接触不良。

3.2　电极使用完毕应清洗干净，并置于清洁干燥的环境中保存。

3.3　电极的引线不能潮湿，否则将出现测量误差。

3.4　测量时，为保证待测液不被污染，电极应用去离子水（或重蒸水）清洗干净，并用待测液适量冲洗。在测量高纯水时，应快速测量，因为空气中的二氧化碳等将很快溶于水中，影响测量结果。

三、纯化水检查标准操作规程

目的：为检验纯化水建立一个标准操作规程。

范围：适用于纯化水检验操作。

职责：全体检验人员对本规程的实施负责，检验室主任对本规程的有效执行承担监督检查责任。

内容：

1. 设备和仪器

比色管、水浴锅、具塞量筒、烧杯、蒸发皿、105℃烘箱及玻璃仪器。

2. 试剂和试液

甲基红指示液、溴麝香草酚蓝指示液、硝酸、硝酸银试液、氯化钠试液、草酸铵试液、10％氯化钾溶液、0.1％二苯胺硫酸溶液、硫酸、对氨基苯磺酰胺的稀盐酸溶液（1→100）、盐酸萘乙二胺溶液（0.1→100）、碱性碘化汞钾试液、氯化铵溶液（取氯化铵31.5 mg,加无氨水适量使溶解并稀释成 1 000 ml）、氢氧化钙试液、稀硫酸、高锰酸钾滴定液（0.02 mol/L）、醋酸盐缓冲液（pH3.5）、硫代酰胺试液、标准铅溶液。无硝酸盐的水、无亚硝酸盐的水、无氨水、标准硝酸盐溶液〔取硝酸钾 0.163 g，加水溶解并稀释至100 ml,摇匀，精密量取 1 ml，加水稀释成 100 ml，再精密量取 10 ml，加水稀释成 100 ml，摇匀即得（每毫升相当于 1 μgNO$_3^-$）〕标准亚硝酸盐〔取亚硝酸钠 0.750 g（按干燥品计算），加水溶解，稀释至 100 ml，摇匀，精密量取 1 ml，加水稀释成 100 ml，摇匀，再精密量取 1 ml，加水稀释成 50 ml，摇匀即得（每毫升相当于 1 μgNO$_2^-$）〕。

3. 性状

取本品倒出少许于烧杯内，观察，嗅味，品尝。应为无色的澄明液体，无嗅、无味。

4. 检查

（1）酸碱度。

①原理：酸遇甲基红显红色，碱遇溴麝香草酚蓝显蓝色。

②方法：取本品 10 ml，加甲基红指示液 2 滴，不得显红色；另取本品 10 ml，加溴麝香草酚蓝指示液不得显蓝色。

（2）氯化物、硫酸盐与钙盐。

①原理：氯离子与银离子、硫酸根离子与钡离子、草酸根离子与钙离子均能发生沉淀反应。

②方法：取本品分置三支试管中，每管各 50 ml。第一管中加硝酸 5 滴与硝酸银试液 1 ml,第二管中加氯化钡试液 2 ml，第三管中加草酸铵试液 2 ml，均不得发生浑浊。

（3）硝酸盐。

①原理：NO$_3^-$ 经还原成 NO$_2^-$，与二苯胺起反应生成蓝色化合物。

②取本品 5 ml 置试管中，于水浴中冷却，加 10％氯化钾溶液 0.4 ml 与 0.1％二苯胺硫酸溶液 0.1 ml，摇匀，缓缓滴加硫酸 5 ml，摇匀，将试管于 50℃水浴中放置 15 分钟，溶液产生蓝色化合物，其颜色不得比标准硝酸盐溶液 0.3 ml 加无硝酸盐的水 4.7 ml 用同一方法处理后的颜色更深（0.000 006％）。

（4）亚硝酸盐。

①原理：NO$_2^-$ 与对氨基苯磺酸-α-萘胺反应呈紫红色。

②方法：取本品 10 ml，置纳氏管中，加对氨基苯磺酰胺的稀盐酸溶液（1→100）1 ml 及盐酸萘乙二胺溶液（0.1→100）1 ml，产生粉红色化合物，其颜色不得比标准亚硝酸盐溶液 0.2 ml 加无亚硝酸盐的水 9.8 ml 用同一方法处理后的颜色更深（0.000 002％）。

（5）氨。

取本品 50 ml，加碱性碘化汞钾试液 2 ml，放置 15 分钟，如显色，与氯化铵溶液 1.5 ml 加无氨水 48 ml 与碱性碘化汞钾试液 2 ml 制成的对照液比较，不得更深（0.000 03%）。

（6）二氧化碳。

①原理：$CO_2 + Ca(OH)_2 \longrightarrow CaCO_3\downarrow$，生成沉淀，浑浊。

②方法：取本品 25 ml，置 50 ml 具塞量筒中，加氢氧化钙试液 25 ml，密塞振摇，放置，1 小时内不得发生浑浊。

（7）易氧化物。

①原理：高锰酸钾被氧化生成锰酸钾，使粉红色消失。

②方法：取本品 100 ml，加稀硫酸 10 ml，煮沸后，加高锰酸钾滴定液（0.02 mol/L）0.10 ml，再煮沸 10 分钟，粉红色不得完全消失。

（8）不挥发物。

①取本品 100 ml，置 105℃ 恒重的蒸发皿中，在水浴上蒸干，并在 105℃ 干燥至恒重，遗留残渣不得过 1 mg。

②计算：遗留残渣＝$W_1 - W_2$。

式中：W_1 为干燥后残渣与蒸发皿的总重量，mg；

W_2 为干燥前蒸发皿的重量，mg。

（9）重金属。

①原理：硫代乙酰胺在弱酸条件下水解，产生硫化氢，与重金属离子生成黑色硫化物的均匀混悬液。

②方法：取本品 40 ml，加醋酸盐缓冲液（pH 为 3.5）2 ml，与硫代乙酰胺试液 2 ml，摇匀，放置 2 分钟，溶液变黑，但其黑色程度不得比标准铅溶液 2.0 ml 加水 38 ml 用同一方法处理后的颜色更深（0.000 05%）。

四、检验原始记录

某药业公司的工艺用水检验原始记录见表 5-2-2。

表 5-2-2　工艺用水检验原始记录

名称	纯化水		收检日期	年　　月　　日
检验目的			检验日期	年　　月　　日
检验依据	《中国药典》（2010 年版）二部			

【性状】本品为无色的澄清液体，无嗅、无味。

本品为＿＿＿＿＿＿＿＿＿＿＿＿＿＿＿＿＿＿＿＿。

结论：＿＿＿＿＿＿＿＿＿＿＿＿＿＿＿。

【检查】

1. 酸碱度。取本品 10 ml，加甲基红指示液 2 滴，不得显红色；另取本品 10 ml，加溴麝香草酚蓝指示液 5 滴，不得显蓝色。

取本品 10 ml 加甲基红指示液 2 滴＿＿＿＿＿＿＿＿＿＿＿＿＿＿＿＿＿；

另取本品 10 ml 加溴麝香草酚蓝指示液 5 滴＿＿＿＿＿＿＿＿＿＿＿＿＿＿。

结论：＿＿＿＿＿＿＿＿＿＿＿＿。

2. 硝酸盐。取本品 5 ml，置试管中，于冰浴中冷却，加 10％氯化钾溶液 0.4 ml 与 0.1％二苯胺硫酸溶液 0.1 ml，摇匀，缓缓滴加硫酸 5 ml，摇匀，将试管于 50℃水浴中放置 15 分钟，溶液产生的蓝色与标准硝酸盐溶液 [取硝酸钾 0.163 g 加水溶解并稀释至 100 ml，摇匀，精密量取 1 ml，加水稀释成 100 ml，再精密量取 10 ml，加水稀释成 100 ml，摇匀，即得（每毫升相当于 1 μgNO$_3^-$）] 0.3 ml，加无硝酸盐的水 4.7 ml，用同一方法处理后的颜色比较，不得更深（0.000 006％）。

取本品 5 ml，置试管中，于冰浴中冷却，加 10％氯化钾溶液 0.4 ml 与 0.1％二苯胺硫酸溶液 0.1 ml，摇匀，缓缓滴加硫酸 5 ml，摇匀，将试管于 50℃水浴中放置 15 分钟，溶液产生蓝色化合物，其颜色与标准硝酸盐溶液 0.3 ml 加无硝酸盐的水 4.7 ml 用同一方法处理后的颜色比较，供试液＿＿＿对照液。

结论：＿＿＿＿＿＿＿＿＿＿＿＿＿＿＿＿＿。

3. 亚硝酸盐。取本品 10 ml，置纳氏管中，加对氨基苯磺酰胺的稀盐酸溶液（1→100）1 ml 及盐酸萘乙二胺溶液（0.1→100）1 ml，产生的粉红色与标准亚硝酸盐溶液 [取亚硝酸钠 0.750 g（按干燥品计算），加水溶解，稀释至 100 ml，摇匀，精密量取 1 ml，加水稀释成 100 ml，摇匀，再精密量取 1 ml，加水稀释成 50 ml，摇匀，即得（每毫升相当 1 μgNO$_2^-$）] 0.2 ml，加无亚硝酸盐的水 9.8 ml，用同一方法处理后的颜色比较，不得更深（0.000 002％）。

取本品 10 ml，置纳氏管中，加对氨基苯磺酰胺的稀盐酸溶液（1→100）1 ml 与盐酸萘乙二胺溶液（0.1→100）1 ml，产生的粉红色溶液与标准亚硝酸溶液 0.2 ml 加无亚硝酸盐水 9.8 ml 用同一方法处理的颜色比较，供试液＿＿＿＿＿＿对照液。

结论：＿＿＿＿＿＿＿＿＿＿＿＿＿＿＿＿＿。

4. 氨。取本品 50 ml，加碱性碘化汞钾试液 2 ml，放置 15 分钟；如显色，与氯化铵溶液（取氯化铵 31.5 mg，加无氨水适量使溶解并稀释成 1 000 ml）1.5 ml，加无氨水 48 ml 与碱性碘化汞钾试液 2 ml 制成的对照液比较，不得更深（0.000 03％）。

取本品 50 ml，加碱性碘化汞钾试液 2 ml，放置 15 分钟，溶液＿＿＿＿＿＿＿，溶液显色，比较氯化铵溶液 1.5 ml 加无氨水 48 ml 与碱性碘化汞钾试液 2 ml 制成的对照液，供试液＿＿＿＿＿＿＿＿＿对照液。

结论：＿＿＿＿＿＿＿＿＿＿＿＿＿＿＿＿＿。

5. 电导率。取本品，照制药用水电导率标准操作程序检查，应符合规定。取本品，依法在＿＿＿℃检查，电导率应为＿＿＿＿＿＿＿＿，实测电导率为＿＿＿＿＿＿＿＿。

结论：＿＿＿＿＿＿＿＿＿＿＿＿＿＿＿＿＿。

6. 总有机碳。取本品，照制药用水总有机碳标准操作程序测定，不得超过 0.50 mg/L。

取本品，依法测得总有机碳为第一次＿＿＿＿＿＿＿＿＿＿，第二次＿＿＿＿＿＿＿＿＿＿，第三次＿＿＿＿＿＿＿＿＿＿，平均＿＿＿＿＿＿＿＿＿＿。

结论：＿＿＿＿＿＿＿＿＿＿＿＿＿＿＿＿＿。

7. 不挥发物。取本品 100 ml，置 105℃恒重的蒸发皿中，在水浴上蒸干，并在 105℃干燥至恒重，遗留残渣不得超过 1 mg。

取本品 100 ml，置恒重的蒸发皿中，在水浴上蒸干后，在 105℃干燥至恒重，计算如下：

$W_{皿1} = $＿＿＿＿＿＿＿＿＿mg；$W_{皿2} = $＿＿＿＿＿＿＿＿＿mg；

$W_{恒1} = $＿＿＿＿＿＿＿＿＿mg；$W_{恒2} = $＿＿＿＿＿＿＿＿＿mg；

不挥发物的重量为：$W = W_恒 - W_皿 = $＿＿＿＿＿＿＿＿＿。

结论：＿＿＿＿＿＿＿＿＿＿＿＿＿＿＿＿＿。

8. 重金属。取 25 ml 纳氏比色管三支，甲管中加标准铅溶液一定量与醋酸盐缓冲液（pH3.5）2 ml 后，加水适量使之成 25 ml；乙管中将经处理的供试品（取供试品 100 ml，加水 19 ml，蒸发至 20 ml，放冷）转移至 25 ml 纳氏比色管中，加醋酸盐缓冲液（pH3.5）2 ml 与水适量使之成 25 ml；丙管中加入与乙管相同量的供试品与标准铅溶液后加醋酸盐缓冲液（pH3.5）2 ml 与水适量使之成 25 ml；

续表

再在甲、乙、丙三管中分别加硫代乙酰胺试液各 2 ml，摇匀，放置 2 分钟，同置白纸上，自上向下透视，当丙管中显示出的颜色不浅于甲管时，乙管中显示的颜色与甲管比较，不得更深。

取纳氏比色管三支，甲管中加标准铅溶液 _____ ml 与醋酸盐缓冲液（pH3.5） _____ ml 后，加水适量使之成 25 ml；将经处理的供试品（取供试品 100 ml，加水 19 ml，蒸发至 20 ml，放冷）转移至乙管中，加醋酸盐缓冲液（pH3.5） _____ ml 与水适量使之成 25 ml；丙管中加入与乙管相同量的供试品与标准铅溶液后，加醋酸盐缓冲液（pH3.5） _____ ml 与水适量使之成 25 ml；再在甲、乙、丙三管中分别加硫代乙酰胺试液各 _____ ml，摇匀，放置 2 分钟，同置白纸上，自上向下透视，当丙管中显示出的颜色不浅于甲管时，乙管中显示的颜色与甲管比较，_____。

结论：_____。

结论：			
检验人：	日期：	复核人：	日期：

五、检验报告单

某药业公司的工艺用水检验报告单见表 5-2-3。

表 5-2-3　工艺用水检验报告单

报告编号 　　　　　　　　　　　　　　　　　　　　　　　　　　　　　　　共 页，第 页

名　称	纯 化 水		收检日期	年　月　日
检验目的			检验日期	年　月　日
检验依据	《中国药典》（2010 年版）二部			
检验项目	标准规定		检验结果	
【性状】	应为无色澄明液体，无嗅、无味		为无色澄明液体，无嗅、无味	
【检查】				
酸碱度	应符合规定		符合规定	
氯化物、硫酸盐、钙盐	应符合规定		符合规定	
硝酸盐	≤0.000 006%		符合规定	
亚硝酸盐	≤0.000 002%		符合规定	
氨	≤0.000 03%		符合规定	
二氧化碳	应符合规定		符合规定	
易氧化物	应符合规定		符合规定	
不挥发物	遗留残渣不得过 1 mg		符合规定	
电导率	≤2 μS/cm		1.14 μS/cm	
重金属	≤0.000 05%		符合规定	
检验结论	本品按《中国药典》（2010 年版）二部检验，结果符合规定			
负责人：	复核者：		检验者：	

【课后思考】

1. 说说制药工艺用水分类及各类工艺用水的用途是怎样规定的。

2. 如何进行重金属检查限量计算？

【技能训练】

1. 用实验室设备进行纯化水生产。

2. 按照法定标准对实验室制纯化水进行质量检查并出具检验记录和检验报告单。

项目三　原料药的质量检查

（以尼莫地平胶囊为例）

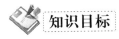

知识目标

理解药物的化学结构、理化性质与分析方法之间的关系；

熟悉药品质量检查常用分析方法原理、适用范围、操作要点；

熟悉原料药质量检查常用药检仪器原理、结构及使用保养方法。

技能目标

能正确理解药品质量标准，能查阅相关文献并对资料进行收集整理；

能按照标准操作规程进行取样、样品处理、试剂配制等；

能按照规程进行检测仪器设备使用与保养；

能正确采集、分析数据，能对相关公式进行推导；

能正确填写检验记录并出具检验报告。

一、知识准备

（一）尼莫地平的理化性质与药理作用

1. 理化性质

本品为淡黄色结晶性粉末，遇光不稳定；无嗅，无味。在丙酮、氯仿中易溶，在乙醇中溶解，在乙醚中微溶，在水中不溶。熔点为 124℃～128℃。

2. 药理作用

尼莫地平是第 2 代 1，4 -二氢吡啶类钙离子拮抗药，通过在通道水平上选择性地阻滞 Ca^{2+} 经细胞膜上的钙离子通道进入细胞内，减少细胞 Ca^{2+} 浓度。尼莫地平具有耐受性好、不良反应轻微、对胃肠道和心血管系统影响小等优点，临床上常被用于治疗缺血性脑血管疾病、偏头痛、突发性耳聋等。

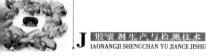

◀ 小知识

　　药品是一种特殊的商品，它的质量直接影响药品的安全性和有效性，关系到使用者的身体健康和生命安全。不同的药品生产企业的设备条件、生产工艺和技术水平的不同，以及药品的经营和使用单位的运输和储藏环境的差异，都将直接影响药品的质量。为了确保药品的质量，保证用药的安全和有效，各个国家对药品均有强制执行的、统一的质量监督标准，即药品质量标准。药品质量标准是国家对药品质量的规格及检验方法所作的技术规定，是药品的生产、经营、使用、检验、监督管理部门共同遵循的法定依据。在药品质量标准中，对能够达到控制药品质量要求的技术指标均规定有一定的限度范围，如药品中共存的杂质限量和主成分的含量限度等。只有符合标准的药品才是合格的药品。质量标准中同时规定了技术指标的检验方法，检验时应按照药品质量标准规定的方法进行。法定的药品质量标准具有法律效力，不符合药品质量标准的药品为伪药或劣药。生产和销售伪药或劣药均是违法行为。

（二）相关原理

1. 旋光度测定

　　某些物质在平面偏振光通过它们时能将偏振光的振动面旋转某一角度，物质的这种性质称为旋光性，旋转的角度称为旋光度。具有旋光性的物质有石英晶体、酒石酸晶体、蔗糖的溶液等。使偏振光的振动面向左旋转的物质称为左旋物质，向右旋转的物质称为右旋物质，因此通过测量物质的旋光度，可以定性鉴定物质，这是研究各向异性晶体和手性分子结构的重要手段。物质的旋光度与物质的性质、测试温度、光经过物质的厚度、光源的波长等因素有关，若被测物质是溶液，当光源波长、温度、厚度恒定时，其旋光度与溶液的浓度成正比，因此通过旋光度的测量还可以定量分析旋光性物质的浓度。

　　《中国药典》旋光度测定法主要用于某些药品性状项下比旋度的测定，还用于一些制剂的含量测定。《美国药典》规定，对某些药物，特别是液态的芳香油类，可按各论项下规定的条件测定，根据所测偏转角度来表示旋光度。将测定管用供试液体或溶液（取固体供试品，按各品种项下的方法制成）冲洗数次，缓缓注入供试液体或溶液适量（注意勿使之发生气泡），置于旋光计内检测读数，即得供试液的旋光度。使偏振光向右旋转者（顺时针方向）为右旋，以"＋"符号表示；使偏振光向左旋转者（反时针方向）为左旋，以"－"符号表示。用同法读取旋光度 3 次，取 3 次的平均数，照下列公式计算，即得供试品的比旋度。

　　（1）液体中旋光度计算：

$$[\alpha]_D^t = \frac{\alpha}{ld}$$

　　（2）固体物质溶解在非旋光性溶媒中的溶液比旋度计算：

$$[\alpha]_D^t = \frac{100\alpha}{lc}$$

式中，$[\alpha]_D^t$ 为比旋度，D 为钠光谱的 D 线，t 为测定时的温度，l 为旋光管长度（单位为 dm），α 为测定的旋光度，d 为液体的相对密度，c 为每 100 ml 溶液中含有被测物质的重量（按干燥品或无水物计算，单位为 g/100 ml）。

2. 紫外-可见分光光度法

紫外-可见分光光度法是利用某些物质的分子吸收 200～760 nm 光谱区的辐射进行分析测定的方法。其广泛用于药物的定性和定量分析。单色光辐射穿过被测物质溶液时，在一定的浓度范围内被该物质吸收的光的量与该物质的浓度和液层的厚度（光路长度）成正比，此即为朗伯-比尔定律，其数学表达式如下：

$$A = \lg \frac{1}{T} = ECL$$

式中，A 为吸光度；T 为透光率；C 为溶液浓度；L 为液层厚度；E 为吸收系数。

吸收系数 E 的物理意义为单位浓度、单位液层厚度时的吸光度。有两种表示方式：① 摩尔吸收系数。指在一定波长下溶液浓度为 1 mol/L、厚度为 1 cm 时的吸光度，用 ε 表示。②百分吸收系数。指在一定波长下溶液浓度为 1%（g/ml）、厚度为 1 cm 时的吸光度，用 $E_{1\,cm}^{1\%}$ 表示。两者之间的关系为

$$E_{1\,cm}^{1\%} = \frac{10\varepsilon}{M}$$

式中，M 为吸光物质的摩尔质量；ε 用于研究分子结构，多用于定量分析。

物质对光的选择性吸收波长及相应的吸收系数是该物质的物理常数。当已知某纯物质在一定条件下的吸收系数后，可用相同条件将该供试品制成溶液，测定其吸光度，即可由朗伯-比尔定律计算出供试品中该物质的含量。朗伯-比尔定律是光吸收的基本定律，也是分光光度法的依据和基础。

（1）仪器的校正和检定。

①波长。由于环境因素对机械部分的影响，仪器的波长经常会略有变动，因此除应定期对所用的仪器进行全面校正检定外，还应于测定前校正测定波长。常用汞灯中的较强谱线 237.83 nm、253.65 nm、275.28 nm、296.73 nm、313.16 nm、334.15 nm、365.02 nm、404.66 nm、435.83 nm、546.07 nm 与 576.96 nm，或用仪器中氘灯的 486.02 nm 与 656.10 nm谱线进行校正，钬玻璃在波长 279.4 nm、287.5 nm、333.7 nm、360.9 nm、418.5 nm、460.0 nm、484.5 nm、536.2 nm 与 637.5 nm 处有尖锐吸收峰，也可作波长校正用，但因来源不同或随着时间的推移会有微小的变化，使用时应注意。近年来，常使用高氯酸钬溶液校正双光束仪器，以 10%高氯酸溶液为溶剂配制含氧化钬 4%的溶液，该溶液的吸收峰波长为 241.13 nm、297.18 nm、333.44 nm、345.47 nm、361.31 nm、416.28 nm、451.30 nm、485.29 nm、536.64 nm 和 640.52 nm。

仪器波长的允许误差为：紫外光区±1 nm，500 nm 附近±2 nm。

②吸光度的准确度。吸光度的准确度可用重铬酸钾的硫酸溶液检定。取在120℃干燥至恒重的基准重铬酸钾约 60 mg，精密称定，用 0.005 mol/L 硫酸溶液溶解并稀释至 1 000 ml，在规定的波长处测定并计算其吸收系数，并与规定的吸收系数比较，应符合表5-3-1的规定。

表 5-3-1　重铬酸钾的硫酸溶液在规定的波长处的吸收系数

波长/nm	235（最小）	257（最大）	313（最小）	350（最大）
规定值	124.5	144.0	48.62	106.6
许可范围	123.0～126.0	142.8～146.2	47.0～53.0	105.5～108.5

（2）杂散光的检查。可按表 5-3-2 所列的试剂和浓度制成水溶液，置 1 cm 石英吸收池中，在规定的波长处测定透光率，应符合表 5-3-2 的规定。

表 5-3-2　杂散光的检查

试剂	浓度/（%，μg/ml）	测定波长/nm	透光率
碘化钠	1.00	220	<0.8%
亚硝酸钠	5.00	340	<0.8%

（3）对溶剂的要求。含有杂原子的有机溶剂，通常均具有很强的末端吸收。因此，当作溶剂使用时，它们的使用范围均不能小于截止使用波长。例如，甲醇、乙醇的截止使用波长为 205 nm。另外，当溶剂不纯时，也可能增加干扰吸收。因此，在测定供试品前，应先检查所用的溶剂在供试品所用的波长附近是否符合要求，即将溶剂置 1 cm 石英吸收池中，以空气为空白（空白光路中不置任何物质）测定其吸光度。溶剂和吸收池的吸光度，在 220～240 nm 范围内不得超过 0.40 nm，在 241～250 nm 范围内不得超过 0.20 nm，在 251～300 nm范围内不得超过 0.10 nm，在 300 nm 以上时不得超过 0.05 nm。

（4）方法与应用。测定时，除另有规定外，应以配制供试品溶液的同批溶剂作为空白对照，采用 1 cm 的石英吸收池，在规定的吸收峰波长±2 nm 以内测试几个点的吸光度，或由仪器在规定波长附近自动扫描测定，以核对供试品的吸收峰波长位置是否正确。除另有规定外，吸收峰波长应在该品种项下规定的波长±2 nm 以内，并以吸光度最大的波长作为测定波长。一般供试品溶液的吸光度读数以在 0.3～0.7 为宜。仪器的狭缝波带宽度宜小于供试品吸收带的半高宽度的十分之一，否则测得的吸光度会偏低；狭缝宽度的选择，应以减小狭缝宽度时供试品的吸光度不再增大为准。由于吸收池和溶剂本身可能有空白吸收，因此测定供试品的吸光度后应减去空白读数，或由仪器自动扣除空白读数后再计算含量。

当溶液的 pH 对测定结果有影响时，应将供试品溶液的 pH 和对照品溶液的 pH 调成一致。

3. 红外分光光度法

物质受红外辐射照射后，分子的振动和转动运动由较低能级向较高能级跃迁，从而导致对特定频率红外辐射的选择性吸收，形成特征性很强的红外吸收光谱。红外光谱又称振-转光谱。红外光谱是鉴别物质和分析物质化学结构的有效手段，已被广泛应用于物质的定性鉴别、结构测定和含量测定，并用于研究分子间和分子内部的相互作用。

红外光谱测定技术分为两类。一类是指检测方法，如透射、衰减全反射、漫反射、光声及红外发射等；另一类是指制样技术。在药物分析中，通常测定的都是透射光谱，采用的制样技术主要有压片法、糊法、膜法、溶液法、衰减全反射法和气体吸收池法等。

（1）压片法。取供试品约 1.5 mg，置于玛瑙研钵中，加入干燥的溴化钾或氯化钾细粉 200～300 mg（与供试品的比约为 200：1）作为分散剂，充分研磨混匀，置于直径为 13 mm 的压片模具中铺展均匀，抽真空约 2 分钟，加压至（106±0.8）kPa（8～10 T/cm²），保持压力 2 分钟，撤去压力并放气后取出制成的供试片，目视检测，片子应呈透明状，其中样品分布应均匀，并无明显的颗粒状样品。亦可采用其他直径的压模制片，样品与分散剂的用量需相应调整以制得浓度合适的片子。

（2）糊法。取供试品约 5 mg，置玛瑙研钵中，粉碎研细后，滴加少量液状石蜡或其他适宜的糊剂，研成均匀的糊状物。取适量糊状物夹于两个窗片或空白溴化钾片（每片约 150 mg）之间作为供试片，另以溴化钾约 300 mg 制成空白片作为补偿。亦可用专用装置。夹持糊状物制备时应注意尽量使糊状样品在窗片间分布均匀。

（3）膜法。参照上述糊法所述，将能形成薄膜的液体样品铺展于适宜的盐片中，使之形成薄膜后测定。若为高分子聚合物，可先制成适宜厚度的高分子薄膜，直接置于样品光路中测定。熔点较低的固体样品可采用熔融成膜的方法制样。

（4）溶液法。将供试品溶于适宜的溶剂中，制成 1%～10% 浓度的溶液，灌入适宜厚度的液体池中测定。常用溶剂有四氯化碳、三氯甲烷、二硫化碳、己烷、环己烷及二氯乙烷等。选用溶液应在被测定区域中透明或仅有中至弱的吸收，且与样品间的相互作用应尽可能小。

（5）气体吸收池法。测定气体样品需使用气体吸收池，常用气体吸收池的光路长度为 10 cm。通常先把气体吸收池抽空，然后充以适当压力（约 50 mmHg）的供试品测定。也可用注射器向气体吸收池内注入适量的样品，待样品完全汽化后测定。

（6）衰减全反射法（ATR）。取供试品适量，均匀地铺展在衰减全反射棱镜的底面上，使紧密接触，依法录制反射光谱图。本法适用于纤维、高分子聚合物等难粉碎的样品。

（7）试样的制备方法除另有规定外，用作鉴别时应按照药典委员会编订的《药品红外光谱集》第一卷（1995 年版）、第二卷（2000 年版）与第三卷（2005 年版）收载的各光谱图所规定的制备方法制备。具体操作技术可参见《药品红外光谱集》的说明。

二、检验仪器

（一）旋光仪

旋光仪是测定物质旋光度的仪器。通过对样品旋光度的测定，可以分析确定物质的浓度、含量及纯度等。WZZ-2 型自动旋光仪（图 5-3-1）采用光电检测自动平衡原理进行自动测量。测量结果由数字显示。其基本原理如图 5-3-2 所示。仪器采用 20 W 钠光灯作光源，由小孔光栅和物镜组成一个简单的点光源平行光管，平行光经偏振镜 A（偏振轴为 00）变为平面偏振光，当偏振光经过有法拉第效应的磁旋线圈时，其振动平面上产生 50 Hz 的 β 摆动，光线经过偏振镜 B（偏振轴为 PP）投射到光电管上，产生交变的电信号。

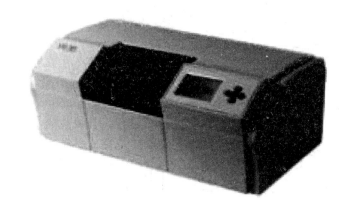

图 5-3-1　WZZ-2 型自动旋光仪

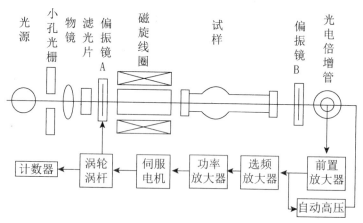

图 5-3-2　自动旋光仪原理

【知识链接】

WZZ-2B 型自动旋光仪标准操作规程

目的：规范 WZZ-2B 型自动旋光仪的操作。

范围：适用于 WZZ-2B 型自动旋光仪。

职责：操作者对本规程的实施负责。

内容：

1. 操作前的准备

1.1　温度对旋光度影响不大的供试品，一般可在室温测定，如测定对温度有严格要求的供试品，在测定前应将仪器及供试品置规定温度的恒温室内至少 2 小时，使温度恒定，否则会造成误差。除另有规定外，测定温度为 20℃。

1.2　未接通电源前，应检查样品室内有无异物。电源开关应在关的位置。

2. 操作方法

2.1　将仪器电源插到 220 V 交流电源插座上，并接好地线，如使用的交流电压不稳定，可使用交流电子稳压器 1 KVA。

2.2　打开仪器右侧电源开关，钠光灯应启辉，但发光不稳，至少预热 5 分钟，使之发光稳定。

2.3　屏幕显示如下：欢迎使用 WZZ - 2B 自动旋光仪。

2.4　过 5 秒后，屏幕自动跳到设置界面，进入测量模式之前确定打到直流状态观察钠光灯亮度进入测量。

2.5　将仪器右侧的光源开关上扳到直流位置。

2.6　按键 ↵ 进入到测量界面。

2.7　测量界面如下：

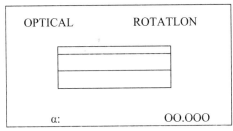

中间可显示三组测量数据，下方为实测数值，等三组数据测量完毕，α 会变为 ā，此时显示的即为三组数据的平均值。等显示数值不动后，按"清零"键进行清零。

2.8　自动测量：按"自测"键，仪器就会自动测量三组（每组间电动机正转 0.5° 左右）并在屏幕上显示平均值。若想重新测量，可直接按"自测"键。

2.9　手动测量：按"手测"键，然后松开按键，仪器在测量一次后停下，等再次按键，可重复该动作，直至测量次数满三次，满三次后，若继续按"手测"键，屏幕会被清掉，在第一组位置显示被测数据。

2.10　将装有注射用水或其他空白溶液的试管放入样品室，盖上箱盖按"清零"键，显示"0"读数。试管中若有气泡，应先让气泡浮在凸颈处，通光面两端的雾状水滴，应用软布擦干。试管螺帽不宜旋得过紧，以免产生应力，影响读数。试管安放时注意标记的位置和方向。

2.11　取出试管，将待测样品注入试管，按相同的位置和方向放入样品室内，盖好箱盖。仪器将显示出该样品的旋光度。

2.12　如样品超出测量范围，仪器在 ±45° 处来回振荡。此时取出试管，仪器即自动转回零位。此时可稀释样品后重测。

2.13　每次测量前，请校零，如有误差按"清零"键。

2.14　做好仪器使用记录及维护保养。

3.　注意事项及维护与保养

3.1　仪器应安装在干燥通风处，防止潮气侵蚀，工作台应坚固稳定，不应该有振动源，无强电磁干扰源，避免强光直接照射和化学气体侵入，要尽量不使灰尘落入。搬动仪器时应小心轻放，避免振动。

3.2　若钠光灯积灰或损坏，可打开机壳擦净或更换。

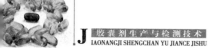

3.3 钠光灯启辉至少5分钟后发光才能稳定，测定或读数应在钠光灯稳定后。

3.4 供试的液体或固体物质的溶液应不显浑浊或含有混悬的微粒，如有上述情形，应预先过滤，并弃去初滤液。

3.5 每次测定前后以溶剂作空白校正，以确定零点是否移动，若移动，应重新测定。旋光管两端的玻璃盖玻片应用软布或擦镜纸擦干，试样管两端的螺帽应旋至适中的位置。旋光管放在旋光仪的位置，供试品与空白样应一致。

3.6 对见光后旋光度变化大的化合物必须避光操作，对旋光度随时间发生改变的化合物必须在规定的时间内完成旋光度测定。

3.7 钠光灯连续使用时间一般勿超过4小时，并不宜瞬间反复开关，开启后避免振动。关熄钠光灯后，如要继续使用，应等钠光灯冷后再开。

3.8 测定结束后，试样管必须洗净晾干，镜片应保持干燥清洁，防止灰尘和油污的污染。旋光管光学旋片和橡皮圈每次洗涤后，切不可置烘箱中干燥，以免橡皮圈变形发黏。橡皮圈老化易漏溶液，应注意经常更换。

3.9 试样管盛放有机溶剂应立即洗涤，避免两头橡皮圈被腐蚀发黏。

3.10 样品室内应保持干燥清洁，仪器不用期间应放置硅胶吸潮。若长期不用，应每周开机通电1小时。

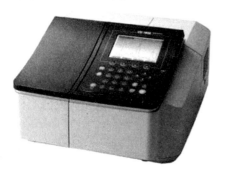

图5-3-3 UV-1800紫外可见分光光度计

（二）紫外可见分光光度计

紫外可见分光光度计（图5-3-3）一般由六部分组成，即光源、单色器、样品室、检测器、放大器、记录器及显示装置。

1. 光源

对光源的要求是必须有足够的强度且具有连续光谱，其波长范围能满足仪器的需要。为了满足紫外可见光区全波长扫描，仪器备有两种光源，即氘灯和碘钨灯，前者用于紫外光区，后者用于可见光区。

2. 单色器

单色器是紫外可见分光光度计的核心部件。它的作用是将光源发出的白色光色散成各种波长的单色光，从出射狭缝中导出，照于样品上。分光光度计中的单色器是一个完整的色散系统，除了色散元件外，还有入射和出射狭缝以及一组反射镜。

3. 样品室

样品室应比较宽大，以容纳各种光径的吸收池和附件。吸收池有多种，如流动池、微量池等。紫外区的吸收池用石英材料制成；可见区常用玻璃材料制成，供具体测量时选用。

4. 检测器

紫外可见分光光度计常用的是光电检测器，如光电池、光电管、光电倍增管和光电二极管阵列。早期的比色计和光度计用光电池作为检测器，以后又使用光电管作检测器。新的分光光度计常用光电倍增管或光电二极管阵列作为检测器。

224

5. 放大器、记录器及显示装置

经样品吸收后到达检测器上的光能量是很弱的，信号电流仅有 $10^{-9}\sim10^{-10}$ A，因此必须用微电流放大器将这样微弱的信号电流加以放大，才能驱动结果显示系统。结果显示的方式在不断发展，过去常用电流表指示，记录仪扫描。近年来已改用数字显示，并连打印机输出结果。20 世纪 80 年代后期，结果显示又发展为 CRT，不但谱图可在屏幕上显示，操作条件和数据也可在屏幕上显示，有的仪器还配有绘图仪，可以输出高质量的谱图。

【知识链接】

岛津 UV‑1800 型紫外可见光分光度计操作规程

1. 测定前准备工作

1.1 检查样品室内的物品遗留，并关闭样品室。

1.2 打开仪器电源开关，仪器进入初始化，初始化仪器完成后，仪器进入"注册栏"；按"ENTER"键，进入"模式"菜单栏。

1.3 开启样品室盖，将两个均盛空白溶液的吸收池放入样品室吸收池架的参比池 R 及样品池 S 位置后，关闭样品室盖。

2. 单波长光度测定

2.1 选择菜单"1"，按"1"键，仪器自动进入"光度"栏，再按"1"键，选择单波长的光度测定。

2.2 按"F1"键，选择透光率"T%"或吸收度"A"。

2.3 按"GOTOWL"键，输入所需测定的波长后，按"ENTER"。按"AUTOZERO"，校正零点。

2.4 开启样品室，将样品池中的空白溶液换为样品液，稳定后仪器显示所测定样品液的吸光度。

2.5 按"STARTSTOP"键，仪器显示标准格式的样品测试值。如需继续测定则重复2.4。

3. 吸收光谱测定

3.1 选择菜单"2"，按"2"键仪器进入"光谱"栏。

3.2 设定测定光谱的参数、测定模式、扫描范围、扫描波长、扫描速度、扫描次数等。如选择"扫描范围"按"2"键，输入起始波长后，按"ENTER"键，再输入终止波长后，按"ENTER"键，则仪器自动进入参数设置。

3.3 确认各参数已设定后，开启样品室，在参比池 R 和样品池 S 中，分别放入均盛空白溶液的比色杯，按"基线校正"键，进行基线校正。

3.4 将样品池 S 的空白溶液换为样品溶液，然后按"STARTSTOP"键，则仪器上屏幕显示扫描吸收曲线。

3.5 待扫描结束，按"F2"进入数据处理，按相应的项目（1—四种操作，2—微分，3—峰，4—面积计算，5—选点，6—数据打印等），获取所需测试项目数据。

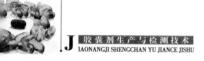
4．关机

仪器使用完毕，取出样品室内吸收池后，关闭仪器，做好登记记录。

5．注意事项

测定时，样品室应关严，样品室如未关好易引入杂散光，仪器吸收度读数下降。输入各参数值时，仪器允许的输入范围在屏幕下方均有显示。

附注：本规程适用于供试品的常规测定，其他非常规测定，如导数光谱、自动定量计算等，则需参考使用说明书。数据保存可采用 USB 存储器，然后在有"UVProbe"软件的电脑上导出。

（三）红外分光光度计

红外分光光度计如图 5-3-4 所示，分为色散型和傅里叶变换型两种。前者主要由光源、单色器（通常为光栅）、样品室、检测器、记录仪、控制和数据处理系统组成。以光栅为色散元件的红外分光光度计，波数为线性刻度；以棱镜为色散元件的仪器，波长为线性刻度。波数与波长的换算关系如下：

$$波数（cm^{-1}）= \frac{10^4}{波长（\mu m）}$$

以色散元件（光栅、棱镜）为分光系统的红外分光光度计已不能满足近代制药科技发展的要求。它的扫描速度慢，不适用于动态研究与痕量分析。而新型的傅里叶红外分光光度计由光学探测与计算机两部分组成。光学部分为迈克尔干涉仪，它将光源来的信号以干涉图的形式送往计算机进行傅里叶变换的数学处理，最后将干涉图还原成光谱图。该种仪器具有多信号传输、能量输出大、波数准确度高和分辨能力高的优点。

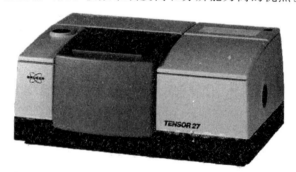

图 5-3-4　BrukerTensor27 型红外分光光度计

【知识链接】

BrukerTensor27 型红外分光光度计操作规程

1．接通电源

1.1　开机前先检查仪器室内的温度及湿度是否符合要求，并检查样品室内有无异物。

1.2　开启主机电源开关。

1.3 开启计算机显示器开关、主机电源开关及打印机开关。

2. 系统启动

2.1 主机开启数秒后，可听见"滴滴"两声，仪器右上方 Status 显示由红色变为绿色，表示仪器自检完毕，预热 30 分钟。

2.2 开启计算机主机。用鼠标双击桌面"OPUS"图标，显示屏出现 OPUS 登录页面，在光标处输入密码（大写 OPUS）。单击"OK"，进入 OPUS 软件操作系统。

3. 光谱测定

3.1 测量项进入，单击"测量 M"，选择并单击"高级测量选项 A"或"高级数据采集"，进入测量项。

3.2 单击"基本设置"，依次输入"样品描述"和"样品形态"。

3.3 单击"高级设置"，依次输入文件名和路径，再根据需要选择设置分辨率，样品扫描时间（32Scans），背景扫描时间（32Scans），光谱记录范围（4 000～400 cm^{-1}），结果谱图（Transmittance）等相应的参数。对于常规操作，参数设置为括号内数值，且在"在需保存的数据块"中选择"Transmittance""单通道光谱""背景"。

3.4 单击"检查信号"并记录位置项所显示数值（大于 10 000），确认在正常状态，单击"保存峰位"。

3.5 压片：取供试品 1～2 mg，加 200 目干燥的溴化钾粉末 200 mg，置玛瑙乳钵中研细，装入压片模具，边抽边加压，至规定压力（一般为 8 t）并保持压力约 10 分钟，除去压力，则得厚度约 1 mm 的透明溴化钾片（直径为 13 mm），即可测定。

3.6 测量背景单通道光谱：打开样品室盖，将空白片放入样品室的样品架上，单击"测量背景单通道光谱"，此时将自动记忆背景的红外光谱图。

3.7 测量样品单通道光谱：打开样品室盖，取出空白片，将经适当方法制备的样品放入样品架上，关盖，用鼠标单击"测量样品单通道光谱"，扫描结束后显示屏出现样品的红外吸收光谱。

3.8 选中 TR 数据块，单击"谱图处理 a"进行谱图处理，确认谱图后，根据需要确定不同的打印格式，打印红外光谱图。

3.9 测定下一供试品的红外光谱图时，重复 3.7～3.8 的操作，如果长时间操作或更换空白基质时，应注意及时测定空白背景。

4. 关机，使用登记

4.1 测定完毕后，逐级关闭窗口，关闭计算机主机、显示器，分光光度计主机，打印机。

4.2 填写使用登记。

附注：本操作规程适用于常规操作，其他指令操作及各种谱图处理操作详见仪器配备的操作手册和指南。

三、尼莫地平质量标准与检验规程

1. 主题内容与适用范围

本标准规定了尼莫地平的技术要求、试验方法、检验规则和标志及储存的要求。本标

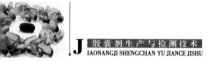

准适用于尼莫地平入库检验，也适用于留样观察检验。

（1）英文名：Nimodipine。

（2）结构式：

$$H_3C, CH_3, H_3C, O, O, O, CH_3, H, NO_2$$

（3）化学名：2，6-二甲基-4-（3-硝基苯基）-1，4-二氢-3，5-吡啶二甲酸-2-甲氧乙基-（1-甲乙基）酯。

（4）分子式：$C_{21}H_{26}N_2O_7$。

（5）分子量：418.45。

（6）作用类别：钙通道阻滞药。

2. 法定标准

（1）《中国药典》（2010 年版）二部。

（2）《药品红外光谱集》（1995 年版）第一卷。

3. 技术要求

尼莫地平的技术要求见表 5-3-3。

表 5-3-3　技术要求

项　目		指　标
性状	外观、嗅、味	本品为淡黄色结晶性粉末，无嗅、无味，遇光不稳定
	溶解度	本品在丙酮、三氯甲烷或乙酸乙酯中易溶，在乙醇中溶解，在乙醚中微溶，在水中几乎不溶
	熔点	124℃～128℃
	旋光度	−0.10°～+0.10°
鉴别	显色反应	应呈正反应
	紫外吸收	在 237 nm 的波长处有最大吸收
	红外谱图	应与对照的谱图一致
检查	有关物质	应符合规定
	干燥失重	不得过 0.5%
	炽灼残渣	不得过 0.1%
	重金属	不得过百万分之十
含量（按干燥品计）		98.5%～101.5%

4. 试验方法

除特别注明外，试验中所用的试剂均为分析纯试剂，水为纯化水，试液照《试液配制标准操作程序》配制，指示剂与指示液照《指示剂与指示液配制标准操作程序》配制，缓冲液照《缓冲液配制标准操作程序》配制，滴定液照相应标准操作程序的规定配制与标定。

（1）性状。

①外观。取本品，目测。

②熔点。取本品，照《熔点测定法标准操作程序》测定，熔点应为124℃～128℃。

③旋光度。取本品，用丙酮溶解并定量稀释制成每毫升中含50 mg的溶液，照《旋光度测定法标准操作程序》测定，旋光度为-0.10°～+0.10°。

（2）鉴别。

①显色反应。取本品约20 mg，加乙醇2 ml溶解后，加新制的5％硫酸亚铁铵溶液2 ml、1.5 mol/L硫酸溶液1滴与0.5 mol/L氢氧化钾溶液1 ml，强烈振摇，1分钟内沉淀由灰绿色变为红棕色。

②紫外吸收。取本品适量，加乙醇制成每毫升含10 μg的溶液，照《紫外可见分光光度法标准操作程序》［《中国药典》（2010年版）附录ⅣA］测定，在237 nm波长处有最大吸收。

③红外谱图。取本品，照《红外分光光度法标准操作程序》［《中国药典》（2010年版）附录ⅣC］测定并记录谱图。本品的红外光吸收谱图应与对照的谱图一致。

（3）检查。

①有关物质。避光操作。取本品适量，精密称定，加流动相溶解并稀释制成每毫升中含0.2 mg的溶液作为供试品溶液；另取2，6-二甲基-4-（3-硝基苯基）-3，5-吡啶二甲酸-2-甲氧乙酯异丙酯（杂质Ⅰ）对照品，精密称定，用流动相溶解并定量稀释制成每毫升约含20 μg的溶液，精密量取1 ml，置100 ml容量瓶中，精密加入供试品溶液1 ml，用流动相稀释至刻度，摇匀，作为对照溶液。照《高效液相色谱法标准操作程序》［《中国药典》（2010年版）附录ⅤD］测定，用十八烷基硅烷键合硅胶为填充剂，以甲醇-乙腈-水（35：38：27）为流动相，检测波长为235 nm。取尼莫地平与杂质Ⅰ对照品各适量，加流动相溶解并稀释制成每毫升中各约含200 μg与1 μg的混合溶液，取20 μl，注入液相色谱仪，杂质Ⅰ峰与尼莫地平峰的分离度应大于3.0。再取对照溶液20 μl注入液相色谱仪，调节检测灵敏度，使尼莫地平峰高为满量程的50％；再精密量取供试品溶液与对照溶液各20 μl，分别注入液相色谱仪，记录至主成分峰保留时间的3倍。供试品溶液的色谱图中如有与杂质Ⅰ保留时间一致的色谱峰，按外标法计算，不得过0.1％；其他单个杂质峰面积的和不得大于对照溶液中尼莫地平峰面积的0.5倍（0.5％），各杂质峰面积（杂质Ⅰ峰面积乘以1.78）的和不得大于对照溶液中尼莫地平峰面积（1.0％），供试液中任何小于对照液主峰面积0.02倍的色谱峰可忽略不计。

②干燥失重。取本品在105℃干燥至恒重，照《干燥失重测定法标准操作程序》测定，

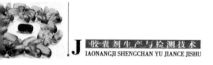

减失重量不得超过 0.5%。

③炽灼残渣。取本品 1.0 g，照《炽灼残渣检查法标准操作程序》检查，遗留残渣不得超过 0.1%。

④重金属。取③项下遗留的残渣，照《重金属检查法标准操作程序》检查，含重金属不得过百万分之十。

（4）含量测定。

①操作方法。取本品约 0.18 g，精密称定，加无水乙醇 25 ml，微温使溶解，加高氯酸溶液（取 70%高氯酸溶液 8.5 ml，加水至 100 ml）25 ml，加邻二氮菲指示液 4 滴，用硫酸铈滴定液（0.1 mol/L）滴定至溶液由橙红色变为浅黄绿色，并将滴定结果用空白试验校正。

每毫升硫酸铈滴定液（0.1 mol/L）相当于 20.92 mg 的 $C_{21}H_{26}N_2O_7$。

②结果计算。按下式计算本品以质量百分数表示的 $C_{21}H_{26}N_2O_7$ 含量（X）：

$$X = \frac{F \times (V - V_0) \times 0.020\,92}{W} \times 100\%$$

式中，F——硫酸铈滴定液（0.1 mol/L）的校正因子；

V——供试品消耗硫酸铈滴定液（0.1 mol/L）的体积；

V_0——空白试验消耗硫酸铈滴定液（0.1 mol/L）的体积；

W——供试品的取用量；

0.020 92——每毫升硫酸铈滴定液（0.1 mol/L）相当于 $C_{21}H_{26}N_2O_7$ 的量。

5. 检验规则

（1）尼莫地平应由生产厂家的质量管理部门按《中国药典》（2010 年版）二部的要求进行检验，并附有表明该产品符合上述标准要求的检验报告书和产品合格证。

（2）不得采购非定点供应商生产的尼莫地平。特殊情况时，应按照《物料紧急非定点供应商采购管理规程》的规定在采购前履行审批手续。

（3）每批尼莫地平到库后，由仓储部门填写请验单，质量中心派员到现场取样。

（4）质量中心必须按本质量标准与检验规程的规定，对到库的尼莫地平进行检验，判定是否符合本标准的要求。

（5）一次到货的同一日生产的尼莫地平为一批。由每批总包装数（n）中抽取（$\sqrt{n}$＋1）包装，少于 4 个包装数时，每个包装均应取样。取样操作应符合《取样管理规程》的规定。

（6）入库的尼莫地平除了应符合本质量标准与检验规程的要求外，还应符合《原辅材料监控管理规程》的规定。

（7）检验结果如有一项或一项以上项目不合格，应重新取样，重新进行检验。第二次检验仍有一项或一项以上项目不合格，则整批产品判为不合格。

检验结果如符合本标准要求，质量中心应开具合格检验报告书，一式三份，仓储部门、使用部门和存档各一份。质量中心同时发给与总包数相等的合格证，由仓储部门粘贴或别挂在包装上。

6. 标识与储存

（1）标识。本品的外包装应粘贴印有产品名称、产品批号、生产日期、净重、毛重、药品批准文号和生产企业名称的标签。

（2）储存。本品应遮光，密封，在干燥处保存。本品的储存期为 12 个月。

四、检验原始记录

某药业公司的原辅料检验原始记录见表 5－3－4。

表 5－3－4　原辅料检验原始记录

原辅料品名	尼莫地平	规格	
来料批号		供货单位	
供货数量	kg　　　件	物料编号	
送检部门		收检日期	年　　月　　日
检验项目	部分项目	检验日期	年　　月　　日
检验依据	《中国药典》（2010 年版）二部		

【外观性状】

本品呈＿＿＿＿＿＿＿＿＿＿＿＿＿＿＿＿。（应为淡黄色结晶性粉末，无嗅、无味）

结论：＿＿＿＿＿＿＿＿＿＿＿＿＿＿。

【鉴别】

(1) 取本品约＿＿＿＿＿mg，加乙醇 2 ml 溶解后，加新制的 5％硫酸亚铁铵溶液 2 ml，1.5 mol/L 硫酸溶液 1 滴与 0.5 mol/L 氢氧化钾溶液 1 ml，强烈振摇，1 分钟内沉淀＿＿＿＿＿＿＿＿。

结论：＿＿＿＿＿＿＿＿＿＿＿＿。

(2) 取本品适量，加乙醇制成每毫升含 10 μg 的溶液，照《紫外可见分光光度法标准操作程序》[《中国药典》(2010 年版) 附录ⅣA] 测定，在＿＿＿＿＿nm 波长处有最大吸收。（应在 237 nm 波长处有最大吸收）

结论：＿＿＿＿＿＿＿＿＿＿＿＿。

(3) 取本品，照《红外分光光度法标准操作程序》[《中国药典》(2010 年版) 附录ⅣC] 测定并记录谱图。（本品的红外光吸收谱图应与对照的谱图一致）

结论：＿＿＿＿＿＿＿＿＿＿＿＿。

【检查】

1. 干燥失重：取本品＿＿＿＿＿g，在 105℃干燥至恒重。

仪器：BS124S 电子天平　　单位：g　　初读数为：＿＿＿＿＿＿。

DHR－9070A 电热恒温干燥箱，控温　　105℃。

计算公式：$干燥失重 = \dfrac{W_0 + W - W_1}{W} \times 100\%$

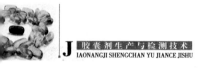

续表

空瓶恒重 W_0：(1) _____   (2) _____

样重 W：_____

（瓶＋样）重 W_1：_____

干燥失重（％）：_____ （应不得超过 0.5%）

结论：_____。

2. 炽灼残渣：取本品_____g 依法检查（ⅧN），仪器：BS124S 电子天平   单位：g   初读数为：_____。SX$_2$－4－10 箱式电炉，控温：105℃

计算公式：炽灼残渣＝$\dfrac{W_1-W_0}{W}\times100\%$

空坩埚恒重 W_0：(1) _____   (2) _____

样重 W：_____

（埚＋渣）重 W_1：(1) _____   (2) _____

炽灼残渣（％）：_____ （应不得过 0.1%）

结论：_____。

3. 重金属：取炽灼残渣项下遗留的残渣，加硝酸 0.5 ml，蒸干，放冷，加硝酸 2 ml，置水浴上蒸干，加水 15 ml，滴加氨试液至对酚酞指示液显中性。加醋酸盐缓冲液（pH3.5）2 ml，微热溶解后，移置纳氏比色管中，加水稀释成 25 ml，作为甲管；另取配制供试品溶液的试剂，置瓷皿中蒸干后，加醋酸盐缓冲液（pH3.5）2 ml 与水 15 ml，微热溶解后，移置纳氏比色管中，加标准铅溶液（10 μg/ml）1.0 ml，再用水稀释成 25 ml，作为乙管；再在甲、乙两管中分别加硫代乙酰胺试液各 2 ml，摇匀，放置 2 分钟，同置白纸上，自上向下透视，乙管中显出的颜色与甲管比较，结果_____。（应不得更深）。

结论：_____。

【含量测定】

取本品约 0.18 g，精密称定，加无水乙醇 25 ml，微温使溶解，加高氯酸溶液（取 70%高氯酸溶液 8.5 ml，加水至 100 ml）25 ml，加邻二氮菲指示液 4 滴，用硫酸铈滴定液（0.1 mol/L）滴定至溶液由橙红色变为浅黄绿色，并将滴定结果用空白试验校正。

硫酸铈滴定液（0.1 mol/L）的校正因子：_____。

供试品量（W）：(1) _____ g，(2) _____ g，(3) _____ g。

消耗硫酸铈滴定液（0.1 mol/L）的体积：(1) _____ ml，(2) _____ ml，(3) _____ ml。

计算公式：

$$X=\dfrac{F\times(V-V_0)\times0.020\,92}{W}\times100\%$$

样品 1：$X=$_____；样品 2：$X=$_____；样品 1：$X=$_____。

平均值＝_____ （应为 98.5%～101.5%）   相对偏差＝_____ （应<0.3%）

结论：_____。

结论：

检验人：　　　　　日期：　　　　　　　　　　复核人：　　　　　日期：

五、检验报告单

某药业公司的原辅料检验报告单见表5-3-5。

表 5-3-5 原辅料检验报告单

报告编号   共 页，第 页

原辅料名称	尼莫地平	规格	
来料批号		供货单位	
供货数量		物料编号	
送检部门		送检日期	
检验目的		报告日期	
检验依据	《中国药典》（2010年版）二部		

检验项目	标准规定	检验结果
【外观性状】	本品为淡黄色结晶性粉末；无嗅，无味，遇光不稳定	本品为淡黄色结晶性粉末；无嗅，无味，遇光不稳定
【鉴别】		
显色反应	应呈正反应	呈正反应
紫外吸收	在237 nm的波长处有最大吸收	在237 nm的波长处有最大吸收
红外谱图	应与对照的谱图一致	与对照的谱图一致
【检查】		
有关物质	应符合规定	符合规定
干燥失重	不得过0.5%	符合规定
炽灼残渣	不得过0.1%	0.08%
重金属	应不得过百万分之十	符合规定
【含量检查】	应为98.5%～101.5%	100.0%

检验结论	本品按《中国药典》（2010年版）二部检验，结果符合规定
负责人：	复核者： 检验者：

【课后思考】

1. 影响化学原料药质量的主要因素有哪些？

2. 紫外可见分光光度计在药品检验工作中的作用有哪些？如何用紫外可见分光光度计进行多组分的含量测定？

【技能训练】

1. 对原料药供应商进行资质审计。

2. 按照法定标准对阿司匹林原料药进行质量检查并出具检验记录和检验报告单。

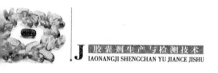

项目四　中间体的质量检查

（以尼莫地平胶囊为例）

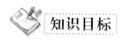

知识目标

掌握胶囊剂中间体常规检查项目及检查法；

熟悉胶囊剂中间体和原料药质量控制的异同点和处理方法；

熟悉胶囊剂中间体质量检查常用药检仪器原理、结构及使用保养方法。

技能目标

能正确理解药品质量标准，能查阅相关文献并对资料进行搜集整理；

能按照标准操作规程进行取样、样品处理、试剂配制等；

能按照规程进行检测仪器设备的使用与保养；

能正确采集、分析数据，能对相关公式进行推导；

能正确进行实验记录的填写、实验数据的处理并出具检验报告。

一、知识准备

为保证成品各项质控指标达到质量标准要求，企业需根据成品中的相关限度规定，制定严格的中间体质量内控标准。胶囊剂中间体质控指标主要有以下几项：

（1）外观。胶囊剂中间体应为大小均匀的颗粒或粉末，色泽均匀，无异物，不得吸潮、结块、发黏、变色等。

（2）水分。含水量过高会导致流动性差，填充后胶囊壳变软、粘连等，因此，中间体含水量不能过高。除另有规定外，硬胶囊内容物的含水量不得超过 9.0%（内容物为液体或半固体者不检查水分）。

（3）含量。为保证成品含量检查合格，需对内容物进行含量测定。

▶小知识

> 国家药品标准是国家监督管理药品质量的法定技术标准，适用于药品生产、流通、使用等各个环节，是药品在整个有效期内必须达到的标准，但它并不是药品的最高技术标准。随着科技的发展，人们对药品质量的要求越来越高，企业为使产品能在有效期内符合法定标准，保证产品安全有效，使产品质量处于领先地位，通常会在国家药品标准的基础上制定更为严格、完善的内控标准。

二、检验仪器

（1）紫外分光光度计。

（2）分析天平（详见本模块项目一）。

三、尼莫地平胶囊中间体质量标准与检验规程

1. 主题内容与适用范围

本规程规定了尼莫地平胶囊中间体的技术要求、试验方法、检验规则。

本规程适用于尼莫地平胶囊的中间体检验。

2. 依据

《中国药典》（2010年版）二部。

中间体各项目指标见表5-4-1。

表5-4-1　中间体各项目指标

项目	指标
外观	本品为微黄色至淡黄色的颗粒
水分	1.5%～5.5%
含量	18.0%～19.0%

3. 试验方法

除特别注明外，试验中所用的试剂均为分析纯试剂，水为纯化水，溶液为水溶液，试液照《试液配制标准操作程序》配制。

（1）外观。取本品，目测。

（2）水分。取本品，照《干燥失重测定法标准操作程序》测定，减失重量应为1.5%～5.5%。

（3）含量测定。

①仪器与用具。容量瓶、移液管、滴管、紫外分光光度计、分析天平。

②操作方法。取本品适量，研细，精密称取适量（约相当于尼莫地平10 mg），置100 ml容量瓶中，加乙醇使尼莫地平溶解并稀释至刻度。摇匀，用干燥滤纸过滤，弃去初滤液，精密量取续滤液5 ml，置于50 ml容量瓶中，加乙醇稀释至刻度，摇匀，照《分光光度法标准操作程序》[《中国药典》（2010年版）附录ⅣA]，在237 nm的波长处测定吸收度；另取尼莫地平对照品适量，精密称定，加乙醇制成每毫升中约含10 μg的溶液，同法测定吸收度。

③结果计算。按下式计算本品含尼莫地平（$C_{21}H_{26}N_2O_7$）的量（X）：

$$X = \frac{A_1 \times W_2 \times \frac{1}{100} \times \frac{5}{50}}{A_2 \times W_1 \times \frac{1}{100} \times \frac{5}{50}} \times 100\%$$

式中，A_1——供试品溶液在 237 nm 波长处测得的吸光度；

$\qquad$ A_2——标准品溶液在 237 nm 波长处测得的吸光度；

$\qquad$ W_1——供试品的取用量；

$\qquad$ W_2——对照品的取用量。

④结果判断。本品应含尼莫地平（$C_{21}H_{26}N_2O_7$）18.0%～19.0%。

4. 检验规则

（1）同一台混合设备一次混合量所生产的均质半成品、成品为一个批号。

（2）颗粒由车间化验员在质量监控员的监督下，照《取样管理规程》取样。

（3）凡符合技术要求项下各指标要求的，判为合格。如有一项或一项以上项目不合格，应重新取样，重新进行检验。第二次检验仍有一项或一项以上项目不合格的，则判为不合格。

（4）检验结束后，车间化验员根据检验结果开具检验报告书。

四、检验原始记录

某药业公司的中间体检验原始记录见表 5 - 4 - 2。

表 5 - 4 - 2　中间体检验原始记录

原辅料品名	尼莫地平胶囊中间体	规格		
来料批号		供货单位		
供货数量	kg　　　桶	物料编号		
送检部门		收检日期	年　　月　　日	
检验项目		检验日期	年　　月　　日	
检验依据	企业内控标准			

1. 外观

本品呈＿＿＿＿＿＿＿＿＿＿＿＿＿＿＿。（本品为微黄色至淡黄色的颗粒）

结论：＿＿＿＿＿＿＿＿＿＿＿。

2. 水分

取本品＿＿＿＿g，在 105℃ 干燥至恒重。

仪器：BS124S 电子天平　单位：g　初读数为：＿＿＿＿＿＿。

DHR - 9070A 电热恒温干燥箱，控温　　　105℃。

计算公式：水分 $= \dfrac{W_0 + W - W_1}{W} \times 100\%$

空瓶恒重 W_0：（1）＿＿＿＿＿　　（2）＿＿＿＿＿

样重 W：＿＿＿＿＿

（瓶＋样）重 W_1：_____

水分（％）：_____ （应为 1.5％～5.5％）

结论：_____。

3. 含量

取本品适量，研细，精密称取适量（约相当于尼莫地平 10 mg），置 100 ml 容量瓶中，加乙醇使尼莫地平溶解并稀释至刻度，摇匀，用干燥滤纸过滤，弃去初滤液，精密量取续滤液 5 ml，置 50 ml 容量瓶中，加乙醇稀释至刻度，摇匀，照《分光光度法标准操作程序》［《中国药典》（2010 年版）附录Ⅳ A］，在 237 nm 的波长处测定吸收度；另取尼莫地平对照品适量，精密称定，加乙醇制成每毫升中约含 10 μg 的溶液，同法测定吸收度。

供试品量（W_1）：(1) _____ g，(2) _____ g，(3) _____ g。

对照品量（W_2）：(1) _____ g，(2) _____ g，(3) _____ g。

供试品吸光度（A_1）：(1) _____ ，(2) _____ ，(3) _____ 。

对照品吸光度（A_2）：(1) _____ ，(2) _____ ，(3) _____ 。

计算公式：

$$X = \frac{A_1 \times W_2 \times \frac{1}{100} \times \frac{5}{50}}{A_2 \times W_1 \times \frac{1}{100} \times \frac{5}{50}} \times 100\%$$

样品 1：$X =$ _____ ；样品 2：$X =$ _____ ；样品 1：$X =$ _____ 。

平均值＝_____ （应为 18.0％～19.0％）相对偏差＝_____ （应＜0.3％）

结论：_____。

结论：

检验人：	日期：	复核人：	日期：

五、检验报告单

某药业公司中间体检验报告单见表 5-4-3。

表 5-4-3 中间体检验报告单

报告编号 　　　　　　　　　　　　　　　　　　　　　　　　　　　共　页，第　页

原辅料品名	尼莫地平胶囊中间体	规格	
来料批号		供货单位	
供货数量	kg　　　桶	物料编号	
送检部门		收检日期	年　月　日
检验项目		检验日期	年　月　日
检验依据	企业内控标准		

续表

检验项目	标准规定	检验结果
【外观性状】	本品应为微黄色至淡黄色的颗粒	本品为微黄色至淡黄色的颗粒
【水分】	应为 1.5%～5.5%	3.0%
【含量】	应为 18.0%～19.0%	18.0%
检验结论	本品按企业内控标准检验，结果符合规定	
负责人：	复核者：	检验者：

【课后思考】

1. 胶囊剂中间体和原料药质量控制的异同点是什么？

2. 什么是原料批号？

3. 根据企业内控标准，检验不合格的中间产品该如何处理？

【技能训练】

试制对乙酰氨基酚胶囊中间体质量标准。

项目五　成品的质量检查

（以尼莫地平胶囊为例）

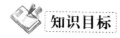 知识目标

掌握胶囊剂常规检查项目及检查法；

熟悉胶囊剂成品和原料药质量控制的异同点和处理方法；

熟悉胶囊剂质量检查常用药检仪器的原理、结构及使用保养方法。

技能目标

能正确理解药品质量标准，能查阅相关文献并对资料进行收集整理；

能按照标准操作规程进行取样、样品处理、试剂配制等；

能按照规程进行检测仪器设备使用与保养；

能正确采集、分析数据，能对相关公式进行推导；

能正确进行实验记录的填写、实验数据的处理并出具检验报告。

一、知识准备

(一) 胶囊剂常规检查项目

1. 外观

胶囊剂外观应整洁，不得有黏结、变形或破裂等现象，并应无异臭。硬胶囊剂的内容物应干燥，松紧适度，混合均匀。

2. 水分

硬胶囊剂内容物的水分，除另有规定外，不得超过 9.0%。

3. 装量差异

取供试品 20 粒，分别精密称定重量，倾出内容物（不得损失囊壳），硬胶囊剂囊壳用小刷或其他适宜的用具拭净（软胶囊剂囊皮用乙醚等溶剂洗净，置通风干燥处使溶剂挥散尽），再分别精密称定囊壳重量，求出每粒胶囊内容物的装量与 20 粒的平均装量。每粒装量与平均装量相比较，超出装量差异限度的不得多于 2 粒，并不得有 1 粒超出限度 1 倍。胶囊剂的装量差异限度要求见表 5-5-1。

表 5-5-1 胶囊剂的装量差异限度要求

平均装量	装量差异限度
0.30 g 以下	±10%
0.30 g 或 0.30 g 以上	±7.5%

4. 崩解度与溶出度

胶囊剂作为一种固体制剂，通常应做崩解度、溶出度或释放度检查，除另有规定外，取供试品 6 粒，按片剂的装置与方法（如胶囊漂浮于液面，可加挡板）检查。硬胶囊应在 30 分钟内全部崩解，软胶囊应在 1 小时内全部崩解。软胶囊可改在人工胃液中进行检查。如有 1 粒不能完全崩解，应另取 6 粒复试，均应符合规定。对于肠溶胶囊剂，除另有规定外，取供试品 6 粒，按上述装置与方法，先在盐酸溶液（9→1 000）中检查 2 小时，每粒的囊壳均不得有裂缝或崩解现象；继而将吊篮取出，用少量水洗涤后，每管加入挡板，再按上述方法，改在人工肠液中进行检查，1 小时内应全部崩解。如有 1 粒不能完全崩解，应另取 6 粒复试，均应符合规定。凡规定检查溶出度或释放度的胶囊不再检查崩解度。

(二) 相关原理

1. 溶出度

溶出度系指药物从片剂或胶囊剂等固体制剂在规定的溶出介质中溶出的速度和程度，是一种模拟口服固体制剂在胃肠道中的崩解和溶出的体外试验方法。大多数口服固体制剂在给药后必须经吸收进入血液循环，达到一定血药浓度后方能奏效，因此药物从制剂内释放出来并溶解于体液是其被吸收的前提，所以溶出度是评价药物制剂质量的一个重要指标。

◀小知识▶

　　药物在体内吸收速度常由溶解的快慢决定，固体制剂中的药物在被吸收前，必须经过崩解和溶解后转为溶液的过程，如果药物不易从制剂中释放出来或药物的溶解速度极为缓慢，则该制剂中药物的吸收速度或程度就有可能存在问题，另一方面，某些药理作用剧烈、安全系数小、吸收迅速的药物如果溶出速度太快，可能产生明显的不良反应，维持药效的时间也将缩短，在这种情况下，对制剂中药物的溶出速率应予以控制。

2. 高效液相色谱法

　　高效液相色谱法系采用高压输液泵将规定的流动相泵入装有填充剂的色谱柱进行分离测定的色谱方法。注入的供试品，由流动相带入柱内，各成分在柱内分离，并依次进入检测器，由记录仪、积分仪或数据处理系统记录色谱信号，得到测定结果，常用"HPLC"表示。由于应用了各种特性的微粒填料和加压的液体流动性，本法具有分离效能高、分析速度快的特点。

　　高效液相色谱法适用于能在特定填充剂的色谱柱上进行分离的药物测定，特别是多组分药物的测定、杂质检查和大分子物质的测定。有的药物需在色谱分离前或后经过衍生化反应方式进行分离或检测。常用的色谱柱填充剂有：硅胶，用于正相色谱；化学键合固定相，根据键合的基团不同可用于反相色谱或离子对色谱，其中最常用的是十八烷基键合相硅胶（又称 ODS）；离子交换填料，用于离子交换色谱；具有一定孔径的大孔填料，用于排阻色谱。

　　高效液相色谱法在药物检测中的应用主要有以下几方面：

　　（1）鉴别。利用供试品和对照品主峰保留时间的一致性进行鉴别。

　　（2）检查。主要用于特殊杂质的限量检查。

　　（3）含量测定。常用于原料药及其制剂的含量测定，主要包括内标法和外标法。

3. 色谱数据的收集和处理

　　（1）注样的同时启动数据处理器，开始采集和处理色谱信息。

　　（2）最后一峰出完后，应继续走一段基线，确认再无组分流出，方能结束记录。

　　（3）根据第一张预试的色谱图，适当调整衰减、纸速、记录时间等参数，使色谱峰信号在色谱图上有一定强度。定量测定中，一般峰顶不超过记录满量程。

　　（4）含量测定的对照品溶液和供试品溶液每份至少注样 2 次，由全部注样结果求得平均值，其相对标准偏差（RSD）应不大于 1.5%。

　　（5）色谱系统适应性试验应符合《中国药典》（2010 年版）的要求，如按指定峰面积计算的理论塔板数（n）和拖尾因子（T）以及相邻峰的分离度（R）。计算公式分别为式（6-1）、式（6-2）及式（6-3）。

$$n = 5.54 \times \left(\frac{T_R}{W_{h/2}} \right)^2 \qquad (6-1)$$

式中：T_R 为保留时间；$W_{h/2}$ 为半峰宽。

$$T = W_{0.05} / 2d_1 \qquad (6-2)$$

式中：$W_{0.05}$ 为 5% 峰高处的峰宽；d_1 为峰极大值至前沿之间的距离。

$$R = \frac{2\,(t_{R2} - t_{R1})}{W_1 + W_2} \qquad\qquad (6-3)$$

式中：t_{R2} 和 t_{R1} 分别为相邻前后两峰的保留时间；W_1 和 W_2 分别为其峰的峰宽。T 和 W 取相同单位。

二、检验仪器

（一）智能溶出仪

智能溶出仪（图 5-5-1）由箱体、控制系统、电气系统、水浴系统、传动系统、传感器、桨杆部件、转篮部件等组成，由采用单片微型计算机等组成的精密控制系统对各部件进行集中控制。仪器自动化程度高，控制精度高，灵敏度高，误差小，噪声低，操作方便。

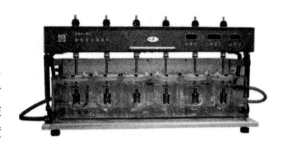

图 5-5-1　ZRS-8G 智能溶出仪

【知识链接】

ZRS-8G 智能溶出仪标准操作规程

　　目的：规范 ZRS-8G 智能溶出仪的操作。

　　范围：适用于检验室 ZRS-8G 智能溶出仪。

　　职责：检验室操作人员对该规程的实施负责，检验室主任对本规程的有效执行承担监督检查责任。

　　内容：

　　1. 操作方法

　　1.1　扬起机头，向水浴箱内注入循环水至红色刻度线。

　　1.2　按机头上的电源开关使电源接通，指示灯亮，同时水浴箱中水开始循环流动。

　　1.3　安装试验转杆（篮杆、桨杆）。放下机头，并用测量钩定各杆距溶出杯底面高度，旋紧离合器固定转杆位置。向溶出杯内注入所需溶剂，盖好保温盖。

　　1.4　按"加热"键，启动加热器加热。按"选择"键在 32℃、37℃、37.5℃、38℃选择所需温度。

　　1.5　设定转速：按"加速"键或"减速"键，直至出现所需转速值，转速设定完毕。

　　1.6　溶出试验：当溶出杯内溶剂温度稳定于所需值时，放入样品，并按"启动"键启动转杆转动。

　　1.7　结束试验：按"启动"键，使转杆停止转动；按"加热"键，使加热器停止工

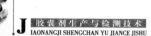

作；按机头电源开关，使主机断电。

1.8 拧松离合器，扬起机头，取下转杆，冲洗，干燥，放入附件箱中保存，取出溶出杯，倒掉残液，清洗干净，收置备用。

2. 注意事项

2.1 经常注意使水浴箱水位保持在略高于溶出杯内溶剂液面的高度。水位过低不仅影响试验结果，而且容易毁坏水泵和加热器。勿在缺水的情况下接通电源。

2.2 机头接通电源后，水浴箱中的水应处于不断循环流动的状态，否则应立即切断电源，设法排除故障。

2.3 活动温度传感器用于检测水浴或杯内溶剂的温度，但不宜长期放置在溶出杯酸性或碱性溶液中，以防腐蚀温度传感器护套。

2.4 勿使用有机溶剂清洁仪器外壳。

（二）高效液相色谱仪

高效液相色谱仪（图 5-5-2）的系统由储液器、泵、进样器、色谱柱、检测器、记录仪等部分组成，其结构如图 5-5-3 所示。储液器中的流动相被高压泵打入系统，样品溶液经进样器进入流动相，被流动相载入色谱柱（固定相）内，由于样品溶液中的各组分在两相中具有不同的分配系数，在两相中做相对运动时，经过反复多次的吸附—解吸的分配过程，各组分在移动速度上产生较大的差别，被分离成单个组分依次从柱内流出，通过检测器时，样品浓度被转换成电信号传送到记录仪，数据以谱图形式打印出来。

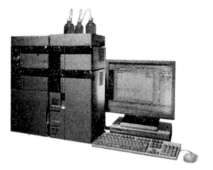
图 5-5-2 LC-20A 高效液相色谱仪

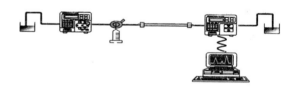
图 5-5-3 高效液相色谱仪结构图

【知识链接】

岛津 LC-20 液相色谱仪操作规程

1. 开关机顺序

开机顺序：打开 LC 各单元电源—控制器电源—电脑—LC-Solution 工作站，开机后能听到"哔"声。

关机顺序：与开机顺序相反，即关闭 LC-Solution 工作站—电脑—控制器电源—LC 各单元电源。

2. 流动相及样品的准备

流动相配制所用的有机相必须是色谱级的，所用的水必须是双重蒸馏水。流动相必须经 $0.45\,\mu m$ 以下的微孔滤膜过滤后方能进入 LC 系统。水和有机相所用的微孔滤膜不同，有机相（如甲醇）的过滤用有机膜，水用水膜。

样品溶液亦必须用 $0.45\,\mu m$ 的微孔滤膜过滤后才能进样。

3．工作站的进入及系统的开启

双击桌面上的"labsolution"图标，选择"分析"项并单击，在弹出窗口后按"OK"进入工作站。

首先打开泵上的排空阀（open 方向旋转 $180°$）。按泵面板上的"purge"键开始自动清洗流路 3 分钟，然后在分析参数设置页中设置流速 1 ml/min，并设置合适的检测波长、柱温、停止时间。在完成后单击"Download"将分析参数传输至主机。

系统的启动：单击"instrumenton/off"键开启系统（此时泵开始工作）。

4．进样准备

观察基线及柱压，待基线平直（ $-5\sim80$ mV）、压力稳定（0.5 MPa 内）时方可进样。

5．进样

单击助手栏中的"单次运行"键，弹出对话框，在对话框中输入"样品名""方法""数据文件"等。

填完后单击"确定"，出现触发窗口，进样（手动进样），仪器开始自动采样分析。

6．数据文件的调用及查看

单击助手栏中的"数据分析"键，打开数据处理窗口。

打开文件搜索器，定位至数据文件所在文件夹，选择文件的类型，双击文件名即可打开数据文件（此时可以查看峰面积、保留时间等参数）。

7．数据文件中谱图及数据的打印

报告模板的制作：在助手栏中选择"报告模板"键，出现空白页后，单击"样品信息""LC/PDA 色谱""LC/PDA 峰表"等快捷按钮，在空白页中拖曳鼠标，即可依次加入相应的统计信息。

报告模板的保存：单击"文件"→"保存报告模板文件"，保存即可。

数据文件的打印：在文件搜索器中选择欲打印的数据文件拖曳至报告模板中，然后单击助手栏中的"打印"按钮即可（也可根据不同方法进行定量处理后打印）。

8．注意事项

8.1 流动相及样品必须用 $0.45\,\mu m$ 的滤膜过滤（水相用水膜，有机相用有机膜）。

8.2 RINSE 液可以用甲醇。A、B 流路在使用前必须 purge 3 分钟以排气泡。

8.3 柱子在进样前必须用流动相充分平衡，一般 40 分钟左右。待基线及柱压稳定后方可进样。

8.4 柱子在每天分析结束后必须用甲醇冲洗干净（一般 30 分钟）。如果流动相中含有盐、酸等成分，则冲洗柱子的程序为：水（40 分钟）—甲醇（30 分钟）。清洗瓶中的水应每天更换，最好加入 10% 的异丙醇。

三、尼莫地平胶囊质量标准与检验规程

1. 主题内容与适用范围

本标准规定了尼莫地平胶囊的技术要求、试验方法、检验规则和标志、包装、运输及储存的要求。

本标准适用于尼莫地平胶囊的成品出厂检验，也适用于留样观察检验。本标准不作用户验收依据。

尼莫地平胶囊每粒含尼莫地平（Nimodipine，$C_{21}H_{26}N_2O_7$）20 mg。

英文名：Nimodipine Capsules。

类别：钙通道阻滞药。

产品规格：20 mg/粒。

2. 法定标准

《中国药典》（2010 年版）二部。

3. 技术要求

尼莫地平胶囊质量检验技术要求见表 5-5-2。

表 5-5-2　尼莫地平胶囊质量检验技术要求

项目		指　标
性状		本品为胶囊剂，内容物为微黄色至淡黄色颗粒
鉴别	变色反应	应呈正反应
	液相色谱	供试品溶液主峰的保留时间应与对照品溶液主峰的保留时间一致
检查	有关物质	应符合规定
	溶出度	限度为标示量的80%
	含量均匀度	应符合规定
含量（按标示量计）		90.0%～110.0%

4. 试验方法

除特别注明外，试验中所用的试剂均为分析纯试剂，水为纯化水，试液照《试液配制标准操作程序》配制，指示剂与指示液照《指示剂与指示液配制标准操作程序》配制，缓冲液照《缓冲液配制标准操作程序》配制，滴定液照相应标准操作程序的规定配制与标定。

（1）性状。取本品，目测。

（2）鉴别。

①变色反应。取本品的内容物适量（约相当于尼莫地平 40 mg），加乙醇 5 ml，振摇，使尼莫地平溶解，过滤。取续滤液约 3 ml，加新制的 5% 硫酸亚铁铵溶液 2 ml，加 1.5 mol/L 硫酸溶液 1 滴与 0.5 mol/L 氢氧化钾溶液 1 ml，强烈振摇，1 分钟内沉淀由灰绿色变为红棕色。

②液相色谱。在（4）含量测定项下记录的色谱图中，供试品溶液主峰的保留时间应与对照品溶液主峰的保留时间一致。

（3）检查。

①有关物质。避光操作。取内容物细粉适量（约相当于尼莫地平 10 mg），精密称定，置 50 ml 容量瓶中，加流动相适量，超声处理 15 分钟使尼莫地平溶解，放冷，用流动相稀释至刻度，摇匀，离心 10 分钟（每分钟 3 000 转），取上清液作为供试品溶液；另取杂质 I（同尼莫地平有关物质项下）对照品，精密称定，加流动相溶解并定量稀释制成每毫升中约含 20 μg 的溶液。精密量取 5 ml，置 100 ml 容量瓶中，精密加入供试品溶液 1 ml，用流动相稀释至刻度，摇匀，作为对照溶液。照尼莫地平有关物质项下的方法测定。供试品溶液的色谱图中如有杂质峰，除相对保留时间小于 0.35 的色谱峰不计外，如有与杂质 I 峰保留时间一致的色谱峰，按外标法以峰面积计算，不得过尼莫地平标示量的 0.5%；其他单个杂质峰面积不得大于对照溶液中尼莫地平峰面积（1.0%），各杂质峰面积（杂质 I 峰面积乘以 1.78）的和不得大于对照溶液中尼莫地平峰面积的 2 倍（2.0%）。供试品溶液任何小于对照溶液主峰面积 0.02 倍的色谱峰可忽略不计。

②含量均匀度（20 mg）规格。操作方法：避光操作。取本品 1 粒，将内容物倾入 100 ml 容量瓶中，囊壳用流动相约 50 ml 分次洗净，洗液并入量瓶中，照（4）含量测定项下的方法，自"超声处理 15 分钟使尼莫地平溶解"起，依法测定含量，应符合规定。

③溶出度。操作方法：避光操作。取本品，照溶出度测定法（《中国药典》附录 XC 第二法），以醋酸盐缓冲液（取醋酸钠 0.299 g，加水 50 ml，振摇使溶解，加冰醋酸 0.174 g，用水稀释至 100 ml，摇匀，即得，pH4.5）（含 0.3% 十二烷基硫酸钠）900 ml 为溶出介质，转速为每分钟 75 转，依法操作，经 30 分钟后，取溶液过滤，精密量取续滤液 10 ml，置 20 ml（20 mg 规格）或 25 ml（30 mg 规格）容量瓶中，加溶出介质稀释至刻度，摇匀，作为供试品溶液；另取尼莫地平对照品约 10 mg，精密称定，置 100 ml 容量瓶中，加乙醇 10 ml，振摇，使之溶解，加溶出介质稀释至刻度，摇匀。精密量取 5 ml，置 50 ml 容量瓶中，加溶出介质稀释至刻度，摇匀，作为对照品溶液。取供试品溶液与对照品溶液，照紫外可见分光光度法［《中国药典》（2010 年版）附录 IV A］，在 238 nm 的波长处分别测定吸光度，计算每粒的溶出量，限度为标示量的 80%，应符合规定。

结果计算：按下式计算本品每粒溶出尼莫地平（$C_{21}H_{26}N_2O_7$）以标示量为 100 的相对溶出量（X）：

$$X = \frac{A_1 \times W \times \frac{1}{100} \times \frac{5}{50}}{A_2 \times G \times \frac{1}{900} \times \frac{5}{10}} \times 100\%$$

式中，A_1——供试品溶液在 238 nm 的波长处测得的吸光度；

A_2——对照品溶液在 238 nm 的波长处测得的吸光度；

W——对照品的取用量；

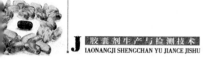

G——本品每片含尼莫地平（$C_{21}H_{26}N_2O_7$）的标示量。

（4）含量测定。

①操作方法。照《高效液相色谱法标准操作程序》[《中国药典》（2010 年版）附录 Ⅴ D］测定。

色谱条件与系统适用性试验。用十八烷基硅烷键合硅胶为填充剂；以甲醇-乙腈-水（35：38：27）为流动相；检测波长为 235 nm。理论板数按尼莫地平峰计算，一般不低于 8 000，尼莫地平峰与相邻杂质峰的分离度应符合要求。

测定法。避光操作。取本品 20 粒，精密称定，计算平均装量。取内容物（20 mg 规格）或取装量差异项下的内容物，研细，混合均匀，精密称取适量（约相当于尼莫地平 10 mg），置 50 ml 容量瓶中，加流动相适量，超声处理 15 分钟使尼莫地平溶解，放冷，用流动相稀释至刻度，摇匀，离心 10 分钟（每分钟 3 000 转）。精密量取上清液 5 ml，置 50 ml 容量瓶中，用流动相稀释至刻度，摇匀。精密量取 10 μl，注入液相色谱仪，记录色谱图；另取尼莫地平对照品，精密称定，加流动相溶解并定量稀释制成每毫升约含 20 μg 的溶液，同法测定。按外标法以峰面积计算，即得。

②结果计算。按下式计算本品含尼莫地平（$C_{21}H_{26}N_2O_7$）以标示量为 100 的相对含量（X）。

$$X = \frac{A_1 \times W_2 \times \overline{W} \times \frac{1}{100} \times \frac{5}{50}}{A_2 \times G \times W_1 \times \frac{1}{900} \times \frac{5}{10}} \times 100\%$$

式中，A_1——供试品溶液峰面积；

A_2——标准品溶液峰面积；

W_1——供试品的取用量；

W_2——对照品的取用量；

$\overline{W}$——供试品的平均片重量；

G——本品每片含尼莫地平（$C_{21}H_{26}N_2O_7$）的标示量。

5. 检验规则

（1）本品填充前使用同一台混合设备一次混合量所生产的均质产品为一个批号。

（2）每批产品包装前由生产车间填写请验单，由质量中心派员到现场取样。用于理化检验的检品可在包装前取样；用于微生物限度检查的检品应在内包装后，从已封口的包装内取样。

（3）每批产品取样数量为 200 粒，应分别从不同位置抽取。

（4）入库的尼莫地平胶囊成品除了按本标准进行内在质量检验外，还应按《药物制剂包装质量标准与检验规程》进行包装检查，均应符合要求，并且应按《成品监控管理规程》的规定通过放行审核。

（5）内在质量检验结果如有一项或一项以上项目不合格，应重新取样进行检验。第二次检验仍有一项或一项以上项目不合格的，整批产品判为不合格。

包装质量不符合要求的，应重新包装。重新包装后，须重新进行检验。

（6）尼莫地平胶囊成品内在质量与包装质量均符合企业标准，且通过放行审核的，可以入库、销售；仅符合法定指标的产品，判为不合格品，不得入库、销售。

（7）符合本标准的尼莫地平胶囊同时符合《中国药典》（2010年版）二部的规定，应在产品合格证上标明：本品经检验，符合《中国药典》（2010年版）的规定。

6. 标志、包装、运输、储存

（1）标志。本品外包装上应印有或粘贴牢固醒目的标志，须标注产品名称、规格及生产批号，并视标志大小尽可能包括产品名称、规格、批准文号、数量、适应证、用法用量、储藏、产品批号、生产日期、有效期和公司名称及注册商标等内容。

（2）包装。本品为塑料瓶装，每个塑料药瓶用小盒包装。本品每瓶50粒。

（3）运输。应避免碰撞，防止受潮或受热。

（4）储存。本品应避光，密封保存。尼莫地平胶囊自制粒之日起计有效期为2年。

四、检验原始记录

某药业公司的尼莫地平胶囊成品检验原始记录见表5-5-3。

表5-5-3 成品检验原始记录

原辅料名称	尼莫地平胶囊				
规格			批号		
数量			送检日期	年 月	日
检验目的			检验日期	年 月	日
检验依据					

【外观】

本品呈＿＿＿＿＿＿＿＿＿＿＿＿＿＿＿＿＿。（本品应为胶囊剂，内容物为微黄色至淡黄色颗粒）

结论：＿＿＿＿＿＿＿＿＿＿＿＿＿＿＿＿。

【鉴别】

(1) 取本品的内容物适量（约相当于尼莫地平40 mg），加乙醇5 ml，振摇，使尼莫地平溶解，过滤，取续滤液约3 ml，加新制的5%硫酸亚铁铵溶液2 ml，加1.5 mol/L硫酸溶液1滴与0.5 mol/L氢氧化钾溶液1 ml，强烈振摇，1分钟内沉淀＿＿＿＿＿＿＿＿。（应由灰绿色变为红棕色）

结论：＿＿＿＿＿＿＿＿＿＿＿＿＿＿。

(2) 在含量测定项下记录的色谱图中，供试品溶液主峰的保留时间应与对照品溶液主峰的保留时间一致。

结论：＿＿＿＿＿＿＿＿＿＿＿＿＿＿。

【检查】

1. 有关物质

避光操作。取内容物细粉适量（约相当于尼莫地平10 mg），精密称定，置50 ml容量瓶中，加流动相

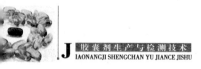

适量，超声处理15分钟使尼莫地平溶解，放冷，用流动相稀释至刻度，摇匀，离心10分钟（每分钟3 000转），取上清液作为供试品溶液；另取杂质Ⅰ（同尼莫地平有关物质项下）对照品，精密称定，加流动相溶解并定量稀释制成每毫升中约含20 μg的溶液，精密量取5 ml，置100 ml容量瓶中，精密加入供试品溶液1 ml，用流动相稀释至刻度，摇匀，作为对照溶液。照尼莫地平有关物质项下的方法测定。

供试品重量：_____g。

供试品溶液的色谱图上杂质峰面积的和：_____。

对照品色谱图上主峰面积：_____。

结论：_____。

2. 含量均匀度

避光操作。取本品1粒，将内容物倾入100 ml容量瓶中，囊壳用流动相约50 ml分次洗净，洗液并入量瓶中，照含量测定项下的方法，自"超声处理15分钟使尼莫地平溶解"起，依法测定含量，应符合规定［《中国药典》（2010年版）附录ⅠE］。

序号	1	2	3	4	5	6	7	8	9	10	平均值 x
x											
A											
S											
结果											
结论											

3. 溶出度

避光操作。取本品，照溶出度测定法［《中国药典》（2010年版）附录ⅩC第二法］，以醋酸盐缓冲液（取醋酸钠0.299 g，加水50 ml，振摇使溶解，加冰醋酸0.174 g，用水稀释至100 ml，摇匀，即得，pH4.5）（含0.3％十二烷基硫酸钠）900 ml为溶出介质，转速为每分钟75转，依法操作，经30分钟时，取溶液过滤，精密量取续滤液10 ml，置20 ml（20 mg规格）或25 ml（30 mg规格）容量瓶中，加溶出介质稀释至刻度，摇匀，作为供试品溶液；另取尼莫地平对照品约10 mg，精密称定，置100 ml容量瓶中，加乙醇10 ml，振摇使溶解，加溶出介质稀释至刻度，摇匀，精密量取5 ml，置50 ml容量瓶中，加溶出介质稀释至刻度，摇匀，作为对照品溶液。取供试品溶液与对照品溶液，照紫外可见分光光度法［《中国药典》（2010年版）附录ⅣA］，在238 nm的波长处分别测定吸光度，计算每粒的溶出量，限度为标示量的80％，应符合规定。

吸收度：（1）_____；（2）_____；（3）_____；（4）_____；（5）_____；

（6）_____。

计算公式：

$$X = \frac{A_1 \times W \times \frac{1}{100} \times \frac{5}{50}}{A_2 \times G \times \frac{1}{900} \times \frac{5}{10}} \times 100\%$$

溶出量：（1）_____；（2）_____；（3）_____；（4）_____；（5）_____；

（6）_____。

平均溶出量：_____。

结论：_____。

4.含量测定

色谱条件与系统适用性试验：用十八烷基硅烷键合硅胶为填充剂；以甲醇-乙腈-水（35：38：27）为流动相；检测波长为 235 nm。理论板数_____。（应不低于 8 000）

测定法：避光操作。取本品 20 粒，精密称定，计算平均装量，取内容物（20 mg 规格）或取装量差异项下的内容物，研细，混合均匀，精密称取适量（约相当于尼莫地平 10 mg），置 50 ml 容量瓶中，加流动相适量，超声处理 15 分钟使尼莫地平溶解，放冷，用流动相稀释至刻度，摇匀，离心 10 分钟（每分钟 3 000 转），精密量取上清液 5 ml，置 50 ml 容量瓶中，用流动相稀释至刻度，摇匀，精密量取 10 μl，注入液相色谱仪，记录色谱图；另取尼莫地平对照品，精密称定，加流动相溶解并定量稀释制成每毫升中约含 20 μg 的溶液，同法测定。按外标法以峰面积计算，即得。

供试品量（W_1）：（1）_____g，（2）_____g；对照品量（W_2）：_____g。

供试品峰面积 A_1：（1）_____，（2）_____；对照品峰面积 A_2：_____。

含尼莫地平（$C_{21}H_{26}N_2O_7$）以标示量为 100 的相对含量（X）

$$X = \frac{A_1 \times W_2 \times \bar{W} \times \frac{1}{100} \times \frac{5}{50}}{A_2 \times G \times W_1 \times \frac{1}{900} \times \frac{5}{10}} \times 100\%$$

样品 1：_____。

样品 2：_____。

平均：_____。［含尼莫地平（$C_{21}H_{26}N_2O_7$）应为标示量的 90.0%～110.0%］

相对偏差 = _____。（应不得过 3.0%）

结论：_____。

结论：

检验人：	日期：	复核人：	日期：

五、检验报告单

某药业公司的成品检验报告单见表 5-5-4。

表 5-5-4 成品检验报告单

报告编号　　　　　　　　　　　　　　　　　　　　　　　　　　　共 页，第 页

原辅料名称	尼莫地平胶囊		
规格		批号	
数量		送检日期	年　月　日
检验目的		检验日期	年　月　日
检验依据			
检验项目	标准规定	检验结果	
【外观性状】	应为胶囊剂，内容物为微黄色至淡黄色颗粒	本品为胶囊剂，内容物为微黄色至淡黄色颗粒	

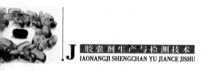

续表

【鉴别】		
变色反应	应呈正反应	呈正反应
有关物质	应符合规定	符合规定
溶出度	限度为标示量的80%	85%
含量均匀度	应符合规定	符合规定
【含量】		
含尼莫地平（$C_{21}H_{26}N_2O_7$）	应为标示量的90.0%～110.0%	105.5%

检验结论	本品按《中国药典》（2010年版）二部标准检验，结果符合规定
负责人：	复核者：　　　　　检验者：

【课后思考】

1. 如何排除制剂中辅料对测定的干扰？

2. 释放度和溶出度检查有何区别与联系？

3. HPLC法系统适应性试验有哪几项指标？写出其计算公式。

4. 进行阿司匹林肠溶胶囊质量检查需要用到哪些仪器？

【技能训练】

1. 按照法定标准对阿司匹林肠溶胶囊进行质量检查并出具检验记录和检验报告单。

2. 按照法定标准对维生素E软胶囊进行质量检查并出具检验记录和检验报告单。

知识目标检测

一、单项选择题

1. 关于《中国药典》，最正确的说法是（　　）。

　　A. 一部药物分析的书　　　　B. 收载所有药物的法典

　　C. 一部药物词典　　　　　　D. 我国制定的药品标准的法典

2. 已检查溶出度的胶囊剂，不必再检查（　　）。

　　A. 硬度　　　　　　　　　　B. 脆碎度

　　C. 崩解度　　　　　　　　　D. 重量差异

3. 《中国药典》规定，软胶囊剂的崩解时限为（　　）分钟。

　　A. 15　　　　　　　　　　　B. 30

　　C. 45　　　　　　　　　　　D. 60

4. 硬胶囊剂的崩解时限要求为（　　）分钟。

　　A. 15　　　　　　　　　　　B. 30

　　C. 45　　　　　　　　　　　D. 60

5. 当胶囊剂囊心物的平均装量为0.4 g时，其装量差异限度为（　　）。

　　A. ±10.0%　　　　　　　　B. ±7.5%

    C. ±4.5%　　　　　　　　　　　　D. ±2.0%

6. 当胶囊剂囊心物的平均装量为 0.2 g 时，其装量差异限度为（　　　）。

    A. ±10.0%　　　　　　　　　　　B. ±7.5%

    C. ±5.0%　　　　　　　　　　　　D. ±2.0%

7. 下列不是胶囊剂的质量评价项目的是（　　　）。

    A. 崩解度　　　　　　　　　　　　B. 溶出度

    C. 脆碎度　　　　　　　　　　　　D. 硬度

8. 胶囊剂、片剂都必须进行检查的项目是（　　　）。

    A. 装（重）量差异限度　　　　　　B. 崩解时限

    C. 溶出度　　　　　　　　　　　　D. 硬度

9. 空胶囊中最小号为（　　　）。

    A. 000 号　　　　　　　　　　　　B. 0 号

    C. 1 号　　　　　　　　　　　　　D. 5 号

10. 制备空胶囊时加入甘油，其作用是（　　　）。

    A. 成型材料　　　　　　　　　　　B. 增塑剂

    C. 胶冻剂　　　　　　　　　　　　D. 保湿剂

11. 制备空胶囊时加入明胶，其作用是（　　　）。

    A. 成型材料　　　　　　　　　　　B. 增塑剂

    C. 增稠剂　　　　　　　　　　　　D. 保湿剂

12. 制备空胶囊时加入琼脂，其作用是（　　　）。

    A. 成型材料　　　　　　　　　　　B. 增塑剂

    C. 增稠剂　　　　　　　　　　　　D. 遮光剂

13. 重金属检查中，加入硫代乙酰胺时溶液 pH 宜控制在 3.5 的原因是（　　　）。

    A. pH 影响金属离子与硫化氢的呈色

    B. 防止铅盐水解

    C. 消除有色供试液的干扰

    D. 避免微量高铁盐的干扰

14. 高效液相色谱法中的反相色谱是指（　　　）。

    A. 非极性固定相与极性流动相的色谱

    B. 非极性流动相与极性固定相的色谱

    C. 采用葡萄糖凝胶为载体的色谱

    D. 采用离子对试剂的色谱

15. 一般而言，采用高效液相色谱法进行药物分析时，精密度的 RSD 值应小于（　　　）。

    A. 0.5%　　　　　　　　　　　　B. 1.5%

    C. 2%　　　　　　　　　　　　　D. 4%

16. 下列杂质限量检查方式中，不需要对照品的方法是（　　　）。

    A. 对照法　　　　　　　　　　　　B. 灵敏度法

    C. 含量测定法　　　　　　　　　　D. 比较法

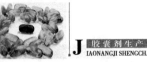
17. 胶囊剂中添加的糖类辅料可能干扰（　　）。

    A. 配位滴定　　　　　　　　　　B. 非水滴定

    C. 氧化还原滴定　　　　　　　　D. 酸碱滴定

18. 用规格为 25 ml 的移液管精密量出的溶液，体积数（ml）应记录为（　　）。

    A. 25.00　　　　　　　　　　　B. 25

    C. 25.0　　　　　　　　　　　　D. 25.000

19. 滴定管滴定出滴定液的体积数（ml）应估读到小数点后第（　　）位数。

    A. 1　　　　　　　　　　　　　B. 2

    C. 3　　　　　　　　　　　　　D. 4

20. 药物的鉴别试验是验证（　　）。

    A. 未知药物的真伪　　　　　　　B. 已知药物的真伪

    C. 已知药物的疗效　　　　　　　D. 药物的纯度

21. 重金属杂质检查第一法中，加入的主反应试液是（　　）。

    A. 硝酸银试液　　　　　　　　　B. 氯化钡试液

    C. 硫代乙酰胺试液　　　　　　　D. 硫化钠试液

22. 以下三个数字 0.536 2、0.001 4、0.25 之和应为（　　）。

    A. 0.785　　　　　　　　　　　B. 0.788

    C. 0.787　　　　　　　　　　　D. 0.79

23. 相对密度是指（　　）。

    A. 在 25℃时，相同压力条件下，某物质的密度与水的密度之比

    B. 在 25℃时，相同压力条件下，某物质的密度与乙醇的密度之比

    C. 在 20℃时，相同压力条件下，某物质的密度与水的密度之比

    D. 在 20℃时，相同压力条件下，某物质的密度与乙醇的密度之比

24. 下列说法错误的是（　　）。

    A. 紫外光谱可以对物质进行定性分析

    B. 紫外光谱可以对物质进行定量分析

    C. 红外光谱可以对物质进行定性分析

    D. 红外光谱不能对物质进行定量分析

25. 高效液相色谱通常情况下的进样量为（　　）。

    A. 1 ml　　　　　　　　　　　　B. 1 μl

    C. 20 ml　　　　　　　　　　　D. 20 μl

二、多选选择题

1. 药品质量检验包括的对象有（　　）。

    A. 药品成品　　　　　　　　　　B. 原料

    C. 包装材料　　　　　　　　　　D. 中间产品

    E. 辅料

2. 与重金属检查第三法有关的内容有（　　）。

    A. 标准铅溶液　　　　　　　　　B. 硫化钠试液

C. 醋酸盐缓冲液　　　　D. 氢氧化钠溶液

E. 硫代乙酰胺

3. 我国现行法定药品质量标准有（　　）。

A.《中国药典》　　　　B.《试行药品质量标准》

C.《临床研究用药品质量标准》　　D. SFDA

E. 药品注册标准

4. 检验记录中的实验数据必须（　　）。

A. 真实完整、字迹清晰

B. 色调一致、不得任意涂改

C. 若需更正应在错误的地方画线，在旁边改正，并签名盖章

D. 修正后填写

E. 边操作边记录

5. 进行药品抽验时抽验人员需向生产企业索取（　　）。

A. 药品生产许可证、被抽取药品的批准证明文件

B. 质量标准、批生产记录、药品出厂检验报告书

C. 批生产量、库存量、销售量和销售记录

D. 药品说明书

E. 检验原始记录

三、问答题

1. 某药品生产企业现有卡马西平原料药 16 件需要检验，试问应取多少件样品进行检验？若生产了卡马西平片 400 件，试问应取多少样品进行成品检验？

请按 0.1% 氯化钠标准溶液配制要求，回答下列问题。

（1）将下列操作步骤正确排序。

A. 加水稀释至刻度线。

B. 容量瓶的检漏和洗涤。

C. 盖塞，充分混匀。

D. 精密称取约 0.1 g 氯化钠原料，在 100 ml 烧杯中进行搅拌溶解。

E. 定量转移溶液到 100 ml 容量瓶中。

（2）容量瓶如何检漏？0.1 g 氯化钠原料采用何种仪器称量？加水稀释至刻度线如何操作？

2.《中国药典》（2010 年版）二部正文中每一药物品种项下包括的内容有哪些？

3. 用结构图的形式表示药品生产企业药品质量检验工作程序。

4. 请简述四分法取样。

四、计算题

1. 诺氟沙星胶囊（规格 0.1 g）含量测定。

取装量差异项下的内容物，混合均匀，精密称取细粉适量（约相当于诺氟沙星 125 mg）置 500 ml 容量瓶中，加 0.1 mol/L 盐酸溶液 10 ml 溶解后，用水稀释至刻度，摇匀，过滤，精密量取续滤液 5 ml，置 50 ml 容量瓶中，用流动相稀释至刻度，摇匀，精密量取

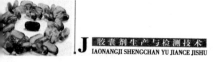
20 μl注入液相色谱仪，记录色谱图；另取诺氟沙星对照品，同法测定，按外标法-峰面积计算供试品中诺氟沙星的含量。含诺氟沙星应为标示量的 90.0%～110.0%。

问题：

（1）此法为高效液相色谱法的何种分析方法？

（2）列出本法涉及的所有计算公式。

2. 异戊巴比妥钠的干燥失重，规定不得超过 4.0%，今取样 1.004 2 g，干燥后减失重量 0.040 8 g，请判定是否符合规定。

3. 某药厂用高效液相色谱法外标法测定头孢唑啉钠含量，取含量为 99.5% 的头孢唑啉钠对照品 25.13 mg 配成溶液，取此溶液 10 μl 注入液相色谱，测定峰面积，3 次测定值分别为：2 490 189、2 492 796 和 2 492 178；另取头孢唑林钠供试品 3 份，分别为 28.13 mg、29.35 mg 和 27.10 mg，按上法测定，分别取 10 μl 溶液注入液相色谱，测得峰面积分别为 2 634 858、2 763 699 和 2 536 847，求供试品百分含量。

参考文献

[1] 国家药典委员会.中华人民共和国药典.2010年版.二部.北京:中国医药科技出版社,2010.

[2] 熊野娟.固体制剂技术.北京:化学工业出版社,2008.

[3] 周小雅,高宏,钟珍,等.制剂工艺与技术.2版.北京:中国医药科技出版社,2009.

[4] 崔福德,龙晓英,吕万良,等.药剂学.7版.北京:人民卫生出版社,2011.

[5] 张健泓,杜月莲,周小雅,等.药物制剂技术.北京:人民卫生出版社,2009.

[6] 张琦岩.药剂学.北京:人民卫生出版社,2009.

[7] 邓才彬,王泽,胡德奇,等.药物制剂设备.北京:人民卫生出版社,2009.

[8] 张健泓.药物制剂技术实训教程.北京:化学工业出版社,2006.

[9] 王金香,梁李广,姚腊初,等.药物检测技术.北京:人民卫生出版社,2009.

[10] 王志祥.制药工程学.北京:化学工业出版社,2003.

[11] 孙莹,吕洁,魏红,等.药物分析.北京:人民卫生出版社,2009.

[12] 王效山,王键.制药工艺学.北京:北京科学技术出版社,2003.

[13] 李钧,李志宁.制药质量体系及GMP的实施.北京:化学工业出版社,2011.

[14] 中国药品生物制品鉴定所,中国药品检验总所.中国药品检验标准操作规范.2010年版.北京:中国医药科技出版社,2010.

[15] 中国药品生物制品鉴定所,中国药品检验总所.药品检验仪器操作规程.2010年版.北京:中国医药科技出版社,2010.

[16] 田燕,于莲.药剂学.北京:清华大学出版社,2011.

[17] 任健敏,赵三银.大学化学实验.北京:化学工业出版社,2011.

[18] 王玉,曹玲,王思寰.药品检验.北京:中国医药科技出版社,2011.

[19] 罗明生,高天惠,侯世祥,等.药剂辅料大全.2版.成都:四川科学技术出版社,2006.

附　录

附录一　GMP 术语解释

1. 包装

待包装产品变成成品所需的所有操作步骤，包括分装、贴签等。但无菌生产工艺中产品的无菌灌装，以及最终灭菌产品的灌装等不视为包装。

2. 包装材料

药品包装所用的材料，包括与药品直接接触的包装材料和容器、印刷包装材料，但不包括发运用的外包装材料。

3. 操作规程

经批准用来指导设备操作、维护与清洁、验证、环境控制、取样和检验等药品生产活动的通用性文件，也称标准操作规程。

4. 产品

产品包括药品的中间产品、待包装产品和成品。

5. 产品生命周期

产品从最初的研发、上市直至退市的所有阶段。

6. 成品

已完成所有生产操作步骤和最终包装的产品。

7. 重新加工

将某一生产工序生产的不符合质量标准的一批中间产品或待包装产品的一部分或全部，采用不同的生产工艺进行再加工，以符合预定的质量标准。

8. 待包装产品

尚未进行包装但已完成所有其他加工工序的产品。

9. 待验

对原辅料、包装材料、中间产品、待包装产品或成品，采用物理手段或其他有效方式进行隔离或区分，在允许用于投料生产或上市销售之前储存、等待作出放行决定的状态。

10. 发放

生产过程中物料、中间产品、待包装产品、文件、生产用模具等在企业内部流转的一系列操作。

11. 复验期

原辅料、包装材料储存一定时间后，为确保其仍适用于预定用途，由企业确定的需重新检验的日期。

12. 发运

企业将产品发送到经销商或用户的一系列操作，包括配货、运输等。

13. 返工

将某一生产工序生产的不符合质量标准的一批中间产品或待包装产品、成品的一部分或全部返回到之前的工序，采用相同的生产工艺进行再加工，以符合预定的质量标准。

14. 放行

对一批物料或产品进行质量评价，做出批准使用或投放市场或其他决定的操作。

15. 高层管理人员

在企业内部最高层指挥和控制企业、具有调动资源的权力和职责的人员。

16. 工艺规程

为生产特定数量的成品而制定的一个或一套文件，包括生产处方、生产操作要求和包装操作要求，规定原辅料和包装材料的数量、工艺参数和条件、加工说明（包括中间控制）、注意事项等内容。

17. 供应商

物料、设备、仪器、试剂、服务等的提供方，如生产商、经销商等。

18. 回收

在某一特定的生产阶段，将以前生产的一批或数批符合相应质量要求的产品的一部分或全部，加入到另一批次中的操作。

19. 计算机化系统

用于报告或自动控制的集成系统，包括数据输入、电子处理和信息输出。

20. 交叉污染

不同原料、辅料及产品之间发生的相互污染。

21. 校准

在规定条件下，确定测量、记录、控制仪器或系统的示值（尤指称量）或实物量具所代表的量值，与对应的参照标准量值之间关系的一系列活动。

22. 阶段性生产方式

在共用生产区内，在一段时间内集中生产某一产品，再对相应的共用生产区、设施、设备、工器具等进行彻底清洁，更换生产另一种产品的方式。

23. 洁净区

需要对环境中尘粒及微生物数量进行控制的房间（区域），其建筑结构、装备及其使用应当能够减少该区域内污染物的引入、产生和滞留。

24. 警戒限度

系统的关键参数超出正常范围，但未达到纠偏限度，需要引起警觉，可能需要采取纠正措施的限度标准。

25. 纠偏限度

系统的关键参数超出可接受标准，需要进行调查并采取纠正措施的限度标准。

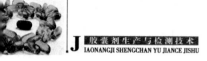
26. 检验结果超标

检验结果超出法定标准及企业制定标准的所有情形。

27. 批

经一个或若干加工过程生产的、具有预期均一质量和特性的一定数量的原辅料、包装材料或成品。为完成某些生产操作步骤，可能有必要将一批产品分成若干亚批，最终合并成为一个均一的批。在连续生产情况下，批必须与生产中具有预期均一特性的确定数量的产品相对应，批量可以是固定数量或固定时间段内生产的产品量。

例如，口服或外用的固体、半固体制剂在成形或分装前使用同一台混合设备一次混合所生产的均质产品为一批；口服或外用的液体制剂以灌装（封）前经最后混合的药液所生产的均质产品为一批。

28. 批号

用于识别一个特定批的具有唯一性的数字和（或）字母的组合。

29. 批记录

用于记述每批药品生产、质量检验和放行审核的所有文件和记录，可追溯所有与成品质量有关的历史信息。

30. 气锁间

设置于两个或数个房间之间（如不同洁净度级别的房间之间）的具有两扇或多扇门的隔离空间。设置气锁间的目的是在人员或物料出入时，对气流进行控制。气锁间有人员气锁间和物料气锁间。

31. 企业

在本规范中如无特别说明，企业特指药品生产企业。

32. 确认

证明厂房、设施、设备能正确运行并可达到预期结果的一系列活动。

33. 退货

将药品退还给企业的活动。

34. 文件

本规范所指的文件包括质量标准、工艺规程、操作规程、记录、报告等。

35. 物料

原料、辅料和包装材料等。例如，化学药品制剂的原料是指原料药；生物制品的原料是指原材料；中药制剂的原料是指中药材、中药饮片和外购中药提取物；原料药的原料是指用于原料药生产的除包装材料以外的其他物料。

36. 物料平衡

产品或物料实际产量或实际用量及收集到的损耗之和与理论产量或理论用量之间的比较，并考虑可允许的偏差范围。

37. 污染

在生产、取样、包装或重新包装、储存或运输等操作过程中，原辅料、中间产品、待包装产品、成品受到具有化学或微生物特性的杂质或异物的不利影响。

38. 验证

证明任何操作规程（或方法）、生产工艺或系统能够达到预期结果的一系列活动。

39. 印刷包装材料

具有特定式样和印刷内容的包装材料，如印字铝箔、标签、说明书、纸盒等。

40. 原辅料

除包装材料之外，药品生产中使用的任何物料。

41. 中间产品

完成部分加工步骤的产品，尚需进一步加工方可成为待包装产品。

42. 中间控制

也称过程控制，指为确保产品符合有关标准，生产中对工艺过程加以监控，以便在必要时进行调节而做的各项检查。可将对环境或设备的控制视作中间控制的一部分。

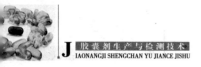

附录二 常用玻璃仪器

在药物检测中，往往需要使用各种玻璃仪器，必须学会正确选用与使用玻璃仪器，同时要避免不必要的操作错误，保证操作的规范性。现将常用玻璃仪器在药物检测中的主要用途及操作注意要点列表中。

常用玻璃仪器在药物检测中的主要用途及操作注意要点

名称	药检中的用途	操作注意要点
试管	用于化学鉴别试验	①可直接加热。②加粉末状固体时，试管平放，用药匙或对折的细长纸槽将试药伸入 2/3 处，然后竖直试管，使试药落入试管底部。③加块状固体时，试管倾斜，沿管壁缓慢滑至管底。④液体加热时，试管与台面保持 45°角，试管口不能对着人，先使试管均匀受热，再自上而下地加热液体。⑤加热固体时，试管横放且管口略向下倾斜
比色管	用于目视法检查杂质	①不可直火加热。②不能用刷子刷洗。③应配对使用
坩埚	用于测定炽灼残渣	①取放坩埚时应用坩埚钳。②加热后先转到烘箱或石棉网上冷却再转到干燥器中
锥形瓶碘量瓶	用于滴定分析	①加热时，需垫石棉网。②碘量法或其他生成挥发性物质的定量分析要用碘量瓶（有塞锥形瓶）
试剂瓶	用于盛装试药或试液	①细口瓶用于存放液体试药或试液；广口瓶用于装固体试药；棕色瓶用于存放见光易分解的试药。②酸性试药、具有氧化性的试药以及有机溶剂，要用玻璃塞；碱性试药要用橡胶塞。③磨口塞要原配
称量瓶	用于测定干燥失重或称取试药	①矮形称量瓶用作测定干燥失重或用于烘干基准物；高形称量瓶用于称量基准物和供试品。②磨口塞要原配，干燥时不可盖紧磨口盖。③用后洗净并在磨口处垫上纸条
干燥器	用于测定干燥失重及炽灼残渣	①盖磨口处涂适量凡士林，开闭器盖时要水平推动。②炽灼残渣测定时应将坩埚先转到烘箱一段时间再放入干燥器中
滴瓶	用于存放指示液等	①滴管不能平放或倒立，以防液体流入胶头。②盛碱性溶液时改用软木塞或橡胶塞。③不能长期存放碱性试药
量筒量杯	粗略量取一定量液体体积	①根据需要选用不同规格。②不能烘干，不能在其中配制溶液。③量液时视线要与凹液面切线平行
移液管刻度吸管	精密量取一定量液体体积 精密量取不同量液体体积	①根据需要选用不同规格。②不能加热。③对于无色液体，量液时视线要与读数凹液面下部最低点相切，对于有色或不透明液体，量液时视线要与读数凹液面上缘相切。④量取不同量体积时应从"0"刻度开始放

续表

名称	药检中的用途	操作注意要点
量瓶	配制一定浓度的溶液	①根据需要选用不同规格，瓶塞配套使用，不能互换。②用前检查是否漏水。③不能直火加热或烘干，可水浴加热。④定容时视线要与凹液面切线平行
滴定管	用于滴定分析	①用前检查是否漏水。②装液前用滴定液润洗3次。③气泡必须排出。④注意半滴控制技巧。⑤正确读数和计数
漏斗	用于过滤溶液	①不能用火直接加热。②长颈漏斗下端应插入液面以下
分液漏斗	用于萃取分离	①不能用火直接加热。②用前需检查是否漏水